专病专科中医古今证治通览丛书

痛　经

主　编　梁雪芳　曹立幸　王小云

中国中医药出版社
·北京·

图书在版编目（CIP）数据

痛经 / 梁雪芳，曹立幸，王小云主编. —北京：中国中医药出版社，2015.8（2025.9重印）

（专病专科中医古今证治通览丛书）

ISBN 978-7-5132-1374-5

Ⅰ.①痛… Ⅱ.①梁…②曹…③王… Ⅲ.①痛经—中医治疗法 Ⅳ.①R271.11

中国版本图书馆CIP数据核字（2013）第048954号

中国中医药出版社出版

北京经济技术开发区科创十三街 31 号院二区 8 号楼

邮政编码 100176

传真 010-64405721

唐山市润丰印务有限公司印刷

各地新华书店经销

开本 880×1230 1/32 印张 16 字数 321 千字

2015年8月第1版 2025年9月第2次印刷

书号 ISBN 978-7-5132-1374-5

定价 45.00元

网址 www.cptcm.com

服 务 热 线 010-64405510

购 书 热 线 010-89535836

维 权 打 假 010-64405753

微信服务号 zgzyycbs

微商城网址 https://kdt.im/LIdUGr

官方微博 http://e.weibo.com/cptcm

天猫旗舰店网址 https://zgzyycbs.tmall.com

如有印装质量问题请与本社出版部联系（010-64405510）

邓序

中医药学源远流长，是中华民族在与疾病长期斗争过程中积累的宝贵财富，薪火传承，流传至今，历代医家为后人留下了宝贵的财富。

中医历来重视名家的理论和经验，千百年来形成了一本又一本以《黄帝内经》《伤寒杂病论》等经典著作与各家学说为代表的中医古籍，构筑了中医学的理论体系和实践模式。可以说，离开了这些中医古籍，中医的临床实践和学术创新则犹如无根之木，难以生存和发展。张仲景在其《伤寒论》序中曾感叹"观今之医，不念思求经旨，以演其所知，各承家技，始终顺旧……夫欲视死别生，实为难矣。"话中指出了研读经典古籍的重要性。欲诣扶桑，非舟莫适；中医经典古籍对后来者犹如甘饴，胜似帆满行舟；遂有仲景"勤求古训，博采众方"著成伤寒；孙思邈"道合古今，学殚术数"而传千金；李时珍"长耽嗜典籍，若啖蔗饴"编纂本草。大凡传世之名家，无不穷搜博采，攻读名著无数。

目前，据统计，《全国中医图书联合目录》（1991年出

1

版）收载中医药图书 12124 种，其中古籍文献 8000 余种。随着社会发展，中医的现代著作和研究文献亦与日俱增，所形成的古今文献库虽然为后人储备了丰富的知识和经验，但浩瀚的数量也给使用者带来针对性不强和检阅不便等问题。本书之出版，对解决上述的问题大有帮助，可为读者提供一些专病专科的综合性文献汇编，使专病专科古今文献的检阅更加便利，以拓宽视野和提高专科的临床应用水平，有助于专病专科的建设与发展。故乐为之序。

2012 年 9 月

陈序

　　文献是人类文明延续的火种，历朝历代，无不重视书目的整理和汇编，使知识能得到传承，后人能从中获得启发，它是一切知识创新的源头。随着社会发展，越来越多的技术和方法被用于文献的研究，以促进知识经验的显性化，提高人们对知识的掌握和利用能力。

　　循证医学的目的，是系统评价现有的可及的医学证据，从而获取当前最佳的诊疗措施，并进一步形成诊疗方案和指南，以提高疗效，减少差错。目前，国际上认为中医经典文献和专家经验的证据级别不高，在一定程度上限制了先前医家经验的传承、传播和应用。然而，中医发展至今，几千年来积累的证治经验是一个巨大的宝库，只是这些宝贵的经验多藏于古籍的字里行间且表述形式各异，不一定为人们所知晓和掌握应用。通过科学的评价方法，从中汲取有效的经验并筛选特色优势技术，并将其汇编成书，不仅是一件十分有意义的工作，也是提升中医药证据级别和临床疗效的途径之一，更是促进中医循证医学发展的必由之路。

1

由广东省中医院组织编纂的《专病专科中医古今证治通览》系列丛书，选择临床中具有中医特色和优势的病种，运用循证医学理念进行文献评价研究。从病名源流、病因病机、辨证治疗及方药、名医经验和医案角度进行古今文献的系统阐述，同时汇编相关的古籍文献条文供读者考证，以求起到探古求源，佐助临证，提高疗效的作用。书中文献查阅较为翔实，涵盖了新中国成立之前的中医经典著作和近年来现代中医临床应用经验，条理清晰，经纬分明，内容实用，可作为广大中医工作者和医学生的辅助读物。

该丛书的出版，不仅是对中医古今文献的综合集成，也是针对文献进行的二次研究和诠释，有利于加强专病专科建设，提升中医临床水平和服务能力，促进中医药发展。

是以为序。

陈可冀

2012 年 9 月

前言

　　中医学具有其独特的哲学基础、基本理论体系、诊疗实践和教学模式，以及研究范式，并在学科自身发展中发挥了重要的作用。中医学术传承与发展的关键在于人才培养，而人才成长最关键的环节则是："读经典，跟明师"。正如晋·葛洪《抱朴子·勖学》中指出："夫不学而求知，犹愿鱼而无网焉，心虽勤而无获矣……欲见无外而不下堂，必由之乎载籍；欲测渊微而不役神，必得之乎明师"。

　　中医古籍传载了中医学术发展的主要成果，是发掘中医诊疗特色优势的巨大宝库。古代医家在勤求古训、精研理论的同时，努力学习前贤的证治方药针术经验，运用于自己的临床实践，迅速提高了他们的诊疗能力。不过在某些时候，若非师授家传，要获得高水平的中医典籍，并非易事。如中医大家孙思邈就在《千金要方》中发出"江南诸师秘仲景要方不传"的感慨。今天，中医学得到了长足的发展，获取中医典籍已经不像以往那么困难。随着中医学术的发展，现代中医文献日益增多，如何更有效率地发掘现代文献和古籍中的知识，加以学习利用，成为了中医

1

临床工作者新的挑战。

目前，专病专科中医特色优势的形成与巩固，成为了继续提升中医临床诊疗水平的有力抓手。同时通过中医学和西医学两个视角认识疾病，围绕临床关键问题，优化主攻病种的诊疗方案，进一步形成具有中医特色优势的临床路径，提高临床综合服务能力，解决群众关注点健康问题，是各中医院、中医专科的建设的主要内容，也是中医工作者实践和发展循证中医学的历史任务。

中医学的传承与发展一直体现着循证医学的理念，只是并未把这种理念完全清晰地表述出来。循证医学创立人之一 Dr. David L. Sackett 在《循证医学：如何教学与实践》中指出：循证医学理念起源于中国乾隆年间的《考证》一书。宋代的中医古籍《本草图经》中就已经描述了验证人参真伪的人体试验方法。景方建、刘志杰等通过对以《伤寒杂病论》为代表的汉传中医的深入研究，从中医学的证据筛选，推荐等方面进行探讨，认为"汉传中医是最古老的循证医学；现代研究循证医学，不承认和参考中医古代综合循证医学理念是不诚实也不现实的。"而近年来，国内外循证中医学研究方兴未艾，发表了大量文献，积累了宝贵的经验，同时也取得令人鼓舞的成绩。

根据循证医学的要求，临床关键问题的处理原则和解决措施应有足够的证据支持。文献研究是证据的主要来源之一，文献证据的收集和评价是制定诊疗方案的关键环节。专病专科的现代中医文献中不乏名医大家的真知灼见，设计严谨的高质量临床研究报告，以及行业学术组织的标准方案，但从方法学上看，高级别证据来源相对仍比较匮乏，因此进行现代文献研究的同时，有必要进行古籍研究，寻找补充证据。从古文献宝库中挖掘专科专病诊疗过程相关的内容并加以整理，不仅可为对疾病的诊治提供更多的思路，更重要的是寻找和评价古籍证据，增强诊疗方案制定过程的科学性，最终达到使诊疗方案具备和凸显中医特色优势的目的。

众所周知，葛洪《肘后方·治寒热诸疟方第十六》中的记载，对我国具有自主知识产权、被国际公认的一类新药青蒿素的研发起到了至关重要的作用。诚然，"青蒿一握，切，以水二升渍，绞取汁，尽服之"这一有效的方法，在青蒿素发明之前并没有成为中医临床工作者治疗疟疾时的普遍选择。这一事实警醒我们，古籍中尚有许多珍宝，有待认真发现、甄别、验证，并加以创新，才能更好地履行我们肩负的发挥中医优势、保护人民健康的伟大使命。

广东省中医院历来重视专病专科建设，把"为患者提供最佳的诊疗方案，探索构建人类最完美的医学"作为医院和专科建设的最高目标。在卫生保健领域，广东省中医院开展临床路径、中医健康辨识和促进等研究，积累了较丰富的实践和研究经验。本丛书以此为基础，归纳整理了多个专科专病诊疗相关的中医古今证治文献内容，可作为中医专病专科建设单位的参考工具，也可作为医学生或对中医学感兴趣之人的读物。

本书编写过程中承蒙国家中医药管理局有关领导、中国中医药出版社和国内诸多知名教授、专家的大力支持、指导和帮助，谨在此向他们致以最诚挚的谢意。

　　诚然，中医古今文献浩如烟海，临床研究日新月异，虽然该丛书耗费了巨大的人力和时间，但仍未能包罗万象。另外，丛书是从专科临床实践角度出发进行整理，属于新的尝试和探索，对古籍实际内容的研究深度、广度相对有限，加上编者对古籍的点校、出版、校勘、辑佚、训诂等学识有限，书中未周、不妥或错漏之处在所难免，诚盼广大同仁及读者批评指正，以便再版时改正。

《专病专科中医古今证治通览丛书》编委会

2012 年 9 月 10 日

编写说明

　　痛经是妇科常见病，其所表现的周期性经行下腹疼痛影响女性健康。为解决这一常见临床问题，历代医家不断探索痛经的诊治方法，积累了大量宝贵的文献。如何汲取文献中的精华，继承创新，为痛经患者提供最佳诊治方案，是当代中医妇科工作者的责任。

　　在古代、现代痛经文献整理过程中，以"痛经""经行腹痛"等有关痛经的中医病名为索引，系统采集有代表性的中医古籍和现代文献资料，按照年代及编者加以编排，并将检索过程与策略附上，以供临床工作者参考应用。

　　希望本书能够对痛经的诊治与研究有所帮助。限于编者学术水平有限，本书一定有不少不妥之处，希望读者能够不吝指教，以便再版时修正。

编　者

2015 年 4 月

目　录

上　篇　痛经的中医文献研究

下　篇　痛经文献汇编

附　篇　痛经文献研究策略与过程

上 篇

痛经的中医文献研究

第一章　痛经的中医病名

第一节　病名的古代文献研究

痛经是指妇女在经期或经行前后，出现周期性的小腹疼痛难忍症状的疾病。关于本病最早的记载，见于汉代张仲景的《金匮要略》，提出了腹痛与经行有关，有周期性，但尚未具体命名此病。此后，不同时期的古籍（包括众多医案）都有对此病的描述，如"月水来腹痛""经前腹痛""经来时必先少腹大痛"等；亦有医家作了详细的论述，如《诸病源候论》《丹溪心法》《景岳全书》等。通过繁多的中医古籍文献检索，我们认为，"痛经""经行腹痛""经期腹痛""月水来腹痛""经前腹痛""经后腹痛"等不同的名称均与痛经有关。

一、病名概述

1. 痛经

汉唐方书《华佗神方》中云："妇人行经时，腹痛如绞，谓之痛经。"这是对痛经下的定义。清代沈金鳌的《妇科玉尺·卷一·月经》中亦有"至如痛经一症，乃将行经而少腹腰腿俱痛"的描述。而清代徐大椿在《女科指要·卷一·经候门·痛经》里有对痛经的单独论述。

2. 经行腹痛

清代《妇科心法要诀·调经门·经行腹痛》《四圣心源·卷十·妇人解·经行腹痛》对此作了详细的论述。《脉义简摩·卷七妇科诊略·月经不调杂病脉证》《长沙药解》卷一、《慎斋遗书·卷十·妇人杂证·经水》均有关于经行腹痛的描述。明代《女科证治准绳·卷之一·调经门·经候总论》有关于妇女经行腹痛的医案记载。

3. 经期腹痛

明代《景岳全书·卷之三十八·妇人规（上）·经脉类·经期腹痛》中又称经期腹痛为"经行腹痛"，并对此病作了详细的辨证分析。清代《罗氏会约医镜·卷十四·妇科（上）·经脉门·论经期腹痛》亦是关于经期腹痛辨证治疗的专论。

4. 月水来腹痛

宋代《太平圣惠方·卷第七十二·治妇人月水来腹痛诸方》中曰："夫妇人月水来腹痛者，劳伤气血，致令体虚，风冷之气，客于胞脉，损冲任之脉……故月水将下之际，血气动于风冷，风冷与血气相击，故令痛也。"书中不仅分析了妇人月水来腹痛的病因病机，而且列出了此病不同的症状及有效方药。

5. 经前腹痛

《竹泉生女科集要·天癸确论·调经·经前腹痛》中有云："妇人有每月必先腹痛数日，而后经水始行者，其色多紫黑而成块，此肾虚火炽而肝郁所致也。涸水为火所煎熬，成紫黑之块，肝郁失疏泄之令，故滞而作痛也。痛甚者，至于辗转呼号，俗谓之痛经。傅氏两地汤加味治之。"

6. 经后腹痛

《华佗神方》中记载了关于经后腹痛的药方。《女科秘要·卷四·经后腹痛症》《验方新编·卷九·妇人科调经门·经后腹痛》均以经后腹痛为纲进行了论述，强调了"虚中有滞"，并列举了有效的方药。

二、病名沿革

1. 汉代以前

汉代以前主要是对妇女月经生理、病理的认识，尚未有对痛经的论述。例如，《黄帝内经》是我国现存的第一部医学巨著，该书描述了妇女特有的生殖器官"女子胞"，并将其列为"奇恒之府"。《素问·上古天真论》中曰："二七而天癸至，任脉通，太冲脉盛，月事以时下，故有子。"提出天癸是产生月经的重要物质。

2. 汉代

对于痛经这一症状的描述，最早见于《金匮要略》"带下，经水不利，少腹满痛，经一月再见者，土瓜根散主之"。《金匮要略》妇人病三篇最早提出妇科疾病的分类和辨证论治方法，为中医妇科治疗学奠定了基础。但此时尚未有关于痛经的独立命名。

3. 魏晋隋唐时期

汉唐方书《华佗神方·卷六·华佗治痛经神方》中云："妇人行经时，腹痛如绞，谓之痛经。"这是最早的对痛经下的定义。隋代巢元方在《诸病源候论》中将月水来腹痛作为三十六疾中"九痛"的一种，并在书中作了专门的论述。《诸病源候论·卷之三十七·妇人杂病诸候·月水来腹痛候》有云："妇人月水来腹痛者，由劳伤血气，以致体虚，受风冷之气，客于胞络，损冲任之脉、手太阳、少阴之经。冲脉、任脉皆起于胞内，为经脉之海也；手太阳小肠之经，手少阴心之经也，此二经共为表里，主下为月水。其经血虚，受风冷，故月水将下之际，血气动于风冷，风冷与血气相击，故令痛也。"这是对痛经病因病机的详细论述。唐代孙思邈的《千金翼方·卷第八·妇人·月水不利·宜服杏仁汤》中亦记载了"治妇人月事往来，腰腹痛方"，用于治疗痛经。

4. 宋代

宋代注重医学教育，并形成独立专科，其中有不少著作对妇科病作了论述。由政府组织编著的学术著作《圣济总录》中有关于痛经的论述："妇人月水来腹痛，论曰月事乃经血之余，和调则所下应期，无过与不及之患，若冲任气虚，为风冷所乘，致气脉不顺，所下不调，或前或后，或多或少，风冷之气，与月事相击，故因所下而腰背拘强脐腹刺痛也。"该书更有对室女痛经的分析。另一由政府组织编著的《太平圣惠方》中也详细记载了治妇人月水来腹痛诸方。

陈自明编著的《妇人大全良方》，集宋代以前妇产科之大成，继承了《内经》《难经》《诸病源候论》等的学术思想，注重妇人之气血，并认为"凡妇人三十六种病，皆由子脏冷热，劳损而夹带下，起于胞内也。是故冲任之脉，为十二经之会海。妇人之病，皆见手少阴、太阳之经而候之"。《妇人大全良方·卷之一·调经门·月水行或不行心腹刺痛方论》中有云："若经道不通，绕脐寒疝痛彻，其脉沉紧，此由寒气客于血室，血凝不行，结积血为气所冲，新血与故血相搏，所以发痛。"补充了痛经的病因病机。

5. 金元时期

对于痛经，在金元时期已经形成一定的认识，并有较为完善的辨证治疗体系。其中，最具代表性的是朱丹溪的《丹溪心法》。朱丹溪将痛经分为经候过而作痛者、经水将来作痛者、临行时腰疼腹痛、临经来时肚痛者 4 类，指出需辨清虚实。他的理论体系，为后世医家辨证治疗痛经奠定了基础。元代危亦林在《世医得效方》中有关于痛经疼痛程度较重的描述，并记录了治疗经行腹痛的验方，如"治经行腹痛不可忍者，立效。红丸子亦效"。

6. 明清时期

明清时期，妇科学术发展十分昌盛，此期出现了诸多妇科著述，普遍认为痛经属于月经不调范畴。正如《类证治裁·卷之八·调经论治》中所云："然不调之中，有先期，有后期，有错乱，有痛经，有倒经，有居经，有淋漓不断，有枯闭不通。"在众多的妇科著述中不乏以痛经、经行腹痛、经期腹痛等命名的篇章。如清代徐大椿的《女科指要·卷一·经候门·痛经》，清代吴谦等的《医宗金鉴·妇科心法要诀·调经门·经行腹痛》，明代张介宾的《景岳全书·卷之三十八集·妇人规（上）·经脉类·经期腹痛》，明代薛己校注的《校注妇人良方·卷一·调经门·月水行止腹痛方论》，清代黄元御的《四圣心源·卷十·妇人解·经行腹痛》，清代罗国纲的《罗氏会约医镜·卷十四·妇科（上）·经脉门·论经期腹痛》，郑玉坛的《彤园医书（妇人科）·卷一·调经门·经行腹痛》等。此外，有些论著专门论述了经前腹痛或经后腹痛，例如，清代沈金鳌在《妇科玉尺·卷一·月经》中曰："至如痛经一症，乃将行经而少腹腰腿俱痛。"《竹泉生女科集要·天癸确论·调经·经前腹痛》中曰："妇人有每月必先腹痛数日，而后经水始行者，其色多紫黑而成块，此肾虚火炽而肝郁所致也。"均论述了经前腹痛；另如清代萧埙的《女科经纶·卷一·月经门·经水过后腹痛属于气血两虚》记录了经后腹痛。众多著作中以《景岳全书·妇人规（上）·经脉类·经期腹痛》最为重要，对本病辨证作了较为系统的论述，成为后世辨证治疗的经典。明清时期亦出现众多的医案，如《王孟英医案·卷二·调经》《归砚录》《沈菊人医案·卷上·肝风》《竹亭医案·竹亭医案女科》《古今医案按·卷九·女科·经水》等的医案中有关于经行腹痛的记录；《何元长医案·女科门》《孤鹤医案》等亦记录了关于经期腹痛的医案，为痛经的治疗积累了临床经验。

第二节 病名的现代文献研究

早在 3 世纪，中医学已对痛经有了认识，并经历了一个逐步提高和发展的过程。汉代《金匮要略》中记载的"妇人腹中血气刺痛""妇人腹中诸疾痛"及"妇人腹中痛"等，类似痛经，但尚未明确提出是行经期的腹痛。至隋代《诸病源候论》，首次明确提出了"妇人月水来腹痛"这一病名，将本病的腹痛定位于经期，较之"妇人腹中痛"有了明显进步。宋金元时期，虽然医家们对痛经的认识与治疗有了进一步的发展，但是仍未见到"痛经"这一病名。自隋以来，其病名一直不固定，诸如"经行腹痛""杀血心痛""经期疼痛""经来腹痛"等名称均曾使用，直到清代徐大椿的《女科指要》中才明确提出"痛经"这一病名。由此可见，由于时代的局限、方法的落后、手段的原始、交流的缺乏等多种因素，使得痛经一病在中医学发展过程中始终存在着一病多名的弊端。

随着现代医学的不断发展、中西医学的不断交流及探讨，中医病名规范化已势在必行。郭林生认为，中医病名规范化，不仅可以方便临床实际使用，而且还可以起到普及推广的作用，促进中西医的相互学习、相互交流，有利于向群众普及中医知识。从长远看，中医药以其自身特有的优势将日益为世界所接受，应该有规范统一的、有科学依据的病名体系及诊断标准，使中医的诊疗体系与世界医学有更多的共同语言。张志斌提出，病名规范应以有利于科学发展为前提，以尽可能准确地反应疾病的本质为标准。目前，随着中医特色的突出与学术水平的发展，中医病名规范化逐渐引起学术界普遍关注。大家一致认为，科学规范的病名定义应是反映疾病独立性的客观依据和标志。朱文锋教授将这种定义方式归纳为"□□（病名）是指因……所致（因、机）以……为特征（主症或主要表现）的□□（病位）□□性疾病"。

从目前统编的全国高等中医药院校中医临床教材以及代表性的学术专著来看，对于中医痛经病名的规范化程度均有很大提高。欧阳惠卿主编的《中医妇科学》对痛经的定义为凡在经期或行经前后，出现周期性小腹疼痛，或痛引腰骶，甚则剧痛昏厥者，称为"痛经"，亦称"经行腹痛"。而痛经作为一个根据证候来命名的疾病，李建军等对于其病名的规范化则提出，对于单一证候名称命名的病名，须作出定因、定位、定性的限制，使之特异性加强。而由王小云、黄健玲主编的《妇科专病中医临床诊治》中对痛经的定义，则是妇女在经期及其前后，出现小腹或腰部疼痛，甚至痛及腰骶，每随月经周期而发，严重者可伴恶心呕吐、冷汗淋漓、手足厥冷，甚至昏厥，给工作及生活带来影响。该定义不仅对痛经发生的时间、疼痛的部位作出明确的描述，同时还概括了痛经的伴随症状，从而加强了对痛经定位、定性的限制，进一步显示了其特异性。

而从西医对痛经病名的定义发展来看，中西医对于痛经的认识是相同的。如高云荷主编的《妇产科学》对痛经的定义是行经前后或月经期出现下腹疼痛、坠胀，伴腰酸或其他不适，程度严重者影响生活质量和工作。而曹泽毅主编的《中华妇产科学》中对痛经的定义则更为简洁明了，即指月经期疼痛，常呈痉挛性，集中在下腹部，其他症状包括头痛、乏力、头晕、恶心、呕吐、腹泻、腹胀、腰腿痛。同时，西医根据痛经的不同病因，又把痛经分为原发性和继发性两种，前者是指痛经不伴明显的盆腔器质性疾病，即功能性痛经；后者是指因盆腔器质性疾病导致的痛经。

（孙巧璋　曹立幸　梁雪芳　冉青珍　王彦彦）

参考文献

[1] 李柳骥，侯中伟，张聪．古医籍中对痛经的认识及证治．安徽中医学院学报，2011，30（5）：13.

[2] 郭林生．中西医结合规范中医病名诊断．江苏中医药，2003，24（5）：51.

[3] 张志斌．古代妇产科疾病史研究给予今天的启示．中国中医基础医学杂志，2000，6（7）：69.

[4] 刘实．中医病名定义规范化探讨．陕西中医，1998，18（2）：64.

[5] 欧阳惠卿．中医妇科学．北京：人民卫生出版社，2002.

[6] 李建军，郭小青．中医病名规范初探．陕西中医学院学报，1999，22（2）：9.

[7] 司徒仪，杨家林．妇科专病中医临床诊治．北京：人民卫生出版社，2005.

[8] 高云荷．妇产科学．北京：人民卫生出版社，2008.

[9] 曹泽毅．中华妇产科学．北京：人民卫生出版社，1999.

第二章　痛经的病因病机

第一节　病因病机的古代文献研究

　　痛经的发生，大多于月经初潮后出现，或在经行 1~2 年或数年后发作。按照《素问·上古天真论》中女性生殖系统发育过程来看，此时正处于肾气盛，天癸至的时期，所以，这一与行经有周期性关系的疼痛性疾病，应与肾气、天癸有关，亦与胞宫、冲任气血变化有关。多因先天禀赋不足，本身肾气不盛，天癸不足，胞宫冲任气血亏虚等本虚，加之外感六淫、情志所伤、房事不节等因素，引发为痛经。从检索的古代文献看，对于痛经的病因病机分析，大多强调了本虚标实。本病的病因病机，在古代文献中主要有以下几类。

一、病因

1. 外感六淫

感受六淫邪气可导致痛经。在古代文献中，以寒邪内客所致痛经论述为多，其次为湿热之邪气。如《圣济总录》《女科百问》中，在强调本虚的同时，提及了寒邪之外因。又如《急救广生集·卷十·防病预诀·纪时调摄》："夏月单衣，不可坐冷石。寒气侵外肾，多患疝气偏坠。女人寒气入血室，则经不如期，或经行腹痛。"强调了寒邪入侵而致经行腹痛的理论。而《医原·卷下·女科论》中"血虚者，湿热混入营分，每成痛经"，《女科指要·卷一·经候门·痛经·选方》中"血亏气滞，挟湿热而内干冲任，故脐腹作痛，然后经行"，则提出了湿热致腹痛的论述。

2. 情志所伤

《重订通俗伤寒论·六经方药》中提到"惟妇女情欲不遂，左脉弦出寸口，经闭或经痛经乱者……以和肝理脾，清心开郁"，提出了妇女情志致病的病因。《张氏医通·卷十·妇人门上·经候》中亦有"而妇人善怒，易动肝火，木邪乘土，多有腹痛经水妄行之疾"的分析。

3. 先天禀赋不足

《圣济总录·卷第一百五十一·妇人血气门·室女月水来腹痛》有云："室女月水来腹痛者，以天癸乍至，荣卫未和，心神不宁，间为寒气所客，其血与气两不流利，致令月水结搏于脐腹间，如刺疼痛。"论述了天癸营卫气血本虚，导致寒气与血瘀相搏结而成为痛经的观点。

4. 房事不节

《古方汇精·卷三·妇科门·荞脂丸》中记载："凡闺女在室行经，并无疼痛。及出嫁后，忽患痛经，渐至滋蔓，服药罔效。此乃少年新娘，男女不知禁忌，或经将来时，或行经未净，遂尔交媾，震动血海之络，损及冲任，以致瘀滞凝结。每致行经，断难流畅，是以作疼。名曰逆经痛。"

二、病机

关于痛经的病机分析，古籍中有从虚实论述者，有从气血关系失调论述者，也有强调脏腑失调观点者，更有根据疼痛出现的时段及疼痛性质进行病机分析者。历代专著有不同的观点，而后人也在前人的基础上不断发展延伸，这些都不断丰富完善着痛经的病机。我们从检索的古籍中，将不同时代对痛经病机的论述归结如下。

1. 魏晋至隋唐时期

这一时期对痛经的病机认识主要有寒热之别，在强调外感风冷寒邪的同时，也提出了体虚是痛经发病的本质。隋代巢元方在《诸病源候论·卷之三十七·妇人杂病诸候·月水来腹痛候》中有云："妇人月水来腹痛者，由劳伤血气，以致体虚，受风冷之气，客于胞络……其经血虚，受风冷，故月水将下之际，血气动于风冷，风冷与血气相击，故令痛也。"这是对痛经病因病机的详细论述。《华佗神方·卷六·华佗治痛经神方》中提到："妇人行经时，腹痛如绞，谓之痛经。其症有郁热与虚寒之异。"

2. 宋代

宋代对痛经的认识，延续了《诸病源候论》中关于体虚与寒邪客于胞宫胞络的观点。《圣济总录》中有关于气虚与气血凝滞的病机认识，如"室女月水来腹痛者，以天癸乍至，荣卫未和，心神不宁，间为寒气所客，其血与气两不流利，致令月水结搏于脐腹间，刺疼痛，治法宜顺血气，无令蕴滞，则痛自愈""妇人月水来腹痛，论曰月事乃经血之余，和调则所下应期，无过与不及之患，若冲任气虚，为风冷所乘，致气脉不顺，所下不调……风冷之气，与月事相击，故因所下而腰背拘强脐腹刺痛也"。《妇人大全良方·卷之一·调经门·月水行或不行心腹刺痛方论》中强调了寒凝气血的病机。宋《女科百问·卷上·第八问 经水欲行先身体痛或腹痛》中提到："……或风冷之气，客于胞络，损伤冲任之脉，及手太阳手太阴之经，故月水将下之际，血气与风冷相击，所以经欲行而腰痛也。"也强调了风冷寒邪内客胞络，凝结血气，不通则痛。

3. 金元时期

这一时期较为突出的是朱丹溪对痛经病机的论述。《丹溪心法》认为，"经候过而作痛者，乃虚中有热"，"经水将来作者，血实也（一云气滞）"，"临行时腰疼腹痛，乃是郁滞，有瘀血"，"经水过后作痛，是气血俱虚也，宜八珍汤"。强调了经行前后腹痛的不同病机，提出了虚热、气滞、瘀血、气血两虚等病机特点。

4. 明代

明代的张景岳对痛经做了详细的论述，他从虚实、气血的病机出发，提出了寒凝、血滞、气滞、热滞、气虚、血虚等复杂的病机。《景岳全书·卷之三十八·妇人规（上）·经脉类·经期腹痛》有云："经行腹痛，证有虚实。实者，或因寒滞，或因血滞，或因气滞，或因热滞；

虚者，有因血虚，有因气虚。然实痛者，多痛于未行之前，经通而痛自减；虚痛者，于既行之后，血去而痛未止，或血去而痛益甚。大都可按可揉者为虚，拒按拒揉者为实。有滞无滞，于此可察。但实中有虚，虚中亦有实，此当于形气禀质，兼而辨之，当以意察，言不能悉也。"此论述详细地说明了痛经的虚实病机，亦提出"凡妇人经行作痛，夹虚者多，全实者少，即如以可按拒按及经前经后辨虚实，固其大法也"，强调了本病的形成多见于虚实夹杂。

5. 清代

清代医家对痛经的病机认识更为广泛和系统。从寒热、虚实、气血、脏腑等不同的角度分析了痛经的发生机理。《妇科心法要诀·调经门·经行腹痛》中强调："腹痛经后气血弱，痛在经前气血凝，气滞腹胀血滞痛，更审虚实寒热情。"类似的还有《类证治裁·卷之八·调经论治》："至于经期前后腹痛，虚实悬殊，经未行而先痛者，血为气滞，经通则痛自除。经已行而犹痛者，冲脉本虚，血去则痛益甚。滞者理其气，温而行之；虚者培其营，峻以填之。"《彤园医书（妇人科）·卷一·调经门·经行腹痛》亦有"经后腹痛，气血虚也。经前腹痛，属气血凝滞。因气滞血者多胀满，因血滞气者多疼痛。又当审其凝滞作胀痛之故，分寒热虚实治之"的论述。

清代《女科经纶·卷一·月经门·经水过后腹痛属于气血两虚》中总结道："序经行腹痛，有寒热虚实之分也。主于风冷寒湿者，经文与良甫、伯仁之论是也。主于血涩气滞者，海藏、丹溪之论是也。若经行后腹痛，是有虚无实，有寒无热矣。而丹溪则又兼热与气滞论病机，不可不审。"而《女科指要·卷一·经候门·痛经》中分析了内外因结合而发病，指出："月经之至如潮汐之往来，不愆其期，故谓之月经，亦谓之月信。以通阴阳，以行血气，以荣养于一身，盖血气充满，阴阳和平则经候调而形体盛，旧血不去，新血不生也。若外亏卫气之充捍而邪客于表，内乏营血之灌溉而邪着于里，邪之所凑，留而不去则血气暗伤，经候错乱，将行之际在表则身先疼痛，在里则小腹疼痛，或蓄热或凝寒。"

通过查阅此期的古代文献，总结出如下病机特点：

寒凝　《长沙药解》卷一："凡女子经行腹痛，陷漏紫黑，失妊伤胎，久不产育者，皆缘肝脾之阳虚，血海之寒凝也。"

虚热　《古今医鉴·卷之一·病机·病机抄略》亦提到："经闭不行，或漏不止，经过作痛，虚中有热。行而痛者，血实之证。"

湿滞　《沈氏女科辑要·卷上·辨色及病》："沈尧封曰：经前腹痛，必有所滞。气滞脉必沉，寒滞脉必紧，湿滞脉必濡，兼寒兼热，当参旁证。"

寒湿阻滞　《辨证录·卷之十一·妇人科·调经门》："人有经水将来三五日前，脐下疼痛，状如刀刺，寒热交作，下如黑豆汁，既而经来，因之无娠，人以为血热之故，谁知是下焦寒湿相争耶。夫寒湿之气乃邪气也，妇人有任、冲之脉，居于下焦，冲脉为血海，任脉主胞胎为血室，皆喜正气之相通，最恶邪气之相犯，经水由二经而外出。若寒湿之气弥满于二经之外，势必两相争而作疼痛矣。邪感正衰，寒气生浊，下如豆汁之黑者，见北方寒水之象也。治法利其湿而温其寒，冲、任无邪，何至搏结作痛哉。方用温脐化湿汤……倘疑腹痛为热邪之作祟，妄用寒凉，则冲、任虚冷，血海变为冰海，血室成为冰室，毋论艰于生育，疼痛何有止日哉。"

郁火　《傅青主女科歌括·调经·经水未来腹先疼痛》中分析："夫肝属木，其中有火，舒则通畅，郁则不扬，经欲行而肝不应，则抑拂其气而疼生。"《辨证奇闻·卷十一·调经》中亦有类似的分析："经前疼痛，多紫黑块，人谓热极，谁知郁极，火不能化乎。肝火郁则不扬，经欲行，肝气不应，则抑其气而痛。"

气机失调　《贯唯集·调经》中有云："平昔肝脾失畅，气机不调，渐延冲任两经，以致经行腹痛。"在气机失调的病机中，较多地论述了气滞的病机，如《丹溪心法·卷五·妇人》中有云："经水将来作痛者，血实也（一云气滞）。"《临证指南医案·卷九·调经》也提到："先腹痛而后经至，气滞为多。"

血瘀　《妇科玉尺·卷一·月经》中也提出："至如痛经一症，乃将行经而少腹腰腿俱痛，此瘀血，当于临经时血热气滞也。"《医学见能·卷三·证治·妇人调经》中有云："经前腹痛，以及行经不利者，血分有瘀滞也……歌曰：经前腹痛血瘀停，归芍元胡破血灵。"

气血虚弱　《罗氏会约医镜·卷十四·妇科（上）·经脉门·论经期腹痛》中提到："经行腹痛，证有虚实……

虚者，有因气虚，有因血虚……虚者，痛于既行之后，血去而痛益甚。大都可按者为虚。"《类证治裁·卷之八·调经论治》有云："至于经期前后腹痛，虚实悬殊……经已行而犹痛者，冲脉本虚，血去则痛益甚……虚者培其营，峻以填之。"《女科指要·卷一·经候门·痛经》中有关于"经气凝滞，经血涩少，不能输化于经，故满腹作痛，然后经行焉"的分析。《医学摘粹·杂证要法·妇人科·经脉》中有云："如经后腹痛者，缘经后血虚，肝木失荣，枯燥生风，贼伤土气，是以腹痛也。"《妇科玉尺·卷一·月经》："经行后作痛者，气血虚也。"《女科经纶》里有关于"经行腹痛属于气血两虚"的专门论述。

肝气刑脾　《四圣心源·卷十·妇人解·经行腹痛》中分析："经行腹痛，肝气郁塞而刑脾也。缘其水土湿寒，乙木抑遏，血脉凝涩不畅。月满血盈，经水不利，木气壅迫，疏泄莫遂，郁勃冲突，克伤脾脏，是以腹痛。"

肝肾虚损　《辨证奇闻·卷十一·调经》有云："经后小腹作痛，人谓气血虚，谁知是肾气涸乎……何虚能作痛？盖肾水虚，则不能生肝。肝必下克脾土，土木相争，气逆故作痛。"

阳气不足　《医法圆通·卷二·经水行后而腹痛》中有云："予思经后腹痛，必有所因。非外寒风冷之侵，必因内阳之弱，不得概以气血两虚有滞为准，又当留心审察……若系内阳不足，则寒从内生，必有喜揉按、热熨之情，法宜温里。"

第二节　病因病机的现代文献研究

一、病因

中医古籍中将痛经的病因分为内因及外因两方面。外因指外邪，最早被提出的是风寒，如《诸病源候论》中所说的"风冷之气"、《圣济总录》中提到的"寒气所客"均可致痛经。清代的《沈氏女科辑要》则认为风、寒、湿邪均可单独或相兼为病而致痛经。内因是导致痛经的体质因素或自身病理状态，如《诸病源候论》指出手太阳少阴之经血虚受风冷可致痛经。宋代齐仲甫在《女科百问》中认为，痛在经前是由于"外亏卫气之充养，内乏荣血之灌溉"所致。明代虞抟的《医学正传》则认为，痛在经后者是气血虚。而《傅青主女科》认为，痛经的内因有肝经郁火和肾虚肝旺两种。清代黄元御的《四圣心源·妇人解》则指出，"经行腹痛，肝气郁塞而刑脾也"，"其痛在经后者，血虚肝燥，风木克土也"。由此可见，痛经的内因多以虚为主，或虚实夹杂，而纯属实者少见。

通过现代医学文献研究，对于痛经的病因则可划分为外因、内因、不内外因三类。

（一）内因

1. 年幼肾气未充

中医认为，"肾主生殖，为天癸之源"，肾气盛衰主宰天癸之盛衰，天癸为肾精所化生的具有促进生殖机能作用的一种物质。肾气盛，天癸至，冲任脉通，则血脉调和。青春期少女正值生长发育阶段，肾气未充，每于经血下泄，重伤气血之时，气血、肝肾愈发不足，精亏血少，冲任不足，胞宫失于濡养，不荣则痛，痛经乃作。

孙艳明等对 1800 名女大学生痛经影响因素进行调查分析，研究显示：初潮年龄小于 13 岁的痛经患者占 25.17%，年龄处于 13 ~ 15 岁的占 54.44%，年龄大于 15 岁的占 20.39%。提示痛经的发生与初潮年龄相关，初潮年龄越大，发病率越低，与既往的报道相符合。

2. 体质因素

中医认为，痛经的发生与素体及经期、经期前后特殊的生理环境有关。体质偏颇在致病因素作用下于经期前后更易显现，从而导致气血失调、胞宫胞脉不通或失荣而发生痛经。

董娟对 100 名有原发性痛经的在校女大学生进行体质评定，研究结果显示了各体质类型原发性痛经的发病率，其中，气郁质为 76.47%、瘀血质为 63.64%，明显高于其他体质类型的发病率。说明原发性痛经发病与体质类型密切相关，气郁质、瘀血质为原发性痛经的易感体质。同时，郑良琴对原发性痛经和中医 9 种体质进行回归分析，亦发现气郁质对原发性痛经有显著性影响。清·萧埙《女科经纶》云："百病皆生于气，而于妇女尤为甚。"又云："妇人以血为本，妇人从于人，凡事不得行，每致忧思忿怒，郁气思多……"由此可知，气郁体质以妇女为多见，而一旦郁结内生，则易引起诸多疾病，如月经不调、痛经等。

另外，郑良琴的研究结果还提示，痛经人群多兼夹 2 种甚至多种体质，其中气虚夹气郁质者占复合体质的 46.15%。朱丹溪认为："气血冲和，万病不生，一有拂郁，诸病生焉。故人身诸病，多生于郁。"气血失和，气虚则不荣，气郁则不通，故偏颇体质，特别是复合多种体质者更易发生痛经。

3. 情志失调

情志指七情，分别为喜、怒、忧、思、悲、恐、惊七种正常情志活动。当七情反应太过或不及，并超越人体自身调节能力时，则损伤精气，导致机能失调而诱发疾病。素多抑郁，或经期前后复伤于情志，肝气拂郁，又值月经前期或经期，冲任、胞宫气实血盛，气机阻滞，不通则痛，故作痛经。

高晓静对 600 名青春期女性原发性痛经程度及情绪进行问卷调查，发现有焦虑、烦躁等不良情绪者占 51.6%。吴宇萍对广东某高校 1201 人采取随机整群分层抽样法，使用自编调查问卷进行调查，结果发现，情绪和压力因素对痛经发生率有显著影响（$P < 0.01$），态度和情绪因素对痛经的疼痛程度有显著影响（$P < 0.01$）。抑郁和焦虑是原发性痛经研究最多的两个情绪因素，抑郁和焦虑等情绪因素影响痛觉的表达，痛经患者抑郁和焦虑的发生率及严重程度大于非痛经患者。Bancroft 对 210 名妇女的研究发现，围经期抑郁严重程度与经期疼痛严重程度密切相关。焦虑是影响痛觉的另一个因素，患有痛经的人其焦虑程度有加重的趋势。放松疗法、认知治疗等心理治疗方法有助于减轻

焦虑、抑郁及痛经的强度，说明情绪因素与痛经的发生有关。郑良琴通过原发性痛经与其影响因素的回归分析，亦发现消极情绪可能是原发性痛经的危险因素。敖秀峰研究发现，精神紧张与原发性痛经的发病率及痛经程度均有较大关系。人的心理和精神素质对疼痛感受的影响很大，作为心理性因素，它们通过神经和内分泌系统影响机体的生理功能，是痛经发生的重要诱发因素，这与以往的研究结果相一致。根据现代医学研究，长时间的焦虑则可刺激内分泌轴，通过肾上腺皮质释放皮质激素，垂体后叶分泌加压素、缩宫素增多，从而引起子宫过度收缩，局部缺血，使疼痛加重。

4. 人格、个性因素

人格因素影响疼痛的表达，具有不同人格类型的人对疼痛的感受不同，因此，其痛经症状的严重程度也有所不同。Holmlund 对重度原发性痛经患者进行调查发现，痛经患者在初潮时更多地感到害怕、焦虑而不是自豪；痛经患者较非痛经患者缺乏自信与自尊，成就动机低，攻击性和果断性差，气质类型更加女性化。韩蓁通过对 732 名女中学生进行调查发现，个性内向、情绪不稳定且神经质的少女较其他个性类型的少女更易患痛经。因为个性不同的人对事物的看法不同，痛阈和耐痛阈也有差异，而且对痛的表达方式或行为反应也不相同。情绪不稳定与神经质的人，对事物可能有过强的、偏激的反应，对月经期出现的轻微下腹部不适反应强烈，缺乏足够的认识，夸大疼痛、紧张、焦虑和抑郁，从而加重痛经。

5. 遗传

澳大利亚学者对双生子研究显示，遗传因素对痛经的影响占77%，同时发现痛经与体内毒物代谢有关酶的基因多态性相关，提示遗传因素与痛经的患病率有关。随着遗传基因研究的发展，发现母亲染色体中有特定的基因传递信息至第二代的个别女性，其性情不稳定，易受刺激或子宫痛阈降低而患痛经。吴涤在研究原发性痛经的易感性时发现，原发性痛经与 GSTY 基因、PON1 基因的遗传多态性相关。同时，目前较多的研究亦表明，母亲有痛经史对少女痛经有着不同程度的影响。说明遗传因素可能是引发痛经的重要原因之一。

6. 瘀血

瘀血既是痛经的原发病因，又是继发病因，无论是外感六淫之邪，还是内伤七情，均可造成瘀血。古人很重视"瘀"的致病作用，提出"经期以调经为要"的治疗大法，调经即是活血化瘀，化瘀才能生新。瘀者，旧也，除旧即所以生新，二者看似对立，实则相互统一，所以祛瘀必须彻底，留得一分瘀血，便影响一分新生。我国现代著名中医妇科专家杨宗孟认为，发生于生育年龄（约30~40岁）妇女的痛经常因血瘀而致痛，行经之时，冲任二脉气血运行不畅，经血滞于胞宫，瘀血阻于冲任，瘀血不散，新血下泻，二者相搏，不通而痛甚。朱南荪教授认为，痛经主要是"内外相因，冲任瘀阻"所致，无论是气滞血瘀、寒凝胞中、湿热下注，还是气血虚弱、肝肾亏损，其主要原因是气血运行不畅，导致瘀阻冲任，"不通则痛"。

谢春光等的现代研究证明，痛经患者的全血高切和低切黏度、血浆黏度、红细胞压积、红细胞电泳时均异常升高，血沉值降低，与无痛经者相比有显著差异。提示痛经患者微血流处于黏滞状态，说明患者体内确实存在气血阻滞的病理状态，即中医的"瘀血"。

（二）外因

正常情况下，自然界中存在风、寒、暑、湿、燥、火这6种不同的气候变化，称为"六气"。若气候变化异常，超过了一定的限度，如六气的太过或不及，非其时而有其气，以及气候变化过于急骤而使机体不能与之相适应，均可引起发病。而六气成为致病邪气时，即称为"六淫"。其中与痛经密切相关的邪气分别为风邪、寒邪、湿邪，风、寒、湿邪可单独或相兼为病而致痛经。

1. 风邪

最早被提出的是风寒，即《诸病源候论》中所说的"风冷之气"，《圣济总录》指出痛经多因"冲任气虚，为风冷所乘……"，清代《沈氏女科辑要》认为："若风邪由下部而入于脉中，亦能作痛。"

2. 寒邪

《内经》认为引起疼痛的原因很多，其主要因素则为寒邪。经期过食寒凉生冷，寒从内生，或素禀阳虚，阴寒内盛，寒性凝滞收引，气血滞涩不畅，不通则痛，发为痛经。《景岳全书·妇人规》则谓："若寒滞于经，或因外寒所逆，或素日不慎寒凉，以致凝结不行则留聚为痛。"《妇人大全良方》指出："寒气客于血室，血凝不行，新血与旧血相博，而致痛经。"

李芳等对粤西高校1076名女大学生原发性痛经的相关因素进行调查，发现痛经的主要相关因素为凉水浴，占原发性痛经患者的48.92%。而且经常熬夜和忽视保暖，无疑加重了痛经的发生。每年的1月、12月，痛经发生率明显高于其他月份。

3. 湿邪

《傅青主女科》指出寒湿之邪亦可致痛经。经期冒雨、涉水、游泳或久居湿地，寒湿伤于下焦，寒湿之邪重浊凝滞，经前冲任气血壅盛，寒湿客于冲任、子宫，与经血相博，经血运行不畅，而发为痛经。

侯珊等的调查研究表明，经期沾湿受凉可诱发或加重痛经。居室潮湿亦成为影响痛经的相关因素，这一观点在临床研究中得到证实。董秀梅等的调查结果则显示，对机体最适合的相对湿度是40%～60%，任何气温条件下，潮湿的空气对人体的健康都是不利的，高湿环境下作业可使机体的体温调节发生障碍，且可通过"大脑皮层—下丘脑—垂体—卵巢轴"调节，引起月经异常及痛经。

4. 饮食

饮食失于节制，伤饥过饱，偏嗜生冷、辛辣之物，致脾胃升降气机失调，生化乏源，统摄无权则月事不调。徐国华通过调查55名痛经护生发现，过食生冷、辛辣均可诱发痛经。

5. 手术

宫腔手术操作可引起盆腔感染、宫腔感染、宫腔粘连、宫颈狭窄等并发症，从而引发继发性痛经。另外，宫内节育环（IUD）放置的副作用亦可引起痛经，其痛经的原因可能是子宫内膜的损伤或 IUD 邻近部位的白细胞浸润引起前列腺素的生物合成加强，从而导致使用 IUD 的妇女对子宫肌的活动反应增强。

（三）不内外因

社会因素包括年龄、文化程度、种族、婚姻状况、经济收入、吸烟、饮酒、运动等都可能与痛经有关。

吸烟是痛经的一个危险因素，吸烟者无痛经及轻度痛经发生率低于非吸烟者（分别为 29%/36%，31%/38%，$P < 0.05$），而中、重度痛经发生率均高于非吸烟者（中度 27%/19%，重度 14%/7%，$P < 0.05$），并且痛经严重程度与每天吸烟支数呈正相关（$P < 0.01$）。Parazzini 等在意大利应用病例 – 对照方法研究了吸烟与痛经的关系，与不吸烟者相比，每天吸烟 10～30 支者痛经的发生率增加（相对危险度 $RR = 1.9$），吸烟少于 10 年者痛经发生率略增加（$RR = 1.3$），吸烟 10～20 年者痛经发生率明显增加（$RR = 2.8$）。

有研究表明，与不饮酒者相比，每周饮 1～7 杯酒者易发生痛经（$OR = 1.3$），而饮酒 7 杯以上者则不易发生痛经（$OR = 0.8$）。Siobao 的研究发现，每周饮酒超过 1 次者较不饮酒者痛经发生率低（$OR = 0.76$），但是严重痛经及痛经持续时间超过 2 天者发生率则升高（OR 分别为 1.38，1.95）。这说明饮酒与痛经有着抑制与促进的双重作用。

另一个研究较多的因素是运动。宋丽按经期的运动量把 600 名高校女生分成 3 种类型来研究经期体育运动对痛经的影响。结果显示，运动量适中者月经正常人数的百分比大于大运动量者和无运动量者；运动量适中痛经人数百分比小于大运动量和无运动量者，且差异显著（$P <$ 0.01）。说明经期参加适当的体育运动是可行的，可缓解痛经、调整月经紊乱等症状，但必须因人而异。有学者把 764 名青春期少女分为两大组 4 个小组研究痛经与运动的关系，发现 A 组（261 例，初潮前开始运动的运动员）痛经发生率为 68.19%，低于 B 组（222 例，初潮后若干年开始运动生涯的运动员）；大运动量组（第 1 组，运动员组）痛经发生率低于小运动量组（第 2 组，非运动员组）。研究表明，任何形式、水平的运动都可减少痛经的发生。孙艳明等的研究表明，平素喜欢运动、经期适量体育运动为负向因素，即随着运动的增加，痛经的程度会减轻。适量的体育运动可以通过改善微循环，使子宫动脉血流量增加、血流速度加快，从而很好地缓解子宫缺血情况，以缩短子宫收缩的时间，达到解除与缓解痛经症状的目的。

同时，低经济收入也是原发性痛经的一个高危因素。另有资料显示，痛经与妇女的职业暴露因素亦有关。

二、病机

《景岳全书·妇人规》曰："经行腹痛，证有虚实。实者或因寒滞，或因血滞，或因气滞，或因热滞；虚者有因血虚，有因气虚。"《医宗金鉴·妇科心法要诀》曰："凡经来腹痛，在经后痛，则为气血虚弱；经前痛，则为气血凝滞。"

中医认为,妇人经期或经期前后,血海由满盈而泻溢,气血变化急骤,这时致病因素如情志所伤、起居不慎或六淫为害等可乘机而作,导致冲任瘀阻或寒凝经脉,使气血运行不畅,胞宫经血流通受碍,以致不通则痛;或冲任、胞宫失于濡养,不荣则痛。因此,关于痛经的病机,主要归纳为以下两种。

不通则痛 情志失调,过度抑郁或恚怒伤肝,致气滞血瘀;感受寒邪或过食生冷,寒客冲任,致寒凝血瘀;素体湿热内蕴,或经期、产后摄生不慎感受湿热之邪,致湿热瘀结。以上诸因素致实邪滞于冲任、胞宫,气血运行不畅,不通则痛。

不荣则痛 素体脾胃虚弱,化源匮乏,或大病久病,或失血过多后气血不足,致冲任气血虚少;禀赋素弱,或多产房劳损伤,致肾气亏虚,精血不足。以上诸因素导致子宫、冲任失于濡养,不荣则痛。

现代中医对痛经的病机有了进一步的阐述。孙光周认为,痛经的基本病机为精、气、血不足,气滞、血瘀、寒凝、热结为痛。吴克明认为,原发性痛经临床多为虚实兼夹证,虚证主要是肾气不足、冲任虚寒;实证主要是寒凝经脉、气滞血瘀。张新渝提出,痛经病位在肝,与脾肾有密切的关系,以疏肝行气为基本治法。夏阳认为,妇人痛经辨证虽有寒、热、虚、实之分,但临床上主要与寒邪关系最为密切,瘀滞是病理基础。胥京生认为,痛经的发病机制主要是在经行期间因气滞血瘀、寒凝血瘀、湿热瘀阻、气血虚弱、肾气亏损等因素的影响，导致冲任瘀阻或寒凝经脉，使气血运行不畅，胞宫经血流通受碍，以致"不通则痛"，或冲任、胞宫失于濡养，"不荣而痛"。其所以随月经周期发作，是与经期冲任气血变化有关。通过文献研究，总结痛经的病机如下。

（一）不通则痛

1. 气滞血瘀

朱丹溪《格致余论》指出，经来"往往见有成块者，气之凝也，将行而痛者，气之滞也"；肝司血海，又主疏泄，肝气调达，则血海通调，因情志拂郁，肝失条达，又值月经前期或经期，冲任、子宫气实血盛，气机阻滞，不通则痛，故作痛经。傅山《傅青主女科》认为："热极而火不化……舒则通畅，郁则不扬，经欲行而肝不应，则抑拂其气而疼。"由此可见，素禀肝旺，稍有抑郁气怒，肝郁气滞，郁而化热化火，以致火郁血热，经血瘀滞于冲任而作痛。

吴紫婉通过辨证治疗 150 例痛经患者发现，痛经一证以气滞型为多见，占 32.6%，此型以 29～35 岁的已婚妇女居多，常因夫妇感情失和或生意场上失意而致情志不遂，肝气不舒，血因气滞阻于胞宫，其特点是经前腹痛，行经后症状可逐渐减轻。同时，该证型的痛经存在易复发性。

李艳锦从肝论治痛经，认为肝郁气滞，胞脉瘀阻，不通则痛。常见于青年女子，其发病多由于环境改变、学习紧张、精神负担、月经初潮、心理不适，导致心情抑郁，肝气郁结，疏泄失常。加上经期或经期前后，血海由满盈而泻溢，胞宫气血由气盛血旺至经后气血暂虚，气血变化急骤，肝郁气滞，气滞则血瘀，瘀阻胞宫胞脉，以致不通则痛。如《张氏医通》所云："经行之际……若郁怒则气逆，气逆则血滞于腰腿心腹背胁之间，遇经行时通则重。"

2. 寒凝血瘀

痛经病机中寒者多见。经期产后，感受寒邪，或过食寒凉生冷，或素禀阳虚，阴寒内盛，寒客冲任，逢经前、经期气血下注冲任，子宫气血壅盛，寒邪与血相搏，凝滞不畅，不通则痛。《景岳全书·妇人规》谓："若寒滞于经，或因外寒所逆，或素日不慎寒凉，以致凝结不行则留聚为痛。"《妇人大全良方》指出痛经是由寒气客于血室，血凝不行，新血与旧血相搏，而致痛经。

中医认为，寒性凝滞，《素问·痹论》云："痛者，寒气多也，有寒故痛也。"寒性收引，寒邪侵袭人体可表现为气机收敛、腠理闭塞、经络筋脉收缩而挛急的致病特点。刘玉洁教授认为，发生痛经的患者往往兼有寒邪的存在，因"寒主收引"，则疼痛益甚。龚去非认为，本病的发病主要是寒滞冲任之经脉，导致经行不畅，并认为该病实证偏多，虚证较少。现代医学研究表明，痛经的病理改变主要为子宫平滑肌和子宫壁螺旋动脉强烈收缩、缺血和缺氧，这与寒凝血瘀，气血滞涩不通，不通则痛的理论不谋而合。

3. 寒湿凝滞

寒、湿均为阴邪，易阻滞气机。寒湿伤于下焦，其性重浊凝滞，寒湿客于胞宫，以致寒凝经脉，血行失畅，发为痛经。《傅青主女科》云："夫寒湿乃邪气也。妇人有冲

任之脉，居于下焦；冲为血海，任主胞胎，为血室，均喜
正气相通，最恶邪气相犯；经水由二经而外出，而寒湿满
二经而内乱，两相争而作疼痛，邪愈盛而正气日衰。"

吴紫婉在临床治疗痛经中发现，寒湿阻胞型亦为常见
证型，占 31.3%。此型病例年龄较轻，多为 15～20 岁左右
的未婚少女，其病机常为因经前游泳或剧烈运动后饮冷或
夏季贪凉饮冷而致寒湿客于胞宫。

另外，有学者在临床观察中发现，病例中以寒湿凝滞
型痛经患者居多。现代医学研究表明，β - 内啡肽（β -
EP）目前被认为是与疼痛有关的神经激素，具有内源性镇
痛作用。佘延芬等用隔物灸治疗寒湿凝滞型原发性痛经患
者 105 例，治疗前患者经期血浆 β - EP 水平较正常人显著
降低，隔物灸组治疗后 β - EP 水平明显升高（$P < 0.01$），
推测隔物灸可能通过提高 β - EP 水平达到缓解痛经的
效果。

4. 湿热瘀结

女子一生以血为用，血常不足，气常有余；七情过极，
肝阴暗耗，或肝气郁结，气郁化火，均可使肝失疏泄，血
海蓄溢失常；或木旺乘土，使脾失健运，水湿内停，肝经
湿热下注，瘀积胞中，阻滞胞脉而出现痛经。

肝郁脾虚则运化失司，水湿内停。而湿为阴邪，其性
重浊黏腻，最易阻遏气机，使阳气不伸，经脉不利，血行
不畅，由湿致瘀；或因瘀阻气滞，三焦气化不畅，由瘀
致湿。

肾主水，主管人体水液代谢，水与湿同类，肾阳虚则

蒸化不利，水湿不化，着而不行，阻滞气机，致气滞血瘀，湿瘀内生。或因房劳过度，损伤肝肾，相火煎熬，湿热内生，损伤胞室血络而致湿热瘀滞。或经期产后，感受湿热，稽留冲任，或蕴结胞中，与经血搏结，发为痛经。

中医认为"湿性趋下，易袭阴位"，盆腔位于下焦，瘀血留着，湿浊留滞，瘀血与湿邪互结，合而致病。湿瘀互结所致的宿积，又可反果为因，阻滞气机，加重血瘀气滞、水停湿阻的病理过程。

徐升恒在痛经临证辨治七法中提出用自拟清热消瘀调经止痛汤治疗湿热瘀结型痛经。方用当归、川芎、赤芍、桃仁、红花、鲜生地、香附、延胡索、蒲公英、薏苡仁、龙胆草、栀子、黄连、泽泻、木通、丹参、败酱草等，共奏清热除湿、理气化瘀之功。

5. 肝胆湿热

中医学认为，胆具有贮藏和排泄胆汁的功能，而胆汁是由肝之余气所化生，汇集于胆。肝疏泄正常时，则胆汁可畅达排泄于小肠，有助脾胃消食。正如《灵枢·本输》所说："胆者，中精之府。"《素问·宝命全形论》亦曰："土得木而达。"因此，经血的产生和通畅都与胆相关。

许树宇调查发现，民族、遗传、地理、环境、生活习惯、饮食条件、年龄等多方面的因素致使许多女性患上了胆道疾病，从而诱发或加重了痛经。中医认为，胆附之于肝，肝郁则疏泄失常，胆失通降，胆汁排泄不畅，蕴生痰湿瘀浊，二者煎熬，凝成胆石。胆石阻滞，肝失疏泄，脾失升降，二者无法相互协调共同完成中焦的气机调和，故胆病多为肝胃同病、胆胃同病、气血同病。气血不行，气滞血瘀，"不通则痛"，进而引起痛经，所以提出"痛经应从胆论治"。治疗以清热利湿、通腑降逆、化瘀止痛为法。

（二）不荣则痛

1. 肾气亏虚

王庆松认为，痛经的产生有虚有实，然而虚实之证均不离乎滞和瘀，而滞和瘀的根源在于肾，从肾论治是治疗该病的关键。《素问·奇病论》云："胞脉者系于肾。"肾阳不足，冲任、胞宫失于温煦而致虚寒，血得温则行，得寒则凝，寒凝血瘀，不通则痛。此外，肝气的条达依赖肾气的作用，肾气不足，肝气失于疏泄，气滞血瘀，瘀阻胞脉而致痛经。因此，肾虚是产生滞和瘀的关键。

薛华则认为，人体生殖发育的根本在肾，认为肾阴是产生月经的物质基础，肾阳则有疏发肝气、温煦胞宫的功能，是月经正常排泄的功能支持者，它促使冲任血海的旺盛与通达，在月经周期性的规律变化中起着关键的作用。如果素体禀赋不足，阳虚于内，胞宫失于温煦，则导致冲任胞脉气血活动受阻而致痛经。

现代医学研究发现，子宫先天发育不良、宫颈口狭窄、子宫过度倾曲均为痛经的重要发病原因。从中医角度理解，即为先天不足，肾气亏虚所致。

2. 脾胃内伤

《女科经纶》引程若水所言："妇人经水与乳，俱由脾胃所生。"《女科精华》引秦天一论月经之本曰："血气之化，由于水谷。水谷盛则血气永盛，水谷衰则血气亦衰，是水谷之海又在阳明。"可见，冲任之血又总由阳明水谷所化，而阳明胃气又为冲脉之本也。故月经之本，所重在冲脉，所重在胃气，所重在心脾生化之源耳。

刘春燕认为，脾胃内伤是经行腹痛的核心病机，某病因乃饮食失于常度，特别是青年，伤饥过饱，偏嗜生冷、硬滞之物，以胃肠暖冷物，而致胃纳失常，不得受纳食物营养，脾运失常，不得化生气血津液。脾胃升降气机失调，生化乏源，统摄无权则月事不调。同时，青春期女性因对月经忧虑，或学习任务繁重，精神郁闷至肝气不疏，肝郁乘脾；或思虑过度，则使脾胃之气郁结，胃不纳而脾不运，生化不足，气机失调，气血不和。或因起居不慎，外感寒热之邪，日久外邪客于经络传于脾胃，损伤脾胃之阳，导致运化失常。正如《素问·举痛论》所云："寒气客于肠胃，厥逆上出，故痛而呕也。"出现少腹冷痛、恶心呕吐、大便泄泻等痛经伴发症状。

3. 气血虚弱

《丹溪心法》指出："经候过而作痛者，气血俱虚也。"《景岳全书·妇人规》认为："痛在经后者，多由血虚……凡妇人但遇经期则必作痛，或食则呕吐，肢体困倦，或兼寒热者，是必素察气血不足。"《胎产证治》云："经止而腰腹痛者，血海空虚气不收也。"经水者，以血为体，以气为用，气血行，则阴阳通以荣于身也。脾胃素弱，化源不足，或大病久病，气血俱虚，气虚则行滞，血虚则失荣，冲任血海空虚。以上论述强调了痛经多因素禀气血不足，冲任未充，气血两虚，导致气虚行滞、血虚失于濡养而产生痛经。

4. 肝肾虚损

肝为藏血之脏，主疏泄，宜条达，为冲任之本；肾为先天之本，元气之根，主藏精气。精血互生，乙癸同源，肝肾为冲任之本，精血充盈，血海宁静畅行。冲任之本在肾，可见肾与冲任之间的关系。《傅青主女科》："盖肾水一虚，则水不能生木，而肝木必克脾土，木土相争，则气必逆，故而作痛。"冲任二脉隶属于肝肾，肝肾同源，一精一血，相互滋生。若禀赋素弱，肝肾本虚，或多产房劳，损及肝肾，精亏血少，冲任不足，胞脉失养；行经之后，精血更虚，冲任、胞宫失于濡养，而致痛经。所以，肾水足，而肝气益安，肝气安，而逆气自顺。

（曹立幸　王彦彦　梁雪芳　冉青珍　许明桃）

参考文献

[1] 孙艳明，王玲，李戈.1800名女大学生痛经影响因素调查分析.天津中医药，2009，26（5）：367.

[2] 吴玉娟，尹小兰.女大学生痛经状况调查及影响因素分析.赣南医学院学报，2011，31（3）：463.

[3] 董娟，牛明明，刘媛媛.原发性痛经易感体质的调查研究.世界中西医结合杂志，2011，6（4）：322.

[4] 郑良琴，毕建璐，占春旺，等.大学女生中医体质与原发性痛经的相关性研究.中医药导报，2011，17（1）：27.

[5] 高晓静，徐春娟，艾瑛，等.温经法配合情志调理治疗青春期痛经的临床研究.内蒙古中医药，2009，8：10.

[6] 吴宇萍，刘兵，刘洁.女大学生痛经相关回归分析及干预

研究.广东医学,2011,32(21):2841.

[7] Bancraft J, et al. Psychosom Med. 1995,57(5):445.

[8] Halbreich U, et al. J Clin Psychiatry. 1991,52(1):15.

[9] 敖秀峰.原发性痛经与心理因素的关系.中国当代医药,2009,16(9):140.

[10] Holmlund U. J Psychiatry. 1991,5(41):232.

[11] 韩蓁,金辉,李芬,等.青春期原发性痛经与情绪、个性关系研究.中国行为医学科学,2000,9(5):343.

[12] 吴涤.PON1和PON2基因遗传多态性与原发性痛经间关系.疾病控制杂志,2004,4(2):129.

[13] 倪慧玲.杨宗孟教授治疗痛经临证经验.长春中医学院学报,2005,21(3):8.

[14] 毕钰桢.从瘀论治原发性痛经.辽宁中医药大学学报,2008,10(4):53.

[15] 谢春光,蓝肇熙,杜联,等.当归芍药散对痛经患者血液流变性及$PGF_{2\alpha}$水平的影响.中西医结合杂志,1990,10(7):410.

[16] 李芳,汪坤秀,陈光英.粤西高校女大学生原发性痛经相关因素的调查分析.临床护理杂志,2009,8(1):12.

[17] 侯珊,张雪文,张妍,等.济宁医学院女生痛经状况及影响因素调查分析.济宁医学院学报,2011,34(6):447.

[18] 董秀梅,李希洲.冷藏加工间未婚女工月经情况调查.工业卫生与职业病,1995,21(2):111.

[19] 徐国华.中职护生原发性痛经及影响因素调查分析.卫生职业教育,2008,26(21):111.

[20] Montero P, Bernis C, Fernandez V, et al. J Biosoc Sci. 1996,28(3):315.

[21] 宋丽.高校体育运动与女生痛经的调查研究.右江民族医

学院学报，2006，8（6）：1081.

[22] Izzo A, Labriola D. Dysmenorrhoea and sports activities inadolescents. Clin Exp Obstet Gynecol, 1991, 18（2）：109.

[23] 扈有芹. 孙光周老师治疗原发性痛经经验. 河北中医，2011，33（3）：333.

[24] 谷云，李小梅，潘耀军. 吴克明教授治疗虚寒型原发性痛经的经验. 西部中医药，2011，24（11）：40.

[25] 童银秀，赵国惠. 张新渝治疗痛经经验. 实用中医药杂志，2011，27（11）：778.

[26] 折利娜. 夏阳教授治疗原发性痛经经验总结. 现代中西医结合杂志，2011，20（30）：3851.

[27] 荣斐. 胥京生主任治疗原发性痛经的经验. 内蒙古中医药，2011，30（20）：124.

[28] 吴紫婉. 痛经150例的辨证论治. 福建中医药，1994，25（4）：7.

[29] 李艳锦，陈艳，万丹，等. 从肝论治原发性痛经. 吉林中医药，2010，30（4）：285.

[30] 苗泽梅，张倩. 刘玉洁教授治疗原发性痛经的经验. 天津中医药，2011，28（3）：180.

[31] 王学军. 龚去非擅用当归四逆汤治痛经. 中国中医药咨讯，2011，3（12）：287.

[32] 余延芬，孙立虹，杨继军，等. 隔物灸对寒湿凝滞型原发性痛经患者经期血浆 β - EP 含量的影响. 中国针灸，2008，2（10）：719.

[33] 徐升恒，张云湘，张世鑫. 痛经临证辨治七法. 中国医学创新，2009，6（5）：77.

[34] 许树宇. 浅述痛经应从胆论治. 光明中医，2009，24

（4）：730.

　　[35] 王庆松. 痛经临证要义. 新中医，1999，31（3）：3.

　　[36] 薛华. 益肾调气血法治疗原发性痛经56例. 中华实用中西医杂志，2003，16（12）：1757.

　　[37] 刘春燕. 从脾胃论治原发性痛经. 辽宁中医药大学学报，2009，1（7）：20.

第三章 痛经的辨证治疗

第一节 辨证的古代文献研究

古代文献对于痛经没有一个统一的分类方法及辨证分型的标准，诸医家各司己见。隋唐以前主要以寒证论治痛经，宋金元时期不独以寒证立论，且以气血辨证为主，并由张景岳提出虚实辨证思想。至明清时期，痛经的辨证日渐丰富，增加根据月经来潮前后的不同病机而论之的方法，同时，对于痛经的辨证施治理论亦日臻完善。

一、隋唐以前

1. 《内经》

在《内经》中无专门论述痛经的章节，但其对腹痛的论述，大体已构建起对该病症认识的雏形。痛经属于腹痛范畴，《内经》中对腹痛辨证的描述，对我们了解痛经的辨证有一定的启发。

（1）辨寒热

寒热辨证是辨别疾病性质的纲领。一般来说，寒证是机体阳气不足或感受寒邪所表现的证候，热证是机体阳气偏盛或感受热邪所表现的证候。《内经》中关于寒热的论述颇多，如《素问·阴阳应象大论》明确提出"阳胜则热，阴胜则寒"的理论。《内经》中亦有关于痛证的寒热辨证的记载。

《素问·举痛论》："寒气客于脉外则脉寒，脉寒则缩踡，缩踡则脉绌急，绌急则外引小络，故卒然而痛，得炅则痛立止，因重中于寒，则痛久矣。""痛得寒则重，得热则止为寒痛；得热则重为热痛。"最早提出了腹痛寒热辨证的大纲：得寒则重为寒痛，得热则重为热痛。

（2）辨虚实

《内经》中有关于虚实辨证的思想，如"精气夺则虚""邪气盛则实"，概括了总的虚实病机。而对于痛证更有通过切诊了解患者对疼痛部位喜按与拒按的不同感受，以分辨疼痛的虚实性质。

痛之拒按为实痛；按之痛缓为虚痛、寒痛；按之无益则病位较深。《素问·举痛论》："寒气客于经脉之中，与炅气相搏则脉满，满则痛而不可按也，寒气稽留，炅气从上，则脉充大而血气乱，故痛甚不可按也。寒气客于肠胃之间，膜原之下，血不得散，小络急引故痛，按之则血气散，故按之痛止。寒气客于侠脊之脉，则深按之不能及，故按之无益也。"

（3）腹痛的脉象特点

《素问·平人气象论》曰："寸口脉沉而弱，曰寒热及疝瘕、少腹痛。寸口脉沉而横，曰胁下有积，腹中有横积痛。寸口脉沉而涩，曰寒热。脉盛滑坚者，曰病在外；脉小实而坚者，曰病在内。脉小弱以涩，谓之久病；脉滑浮而疾者，谓之新病。脉急者，曰疝瘕少腹痛。"提出了从脉象可辨腹痛病邪的内外、新久。

（4）腹痛的色诊

《灵枢·五色》曰："青黑为痛，黄赤为热，白为寒，是谓五官。"通过五色辨证，初步辨别痛证的性质。

2. 巢元方

隋代巢元方在《诸病源候论》中首立"月水来腹痛候"，认为"妇人月水来腹痛者，由劳伤气血，以致体虚，受风冷之气，客于胞络，损冲任之脉"。其所提风冷之邪属寒，气血劳伤属虚，总体体现虚寒之证。为研究痛经的辨证奠定了理论基础。

还提出了"冷证外邪初感，入经必痛。或不痛者，久则郁而变热矣。且寒则凝，既行而紫黑，故非寒也"，论述了寒热证的鉴别要点。

3. 华佗

华佗是东汉末年的医家，善于针对不同病情和脏腑病位，对证施治。《华佗神方·卷六·华佗治痛经神方》中曰："妇人行经时，腹痛如绞，谓之痛经。其症有郁热与虚寒之异。"提出了痛经有郁热与虚寒证的不同。

4. 皇甫谧

东汉医家皇甫谧所著《针灸甲乙经》在总结、吸收《素问》《灵枢》《明堂孔穴针灸治要》等古典医学著作精华的基础上，对针灸穴位进行了科学的归类整理，在医学领域竖起丰碑。介绍了内科、外科、妇科、儿科、五官科等上百种病症及其针灸治疗经验。其中论及痛经的相关症状"月水至则腰背痛，胞中瘕，子门有寒，引髌髀，水道主之"，将痛经总述为寒证，并指出主治穴位。

5. 张仲景

汉代张仲景的《金匮要略》虽没有提及痛经之名，但有关于妇人腹痛的论述，主分血瘀、虚寒两个证型。

《金匮要略·妇人杂病脉证并治》："妇人腹中诸疾痛，当归芍药散主之。""妇人腹中痛，小建中汤主之。"以方测证，可看出其对"妇人腹痛"的辨证有血瘀与虚寒之别。

二、宋金元时期

1. 朱丹溪

元代朱丹溪初步提出痛经发于经前、经后的不同辨证要点，强调需结合痛经出现时间及经血颜色辨证施治。

《丹溪心法》："将行而痛者，气之滞也。来后作痛者，气血俱虚也。色淡者，亦虚也，而有水混之也。错经妄行者，气之乱也。紫者，气之热也。黑者，热之甚也。"指出"今人但见其紫者、黑者、作痛者、成块者，率指为风冷乘之，而行温热之剂，祸不旋踵矣。"

2. 张从正

张从正继承了《内经》《难经》《伤寒论》诸典籍的理论与临床观点，他强调邪气致病，认为疾病的产生主要是邪气的作用，将痛经的主要致病因素归结为风冷之邪，即"经来腹痛，由风冷客于胞络冲任，或伤手太阳少阴经"，并结合了六经辨证的理论。

3. 赵佶

北宋末年，宋徽宗赵佶诏编的《圣济总录》引据《内经》《伤寒论》等经典医籍，亦注意结合当时的各家论说，较全面地反映了北宋时期医学发展的水平、学术思想倾向和成就。其中，关于痛经的辨证在沿袭历代医家寒邪致病之说的基础上，强调了气血不通在痛经发生机理中的重要作用。

《圣济总录·卷第一百五十一·妇人血气门·室女月水来腹痛》："室女月水来腹痛者，以天癸乍至，荣卫未和，心神不宁，间为寒气所客，其血与气两不流利，致令月水结搏于脐腹间，疠刺疼痛。"

4. 陈自明

南宋医家陈自明被列为江西历史上十大名医之一，对于妇科诸病，陈氏抓住主要病理变化，注重气血逆乱、经脉逆行、五脏功能失常、生化涸竭等方面。其将痛经总归于寒凝血瘀之证。

《妇人大全良方·卷之一·调经门·月水行或不行心腹刺痛方论》："若经道不通，绕脐寒疝痛彻，其脉沉紧。此由寒气客于血室，血凝不行，结积血为气所冲，新血与故血相搏，所以发痛。譬如天寒地冻，水凝成冰。"该段较准确地描述了寒凝血瘀证的脉证及病机。

5. 齐仲甫

南宋齐仲甫在《妇科百问》中论及"经水欲行先腹痛"的两个证候及"风寒客搏经络""气血壅滞"。

三、明清时期

1. 张景岳

明代张景岳主张经行腹痛当首辨虚实，而虚实之辨又谨从于气血、寒热及痛之时机。《景岳全书·卷之三十八·妇人规（上）·经脉类·经期腹痛》云："经行腹痛，证有虚实。实者，或因寒滞，或因血滞，或因气滞，或因热滞；虚者，有因血虚，有因气虚。然实痛者，多痛于未行之前，经通而痛自减；虚痛者，于既行之后，血去而痛未止，或血去而痛益甚。"较为详细地归纳了痛经的虚实辨证要点。

2. 傅青主

明末清初的傅青主把痛经分为经前腹痛与经后腹痛，并将其分为热气化火、肾气亏虚。《傅青主女科歌括·女科上卷·调经·经水未来腹先疼痛》曰："妇人有经前腹疼数日，而后经水行者，其经来多是紫黑块，人以为寒极而然也，谁知是热极而火不化乎！夫肝属木，其中有火，舒则通畅，郁则不扬，经欲行而肝不应，则抑拂其气而疼生。然经满则不能内藏，而肝中之郁火焚烧，内逼经出，则其火亦因之而怒泄。其紫黑者，水火两战之象也。其成块者，火煎成形之状也。经失其为经者，正郁火内夺其权耳。"

《傅青主女科歌括·女科上卷·调经·行经后少腹疼痛》："妇人有少腹疼于行经之后者，人以为气血之虚也，谁知是肾气之涸乎！夫经水者，乃天一之真水也，满则溢而虚则闭，亦其常耳，何以虚能作疼哉？盖肾水一虚则水不能生木，而肝木必克脾土，木土相争，则气必逆，故尔作疼。"

3. 李梴

明代李梴遵循前人，将痛经分欲行、临行、将来而论其证候之不同："经水欲行，脐腹绞痛，属血滞。经水临行时痛为气滞。经水将来，阵痛阵止，为血实。"

4. 张爱庐

清代张爱庐在《张爱庐临证经验方·痛经》中提及医案："邵，痛经数年，不得孕育，经来三日前必腹痛，腹中有块凝滞，状似癥瘕伏梁之类，纳减运迟，形瘦神羸，调经诸法，医者岂曰无之，数载之中，服药亦云无间，何以漠然不应。询知闺阁之时无是痛，既嫁之后有是疾，痛之来源，良有以也。"所述之症与现代医学的子宫内膜异位症相仿。并提出"不必于平时服，俟其痛而进之，经至即止，下期再服"的服药方法。

5. 俞根初

绍派伤寒是具有地域特色的伤寒学派，清代俞根初的《通俗伤寒论》奠定了绍派伤寒的体系基础。俞氏提及痛经的遣方用药要证与症相结合。《通俗伤寒轮》："经闭或经痛经乱者，左脉弦出寸口，加制香附二钱、泽兰三钱、鲜生地五钱、广郁金三钱（杵），以和肝理脾、清心开郁。"

6. 林佩琴

清代《类证治裁·卷之八·调经论治》有"妇科首重孕育，孕育先在调经……当经行，食禁生冷，药忌寒凉，以血得寒则凝涩不行，不慎禁忌，则腹痛瘕泄，亦致不调"的论述。

林佩琴更提出："至于经期前后腹痛，虚实悬殊，经未行而先痛者，血为气滞，经通则痛自除。经已行而犹痛者，冲脉本虚，血去则痛益甚。滞者理其气，温而行之；虚者培其营，峻以填之。"主要提出根据月经前后气血变化而辨证的思想。

7. 吴谦

吴谦是清雍正、乾隆年间的名医，其所著《医宗金鉴》是一部图、说、方、论俱备的综合性医书。其中，"经行腹痛"部分综合了月经前后、寒热、虚实、气血辨证。

《医宗金鉴·调经门·经行腹痛》："腹痛经后气血弱，痛在经前气血凝，气滞腹胀血滞痛，更审虚实寒热情。（注：凡经来腹痛，在经后痛，则为气血虚弱；经前痛，则为气血凝滞。若因气滞血者，则多胀满；因血滞气者，则多疼痛。更当审其凝滞作胀痛之故，或因虚、因实、因寒、因热而分治之也。）"此段论述突出了审因论治的观点。

8. 徐大椿

徐大椿在《女科指要》中归纳并概述了根据经色、脉象特点辨治痛经的理论，为后世医家所推崇。

《女科指要·卷一·经候门·痛经》曰："或蓄热或凝

寒，寒者色必紫，热者色必鲜，血虚者色必淡，血瘀者多作块，然血为气配，随气而行，块血而有气滞者，阴从阳化也，至阳极似阴，紫黑亦有血热者，若夹水夹痰，经必异色。"又曰："寒凝紧盛，迟细虚寒，热结瘀血或洪或数，血少挟热弦数涩疕，水停沉细，滑必痰凝，风冷脉浮，沉则气滞。"

同时，徐大椿亦认为，痛经发生于经前、经后有实与虚之异。如"月经之至如潮汐之往来，不愆其期，故谓之月经，亦谓之月信。以通阴阳，以行血气，以荣养于一身，盖血气充满，阴阳和平则经候调而形体盛，旧血不去，新血不生也。若外亏卫气之充捍而邪客于表，内乏营血之灌溉而邪着于里。邪之所凑，留而不去则血气暗伤，经候错乱，将行之际，在表则身先疼痛，在里则小腹疼痛"，"经前腹痛，气血之滞；经后刺疼，血室之虚"。

9. 竹泉生

竹泉生擅长脏腑辨证，根据痛经者经水多紫黑成块，认为其总属肝郁、肾虚之疾。

《竹泉生女科集要·天癸确论·调经·经前腹痛》："妇人有每月必先腹痛数日，而后经水始行者，其色多紫黑而成块。此肾虚火炽而肝郁所致也。溷水为火所煎熬，成紫黑之块，肝郁失疏泄之令，故滞而作痛也。痛甚者，至于辗转呼号，俗谓之痛经。"

10. 沈金鳌

《妇科玉尺》为清代沈金鳌所撰，是一部颇有影响的实用妇科专著。其将痛经归于瘀血证，不离气血辨证。

《妇科玉尺·卷一·月经》："至如痛经一症，乃将行经而少腹腰腿俱痛。此瘀血，当于临经时血热气滞也。"提出"宜以通利活血药调之"。

11. 王九峰

其在《王九峰医案（一）·副卷二·妇人》中曰："痛经症缘阴不济阳，气血两损，加以痼冷沉寒，则月信不独作痛，亦且愆期。"遵循痛经的阴阳辨证与气血辨证相结合的观点。

12. 陈士铎

清代陈士铎所著的《辨证奇闻》对于痛经的认识不循常规，提出经后腹痛属肾气亏虚的辨证理论。"经后小腹作痛，人谓气血虚，谁知是肾气涸乎。经，天一水也。满则溢，空则虚，何虚能作痛？盖肾水虚，则不能生肝。肝必下克脾土，土木相争，气逆故作痛。须舒肝气，益补肾药，水足肝气益定。"

13. 吴道源

清代吴道源幼年殚精举业，亦究心岐黄。行医数十年，著有《女科切要》，提出痛经需根据月经的时期及经水多寡辨证。《女科切要·卷一·经行腹痛》："妇人经水适行，小腹作痛者，气血涩滞也……经行而腹痛者，或属虚寒，然气亦能作痛，恐有血瘀气滞……有经水过而痛者，血虚有寒也……有经水著气，心腹腰胁疼痛者，血瘀气滞也……有经水过期而来作痛者，血虚有热也……有经水行后而作痛者，气血虚而空痛也……有经水过多，久不止而腹痛者，乃脾经血虚也。"

14. 叶天士

清代叶天士在总结朱丹溪关于"血热"辨证的基础上，提出脉与症相结合的辨证思路，为痛经的辨证开拓了新思路。

《济阴纲目·卷之一·调经门·论经水异色》："叶氏曰：血黑属热，丹溪之论善矣。然风寒外乘者，十中常见一二，何以辨之？盖寒主引涩，小腹内必时常冷痛，经行之际，或手足厥冷，唇青面白，尺脉或迟或微或虚，或虽大而必无力；热则尺脉或洪或数或实，或虽小而必有力。于此审之，可以得其情矣。"

15. 叶其蓁

清代医家叶其蓁所著的《女科指掌》通过歌诀的形式论述了痛经虚实、寒热、气血的不同症状和脉象。

《女科指掌·卷之一·调经门·经病疼痛》中曰："临病疼痛有多般，不识根源治便难，未至先疼因实积，去空觉痛是虚寒，复庵治血先调气，《产宝》临经莫嗜酸，气滞风寒兼血涩，更参脉证下汤丸……沉紧细动皆主腹痛，阳弦头痛，阴弦腹痛，肝脉若弦月水不利，腰腹疼痛，月水不通，绕脐寒疝痛。其脉沉紧，此由血积不散，为气所冲，新血与故血相搏故痛。""腹痛虽云冲任伤，须分气血与阴阳，风寒湿热参虚实，看脉推源用古方。"

（1）风冷：经来冲任伤风冷，腹内绵绵痛不停，足冷脉迟频欲呕，桂枝桃核及温经。

（2）寒湿：经水如同豆汁形，腹中疠痛不安宁，胫浮两尺皆沉细，四物汤煎合五苓。

（3）血涩：临经先有腹中疼，血涩因而即不行，渐渐痛来移趋下，调荣顺气可和平。

（4）气滞：气滞胞门经不通，腹中疼痛往来攻，脉沉走注牵腰胁，抑气延胡大有功。

（5）食积：妇女炎天临月经，误伤生冷忽然停，后来欲至先疼痛，琥珀延胡及胡苓。

（6）虚痛：经来腰腹痛悠悠，过后缘何反不休，脉弱痛绵手可按，必然血少是根由。

（7）实痛：痛阵攻冲血不行，按之破满手难迎，便知里实宣通好，气血流行痛自平。

16. 方昌翰

清代《竹林女科证治》中按照痛经发生的时间将痛经进行辨证。

（1）经前腹痛：经水将来，而脐腹绞痛，此血涩不行以作痛也。

（2）经来腰腹痛：经来腰腹痛而气滞血实者。

（3）经来未尽腹痛：经来一半，余血未尽，腹中作痛，或发热或不发热，乃气血俱实也。

（4）经来尽后作痛：经尽作痛，手足麻痹，乃腹中虚冷也，血虚衰甚者。

（5）经后腹痛：经后腹痛，此虚中有滞也。

第二节　治疗的古代文献研究

由于历代医家对于痛经的病因病机及辨证方面的认识不一样，其具体治则治法也不尽相同。

一、根据历史源流分类

（一）隋唐以前

妇科学在这个时期仍然处于一个萌芽的阶段，从《周易》到《内经》，医学典籍中开始出现妇科相关的内容，秦汉时期的《金匮要略》更是最早有妇科专篇的中医书籍。晋隋名医王叔和的《脉经》中出现了专门阐述妇产科脉象和辨证论治的篇章。隋代巢元方的《诸病源候论》则详细阐述了妇人杂病、妊娠病、将产病、难产病、产后病等的主要病因病机，极大地丰富了妇科疾病的相关知识。痛经作为妇女的常见病、多发病，散在地出现在这个时期的妇科医学著作中，而其治疗也零散地分布在妇人病中，并未有专门的章节进行论述。

1. 《内经》

《内经》中虽没有痛经病名的记载，亦没有关于痛经的直接论述，但其确立了中医学的理论基础，而且也为妇科学的形成和发展奠定了基础。

《内经》总结了先秦各家之学说，提出一切疾病的治疗法则："病之始起也，可刺而已……其盛，可待而衰也……故曰：因其轻而扬之，因其重而减之，因其衰而彰之。形不足者，温之以气；精不足者，补之以味。其高者，因而越之；其下者，引而竭之；中满者，泻之于内。其有邪者，渍形以为汗；其在皮者，汗而发之；其剽悍者，按而收之；其实者，散而泻之。审其阴阳，以别柔刚，阳病治阴，阴病治阳。定其血气，各守其乡。血实宜决之，气虚宜掣引之。"

针对疼痛性疾病，提出"补其不足""泻其有余"的治疗大法。《内经》作为中医的经典著作之一，其对女子月经的生理、病理及妊娠诊断等均有较详细的论述。其中关于疼痛的治疗原则对痛经的临床治疗起着重要的指导作用。

《灵枢·百病始生》："察其所痛，以知其应，有余不足，可补则补，可泻则泻，毋逆天时，是谓至治。"很好地说明了造成疼痛的原因有虚实之分，治疗上需先辨别虚实，然后根据"补其不足""泻其有余"的原则进行治疗。

2. 张仲景

东汉著名医学家张仲景首创了瘀血的辨证论治和方剂，所用活血化瘀诸方，可谓用药精当、法度严谨、配伍巧妙，旨在"五脏元真通畅，人即安和"。开拓了杂病、伤寒和妇科瘀血论治的新领域，为后世应用活血化瘀药树立了典范。其对妇人病的治法特点以调理血气为主，突出活血化瘀。同时，治疗腹痛主张辨明虚实寒热，突出补虚泻实、寒者热之、热者寒之的治疗大法。在《金匮要略》中，张仲景将妇科病症开辟专篇进行论述，是现存中医古籍中最早的妇科专篇。《金匮要略》也是最早出现痛经相关内容的古医学典籍。《金匮要略心典·卷中·腹满寒疝宿食病脉证治》："病者腹满，按之不痛为虚，痛者为实，可下之。舌黄未下者，下之黄自去……腹满时减，复如故，此为寒，当与温药。"《金匮要略心典·卷下·妇人杂病脉证并治》："带下，经水不利，少腹满痛，经一月再见者，土瓜根散主之。"再有："妇人腹中痛，小建中汤主之。"

3. 华佗

华佗作为中国古代的名医，对妇科疾病有着独特的认识。他对于痛经以郁热与虚寒立论，以清热凉血、化瘀止痛及温中散寒立法。

现今流传于世的《华佗神方》（原名《古代真本》），相传是唐代名医孙思邈收集的华佗经验方。书中提到妇人痛经，有寒热之分，如在《华佗神方·卷六·华佗治痛经神方》中提到："妇人行经时，腹痛如绞，谓之痛经。其症有郁热与虚寒之异……"书中提到治疗时因寒热之异而遣方不同："郁热者予黄连（酒煮）八两，香附（炒）六两，五灵脂（半炒半生）三两，当归尾二两。清热凉血、化瘀止痛。虚寒者予人参、黄芪、当归、白术各一两，肉桂一钱，附子（炮）一枚，温中散寒止痛。"

4. 巢元方

隋代巢元方所著的《诸病源候论》总结了隋以前的医学成就，对临床各科病症进行了搜求、征集、编纂，并进行了系统分类。该书记载了妇人病 8 卷，其中，妇人杂病诸候中有关于痛经病机的记载，书中说到："妇人月水来腹痛者，由劳伤血气以致体虚，受风冷之气客于胞络，损冲任之脉，手太阳、少阴之经……其经血虚，受风冷，故月水将下之际，血气动于风冷，风冷与血气相击，故令痛也。"书中虽然只记载了妇人病的病因病机，并未有相关方药的记载，但因其对风冷之邪对于妇人的损伤，以及对冲任、手太阳、手少阴经的重要性进行了阐述，为痛经的治疗提供了系统的理论指导，所以，仍在中医痛经治疗史上起着重要的作用。

（二）唐宋时期

由于唐宋两代在医学制度上的改革，中医得到了蓬勃发展，妇科也随之得到了提高。

1. 孙思邈

唐代著名医家孙思邈被后世尊称为"药王"，其对疾病的论治以用药为著。对于妇人小腹痛提出用活血化瘀、健脾燥湿的中药组方，立温经汤。

其所著的《千金方》对中国乃至世界医学的发展起着重要的作用。孙思邈很重视妇婴的健康问题，他将妇产科列为《千金方》的首卷，《千金方》共收载药方 500 余首，补充了巢元方《诸病源候论》有论无方的缺憾。记载了著名的主治妇人小腹痛方——温经汤，处方：茯苓六两，土瓜根、芍药各三两，薏苡仁半升，上四味㕮咀，以酒三升渍一宿，且加水七升，煎取二升，分再服。

2. 昝殷

昝殷对于疾病的治疗提出"治血必先理气"的大法，在临床上用生化汤加减。为后世医家治疗痛经提供了很好的思路，具有较高的临床指导意义。

《经效产宝》："治血必先理气，气行血行，气滞血滞。"

3. 齐仲甫

宋代齐仲甫所著的《女科百问》以问答的形式对妇产科主要疾病的治疗做了扼要的记述。其中，上卷 50 问中，阐述了包括女科的天癸、经候及血分、经、带诸病的证治。

他提出了"妇人多因风冷而生诸疾"的学术观点。在治疗上，他多以"调营卫，逐风寒"为法，在文中就以温经汤治疗风寒客搏经络，小腹作痛。《女科百问·卷上·第八问经水欲行先身体痛或腹痛》："温经汤，治风寒客搏经络，小腹作痛。当归、川芎、白芍、官桂、丹皮、莪术各半两，人参、甘草、牛膝各一两。上为粗末，每服五钱，水二盏煎八分，食前服。"

4. 陈自明

宋代陈自明的《妇人大全良方》首先提出"妇人以血为基本"的学术观点，并继承发展了《诸病源候论》中关于痛经突出冲任损伤的病机，亦主风冷致病。治疗上以活血理气为大法，喜用延胡索、当归、香附等药，他认为"妇人经来腹痛……若忧思气郁而血滞，用桂枝桃仁汤、地黄通经汤"，并列有治痛经的方剂——温经汤，此方为后世医家所喜用。

《妇人大全良方·卷之一·调经门》："桂枝桃仁汤：桂枝、芍药、生地黄各二两，桃仁（制）五十个，甘草一两，上为粗末，每服五钱。水二盏，姜三片，枣一个，煎至一盏，去滓温服。若经候顿然不行，脐腹痛，上攻心胁欲死。或因不行，结积渐渐成块，脐下如覆杯，久成肉症，不可复治。由惊恐，忧思，意所不决，气郁抑而不舒，则乘于血，血随气行，滞则血结。以气主先之，血主后之，宜服桂枝桃仁汤。不瘥，宜地黄通经丸。已成块者，宜万病丸。""若经道不通，绕脐寒疝痛彻，其脉沉紧，此由寒气客于血室，血凝不行，结积血为气所冲，新血与故血相搏，所以发痛。譬如天寒地冻，水凝成冰。宜温经汤及桂枝桃仁汤、万病丸。"

（三）金元明清时期

金元时期著名的四大家对妇科均有独特的研究，极大地丰富了妇科病的理论，为治疗提供了指导。元代时，妇科开始从内科分离出来，成为独立的专科。明代的医家们在前人的经验和基础上加以总结，撰写出许多内容较为系统、详尽的妇产科专书。而从清代开始，妇人杂病科和产科合并为妇人科，统称女科。自此，经、带、胎、产等妇人所独有的疾病，才全部合并在一起而独立成科。

1. 刘完素

作为金元四大家之一，刘完素对妇科的研究主要反应在《黄帝素问宣明论方》和《素问病机气宜保命集》两部著作中。他十分重视肝、脾、肾在妇科疾病中的作用，认为处方用药，要因人而异，应视病人的身体状况和疾病的实际情况来选择用药。在痛经的治疗方面不仅贯彻了这一理论，而且提出根据疼痛部位分而治之的治法。其对四物汤的加减运用为后世医家提供了宝贵的临床经验。《素问病机气宜保命集·卷下·妇人胎产论》："治妇人气充经脉，月事频并，脐下痛，宜芍药六合汤。治妇人经事欲行，脐腹绞痛，宜服八物汤。"

2. 张从正

作为有名的攻邪派代表医家，张从正认为，"治病应着重驱邪，邪去则正安，不可畏攻而养病"，故其在治疗上大多以攻伐为主。沈金鳌在《妇科玉尺》中提到："张从正曰：经来腹痛，由风冷客于胞络冲任，或伤手太阳少阴经，此时当温经散寒、祛瘀养血，用温经汤、桂枝桃仁汤。其又言："若血结成块，万病丸。"均渗透了"攻伐"的思想。

3. 朱丹溪

在金元四大家中，他对妇科的贡献是最突出的。其重视解郁散结，创立气、血、湿、痰、食、热六郁之说，其中以气血之郁尤为重要，他认为，"气血冲和，万病不生，一有怫郁，诸病生焉"。提倡根据疼痛出现时间（经前、经期、经后），辨别寒、热、虚、实以论治，较隋唐之际概以风冷之邪论治，有了很大进步。

《丹溪心法·卷五·妇人》中提到了痛经的病因病机及治疗方法："经水将来作痛者，血实也（一云气滞），四物加桃仁、黄连、香附；临行时腰疼腹痛，乃是郁滞，有瘀血，宜四物加红花、桃仁、莪术、玄胡索、香附、木香；发热，加黄芩、柴胡。"

4. 李杲

他从师于张元素，是金元时期著名的医学家，是中医"脾胃学说"的创始人，十分强调脾胃的重要作用。他认为，五行当中，脾胃属于中央土，故内伤脾胃，百病由生，在治疗上倡导培补脾土、潜阴降火。因此，他也被称做"补土派"。他的代表作《脾胃论》中记载的著名的补益脾土的方剂补中益气汤，被广泛地应用于妇科临床，它对由脾虚造成的痛经具有良好的治疗效果，至今仍被视为经典。

5. 王怀隐

宋代王怀隐等编纂的《太平圣惠方》归纳前人医学思想，对于痛经仍遵循"血气动于风冷，风冷与血气相击"的病因病机理论，列 14 方分型论治，不离活血化瘀之宗。

《太平圣惠方》："夫妇人月水来腹痛者，劳伤血气，致令体虚。风冷之气，客于胞络，损冲任之脉。手太阳少阴之经，冲脉任脉皆起于胞内，为经脉之海也。手太阳，小肠之经也；手少阴，心之经也。此二经为表里，主下为月水，其经血虚则受风冷。故月水将下之际，血气动于风冷，风冷与血气相击，故令痛也。"

"治妇人月水每来，不得快利，于脐下疼痛不可忍，熟干地黄散方。"

"治妇人月水每来，脐下刺痛，四肢烦疼，芎䓖散方。"

"治妇人月水每来，绕脐疼痛，上抢心胸，往来寒热，桃仁散方。"

"治妇人月水每来，腰腹疼痛，虫散方。"

"治妇人胞络夙挟风冷，每至月事来时，脐腹多痛，蓬莪术散方。"

"治妇人月信来时，脐腹痛如锥刀所刺，麒麟竭散方。"

"治妇人月水每来，心间刺痛，腹内结，琥珀散方。"

"治妇人月水每来，脐腹乍痛，时发寒热，面色微黄，虫散方。"

"治妇人夙有滞血，至月水来时，脐腹疼痛，干漆丸方。"

"治妇人月水每来，脐下痛，如锥刀所刺，及腰背疼痛，当归丸方。"

"治妇人夙有积血，月水来时，腹中痛，宜下之，朴硝丸方。"

"治妇人久积虚冷，四肢羸瘦，饮食微少，月水来时，脐腹疼痛不可忍，硇砂丸方。"

"治妇人夙血积滞，每至月水来时，脐下痛，金漆丸方。"

"治妇人血海风冷，月水每来，攻刺脐腹疼痛，面色萎黄，四肢无力，朱砂丸方。"

6. 张景岳

明代杰出医家张景岳在治疗妇人疾病的临床实践中，积累了大量行之有效的经验，提出痛经有气滞、血滞、寒滞、热滞之分，治疗上强调行气、化瘀、散寒、凉血之法。

《景岳全书·卷之三十八·妇人规（上）·经脉类·经期腹痛》："凡妇人经期有气逆作痛，全滞而不虚者，须顺其气，宜调经饮主之，甚者如排气饮之类亦可用。"

"若血瘀不行，全滞无虚者，但破其血，宜通瘀煎主之。"

"若气血俱滞者，宜失笑散主之。"

"若寒滞于经，或因外寒所逆，或素日不慎寒凉，以致凝结不行，则留聚为痛而无虚者，须去其寒，宜调经饮加姜、桂、吴茱萸之类主之，或和胃饮亦可酌用。"

"若血热血燥，以致滞涩不行而作痛者，宜加味四物汤，或用保阴煎，去续断加减主之。"

7. 傅青主

傅青主是明末清初著名的医学家，其所著的《傅青主女科》是一部颇有建树的妇科专著。他将痛经分为经水未来腹先疼痛、经前腹疼吐血、行经后少腹疼痛 3 个类型，分别以疏肝泄热、平肝顺气、补益肾精为治疗大法。

他认为，经水未来腹先疼痛是因为肝木郁而不达从而生火，火盛煎血成块不能化开而生痛，治以疏肝泄热，方用宣郁通经汤。若腹疼伴吐血，是肝气上逆所致，治以平肝顺气，方选顺经汤。而经后腹痛则是因为肾气不足之故，当肾精不足时肝木失于涵养，横逆克伐脾土，故而引发疼痛，治疗上需以疏肝为主，佐以补益肾之精血，方选调肝汤。

8. 戴元礼

其早年师从朱丹溪，沿袭了朱丹溪的医学思想，但并没有完全照搬，而是在此基础上提出了自己独到的见解。他提出了经行腹痛宜调气的思想。

《女科经纶·卷一·月经门》中提到："戴元礼曰：经事来而腹痛，不来腹亦痛，皆血之调故也。欲调其血，先调其气，四物加香附、吴茱，或和气饮加吴茱。痛甚者，加玄胡索汤。"

9. 吴谦

吴谦负责编修的《医宗金鉴》采集了上自春秋战国，下至明清时期历代医书的精华。其中，《医宗金鉴·妇科心法要诀·调经门·经行腹痛》中提到："腹痛经后气血弱，痛在经前气血凝，气滞腹胀血滞痛，更审虚实寒热情。"在治疗上，提出了辨证治疗可根据疼痛出现于行经的前后而定，并在分期论治的基础上提出因虚、因实、因寒、因热而分治之的理论。

《医宗金鉴·妇科心法要诀·调经门·经行腹痛证治》："经后腹痛当归建，经前胀痛气为映，加味乌药汤乌缩，延草木香香附椰。血凝碍气疼过胀，本事琥珀散最良，棱莪丹桂延乌药，寄奴当归芍地黄。胞虚寒病大温经，来多期过小腹痛，归芎芍草人参桂，吴丹胶半麦门冬。不虚胞受风寒病，吴茱萸汤更加风，藁细干姜茯苓木，减去阿胶参芍芎。"

10. 陈修园

清代著名医家陈修园注重中医基础理论的学习，对《内经》《伤寒论》等经典著作的学术思想具有独特的见解，他长于用温补脾肾的方法治疗杂病，不喜用寒凉滋阴的药物。他提到治疗月经病主要是要培护脾胃、辨识阴阳。

《女科要旨·卷一·调经》："盖脾者，太阴之湿土也，不得阳明燥气以调之，则寒湿盛；而阴独胜，阴道常虚，即《内经》'卑监'之旨也。胃者，阳明之燥土也，不得太阴之湿气以调之，则燥热盛；而阳独胜，阳道常实，即《内经》'敦阜'之旨也。至于用方，以四物汤加香附、茯神、炙草为主，阴胜加干姜、桂、附、吴萸及桃仁、红花之类，阳胜加知、柏、芩、连、门冬之类，平平浅浅中，亦不可废。"

11. 吴道源

清代医家吴道源的妇产科专著《女科切要》中有专门

关于经行腹痛的章节，详细记录了经前、经行、经后腹痛的相关病因及治法。书中说到："妇人经水适行，小腹作痛者，气血涩滞也，用四乌汤。经行而腹痛者，或属虚寒，然气亦能作痛，恐有血瘀气滞，不必骤补，先用四物加陈皮、香附，次用八物汤加香附……有经水过而作痛者，血虚有寒也，法当温经养血，宜四物加桃仁、香附、肉桂。有经行著气，心腹腰胁疼痛者，血瘀气滞也，当顺气消瘀，青皮、归、芍、桃仁、红花、川芎、乌药，水煎服。有经水过期而来作痛者，血虚有热也，宜生血清热，四物加桃仁、香附、丹皮、甘草、元胡。有经水行后而作痛者，气血虚而空痛也，法当调养气血，宜八珍汤加姜枣。有经水过多，久不止而腹痛者，乃脾经血虚也，治宜补血健脾，四物加白术、茯苓、木香、厚朴、香附、陈皮、干姜、甘草，水煎。"亦强调可根据疼痛时间来辨证施治，提出经前以泻为主，经行补泻并行，经后著以补。

12. 沈金鳌

清代沈金鳌所著的《妇科玉尺》全书6卷，分为求嗣、月经、胎前、小产、临产、产后、带下、崩漏及妇女杂病9门，系统介绍各种妇科疾病的病因、证候、治疗原则及应用方药。书中广泛征引历代典籍与名医论述，博采众方，取精选粹，编写严谨，条分缕析，提纲挈领。论述诸病证治，平正可法，意在示人以规矩准绳，提供规范。关于痛经的治疗，《妇科玉尺》中说到："至如痛经一症，乃将行经而少腹腰腿俱痛，此瘀血，当于临经时血热气滞也，宜以通利活血药调之。"强调治疗痛经时通利活血的重要性。

13. 林佩琴

清代林佩琴所著的《类证治裁》指出："至于经期前后腹痛，虚实悬殊，经未行而先痛者，血为气滞，经通则痛自除。经已行而犹痛者，冲脉本虚，血去则痛益甚……亦有腹愈痛经愈多，至痛欲死者，系火搏于血。"治疗上，他认为"滞者理其气，温而行之；虚者培其营，峻以填之"，并以行血、理脾为治疗大法。

14. 徐大椿

清代著名医家徐大椿在《内经》"邪之所凑，其气必虚"理论指导下，提出经候病中邪袭表里之不同，即"若外亏卫气之充捍而邪客于表，内乏营血之灌溉而邪着于里，邪之所凑，留而不去则血气暗伤，经候错乱，将行之际在表则身先疼痛，在里则小腹疼痛"。提出凉血、破瘀、温散、培补、涤痰、疏风理血、调理肝脾的治疗方法。

《女科指要·卷一·经候门·痛经》："血热者，清之凉之，血瘀者，破之利之，寒者宜温宜散，虚者宜补宜培，痰凝搜涤，水停决壅，风宜疏风理血，气宜调理肝脾。"

《女科指要·卷一·经候门·痛经》："痛经在表主以趁痛散，在里主以八物汤，血滞换赤芍，夹瘀加桃仁，血热加栀丹，血寒加姜桂，血虚四物汤，肝郁逍遥散，肾虚地黄汤。"

15. 陈素庵

清代陈素庵认为，月经不调乃内外因合至而致病，调经根本大法乃"实者通之，虚者补之"，强调调经宜先和气，气行则血行的要旨。

《陈素庵妇科补解》："症属有余宜通，症属不足宜补。"

"妇女经欲来而腹痛者，气滞也。法当行气和血。"

"妇人经正来而腹痛者，血滞也。法当行气和血，宜服大玄胡索散。"

"妇人经行后腹痛者，是气血两虚也。法当大补气血。"

综上，隋唐以前的医家对痛经的认识以风冷之邪客于人体致病的观点为主，故多趋向于散寒祛风之法；宋金元时期则以《妇人大全良方》和《太平圣惠方》为代表，突出"妇人以血为本"，注重气血的调和；至明清时期，对痛经的治疗不单纯着眼于辨证的虚实寒热及气血，更增加了按月经的不同时期论治。

二、根据证候、脉象分类

历代医家中还有其他关于痛经的治法治则，其中有根据证候确定诊断治疗法则的，也有单纯根据脉象确定治法治则的，现分列如下。

（一）根据证候施治

1. 气滞血瘀型

此型患者多因情志内伤，肝气不舒不能运血畅行，血行受阻，冲任不行，经血瘀阻胞宫而作痛，在治疗上多以行气活血化瘀为法。

（1）相关典籍

张景岳的《妇人规·上卷·经脉类·经期腹痛》："凡妇人经期有气逆作痛，全滞而不虚者，须顺其气，宜调经饮主之。甚者如排气饮之类亦可用……若血瘀不行，全滞无虚者，但破其血，宜通瘀煎主之。"

朱丹溪的《丹溪心法·卷五·妇人》："经水将来作痛者，血实也（一云气滞），四物加桃仁、黄连、香附；临行时腰疼腹痛，乃是郁滞，有瘀血，宜四物加红花、桃仁、莪术、玄胡索、香附、木香。发热，加黄芩、柴胡。"

王肯堂的《女科证治准绳·卷之一·调经门》："戴氏曰：经事来而腹痛者，经事不来而腹亦痛者，皆血之不调故也。欲调其血，先调其气，四物汤加吴茱萸半钱，香附子一钱。和气饮加吴茱萸半钱亦可。痛甚者，玄胡索汤。"

冯兆张的《女科精要》："妇人以血为海，每因忧思忿怒郁气，气行则血行，气止则血止。忧思过度，则气结而血亦结；忿怒过度，则气逆而血亦逆……将行而痛者，气之滞也……盖人之气血周流，忽因忧思忿怒所触，则郁结不行；忽遇饮冷形寒，则恶露不尽，此经候不调，不通则痛，发热之所由也。调其气而行其血，开其郁而补其虚，凉其血而清其热，气行血行，气止血止。"

吴道源《女科切要·卷二·经行腹痛》："妇人经水适行，小腹作痛者，气血涩滞也，用四乌汤。经行而腹痛者，或属虚寒，然气亦能作痛，恐有血瘀气滞，不必骤补，先用四物加陈皮、香附，次用八物汤加香附。如泻者，先止其泻，而痛自止矣……有经行著气，心腹腰胁疼痛者，血瘀气滞也，当顺气消瘀，青皮、归、芍、桃仁、红花、川芎、乌药，水煎服。"

（2）常用方

膈下逐瘀汤：出自《医林改错·卷上·方叙》。

桃红四物汤：原名加味四物汤。出自《医垒元戎》，录自《玉机微义》。

2. 寒凝血瘀型

此型患者多因经前一两天或经期中贪食生冷、冒雨受寒、涉水游泳，寒邪客于胞中，血为寒凝，瘀阻作痛。或因素体阳虚内寒，血失温煦，运行无力，滞于胞中而发为痛经。

（1）相关典籍

张景岳的《妇人规·上卷·经脉类·经期腹痛》："若寒滞于经，或因外寒所逆，或素日不慎寒凉，以致凝结不行，则留聚为痛而无虚者，须去其寒，宜调经饮加姜、桂、吴茱萸之类主之。或和胃饮亦可酌用。"

武之望的《济阴纲目·卷之一·调经门·论经病疼痛》："良方云：妇人经来腹痛，由风冷客于胞络冲任，或伤于太阳少阴经，用温经汤、桂枝桃仁汤……戴氏曰：经事来而腹痛者，经事不来而腹亦痛者，皆血之不调故也……因冷而积，因积而痛，宜大温经汤。冷甚者，去麦门冬不用。"

吴道源的《女科切要·卷一·经行腹痛》："有每遇经行，辄头痛心忡，饮食减少，肌肤不润泽者，宜加减吴茱萸汤。亦有冲任虚衰，小腹有寒，月水过期，不能受孕者，大温经汤主之。"

傅青主的《傅青主女科歌括·女科上卷·调经》："妇

人有经水将来三五日前而脐下作疼，状如刀刺者；或寒热交作，所下如黑豆汁，人莫不以为血热之极，谁知是下焦寒湿相争之故乎！……治法利其湿而温其寒，使冲任无邪气之乱，脐下自无疼痛之疚矣。"

（2）常用方

温经汤：出自《金匮要略心典·下卷·妇人杂病脉证并治》。

少腹逐瘀汤：出自《医林改错》卷下。

3. 肾虚血瘀型

此型患者多先天禀赋较弱，或因房劳多产，耗伤精血，冲任不足，经行之后，血海更虚，不能滋养胞脉，故出现疼痛。

（1）相关典籍

傅青主的《傅青主女科歌括·女科上卷·调经·行经后少腹疼痛》："妇人有少腹疼于行经之后者，人以为气血之虚也，谁知是肾气之涸乎！……治法必须以舒肝气为主，而益之以补肾之味，则水足而肝气益安，肝气安而逆气自顺，又何疼痛之有哉！"

（2）常用方

调肝汤：出自《傅青主女科歌括·女科上卷·调经·行经后少腹疼痛》

4. 气虚血瘀型

此型患者多因平素脾胃虚弱，不能运化水谷，或因久病而损伤气血，冲任不足，经行后血海空虚，胞脉失于濡养而作痛。

（1）相关典籍

张景岳的《妇人规·上卷·经脉类·经期腹痛》："经行腹痛，证有虚实……虚者有因血虚，有因气虚……凡涉虚弱不足，而经滞作痛者，惟用决津煎、五物煎加减主之，其效如神。或用四神散之类亦可……凡妇人但遇经期则必作痛，或食则呕吐，肢体困倦，或兼寒热者，是必素禀气血不足，止宜八珍汤、大营煎之类。若虚而寒甚者，宜理阴煎渐加培补，久必自愈。有因带浊多而虚痛者，亦宜大、小营煎，随其寒热，加佐使主之。"

张曜孙的《胎产指南·经将行腹痛》："凡经水过多，腹中痛者，此虚中有滞也。加减八物汤主之。"

沈金鳌的《妇科玉尺·卷一·月经》："王肯堂曰：仲景治带下，月水不利，小腹满痛，经一月再见者，土瓜根散主之。此散乃破坚下血之剂，观此则经不及期，有因瘀血者矣，前论所未及也。然欲知瘀血，须以小腹满痛为凭。又曰：经水者，行气血，通阴阳，以荣于身者也，或外亏卫气之充养，内乏荣血之灌溉，血气不足，经候欲行，身体先痛也。"

（2）常用方

八物汤：出自《女科切要·卷一·经水过期而来》。

5. 其他常用方

（1）四物汤：出自《仙授理伤续断秘方·医治整理补接次第口诀》。

（2）生化汤：出自《傅青主女科歌括·女科下卷·正产》。

（3）逍遥散：出自《太平惠民和剂局方·卷下·论诸虚证候》。

（4）调经饮：出自《罗氏会约医镜》。

（5）补中益气汤：出自《内外伤辨惑论》。

（二）根据脉象辨证施治

《妇科玉尺·卷一·月经》："脉法脉经曰：左手关上脉阴虚者，足厥阴经也。妇人病苦月经不利，腰腹痛，肝脉沉之而急，浮之亦然……少阴脉弱而微，微则少血；寸口脉浮而弱，浮则为虚，弱则无血。脉来如琴弦，少腹痛，主月不利，孔窍生疮。尺脉来而断续者，月水不利，当患下腹引腰痛，气滞上攻胸臆也。经不通，绕脐寒疝痛，其脉沉紧，此由寒气客于血室，血凝积血为气所冲，新血与故血相搏，故痛。肾脉微涩，为不月。李梴曰：浮涩胁伤经不利，浮绝精伤与经闭。"记述了痛经各类证候的脉象特点，临床上可据此来辨证施治。

三、其他治疗方法

（一）针灸

1. 晋·皇甫谧《针灸甲乙经》

《针灸甲乙经·卷十二·妇人杂病》："女子胞中痛，月水不以时休止，天枢主之（《千金》云：腹胀肠鸣，气上冲胸，刺天枢）。小腹胀满，痛引阴中，月水至则腰脊痛，胞中瘕，子门有寒，引髌髀，水道主之（《千金》云：大小便不通，刺水道）。"

2. 唐·孙思邈《备急千金要方》

《备急千金要方·卷三十·针灸下·妇人病》："疝瘕按之如以汤沃股内至膝，飧泄，阴中痛，少腹痛坚，急重下湿，不嗜食，刺阴陵泉，入二分，灸三壮，在膝下内侧辅骨下陷中，伸足乃得之……胞中痛、恶血，月水不以时休止，腹胀肠鸣，气上冲胸，刺天枢，入五分，灸三壮，去肓俞一寸半。小腹胀满，痛引阴中，月水至则腰背痛，胞中瘕，子门寒，大小便不通，刺水道，入二寸半，灸五壮，在大巨下三寸。"

3. 日·丹波康赖《医心方》

《医心方·卷第二十一·治妇人月水腹痛方》："《百病针灸》治月水来腹痛方：灸中极穴，在脐下四寸。"

4. 北宋·王执中《针灸资生经》

《针灸资生经·妇人血气痛》："四满（又主胞中有血）、石门主子脏有恶血内逆、满痛。（千）四满、治妇人血脏积冷。阳跷，疗妇人血气。（明）阴交，治产后恶露不止、绕脐冷痛（见血崩）。涌泉，治心痛不嗜食、妇人无子，女子如妊娠，五指端尽痛（见虚损），妇女本脏气血癖走刺痛（灸法见肾虚）。阴交，治血块腹痛（余见月事）。"

5. 明·朱橚《普济方》

（1）治妇人因产，恶露不止，遂成疝瘕；或因月事不调，血结成块。穴中极。

（2）治血癖。穴漏谷、曲泉。

（3）治内有瘀血。穴三里。

（4）治妇人瘕聚。穴九曲、中府。

（5）治血块腹痛。穴膀胱俞。

（6）治瘕聚。穴阴交，灸气海、天枢各百壮。

6. 明·徐凤《针灸大全》

（1）食积血瘕，腹中隐痛。胃俞二穴、行间二穴、气海一穴。

（2）五积气块，血积血癖。膈俞二穴、肝俞二穴、大敦二穴、照海二穴。

7. 清·吴谦《刺灸心法要诀》

曲泉癫疝阴股痛，足膝胫冷久失精，兼治女子阴挺痒，少腹冷痛血瘕癥。

【注】曲泉穴，主治癫疝、阴股痛、男子失精、膝胫冷痛，及女子阴挺出、少腹疼痛、阴痒、血瘕等证。针六分，留七呼，灸三壮。

8. 清·吴亦鼎《神灸经纶》

（1）血结月事不调：气海、中极、照海。

（2）癥瘕：胃俞、脾俞、气海、天枢、行间、三焦俞、肾俞、子宫、子户、中极、会阴、复溜。

（二）其他

1. 宋·王怀隐等《太平圣惠方》

导药方：治妇人血瘕，攻刺腹胁时痛。川大黄（半两）、当归（半两）、山茱萸（一两）、皂荚（一两去皮子，炙黄焦）、细辛（一分）、戎盐，上件药，捣罗为末，以香脂丸如指大，每以绵裹内阴中，正坐良久瘕当下。养如产妇之法。

2. 明·张景岳《妇人规》

（1）妇人久癥宿痞，脾肾必亏，邪正相搏，牢固不动，气联子脏则不孕；气联冲任则月水不通。内治之法宜如前，外以阿魏膏贴之，仍用熨痞方，或用琥珀膏亦可，然必须切慎七情及六淫、饮食、起居，而不时随证调理，庶乎可愈。

（2）熨痞方：一层用麝香二三分掺肉上，二层阿魏一二钱，三层芒硝一二两铺盖于上。

上，先用荞麦面和成条，量痞大小围住，铺药于内，以青布盖之，随烧砖四五块，轮流布上熨之，觉腹中气行宽快，即是痞消之兆。以手烘热摩之亦妙。内须服调养气血之药。

3. 明·吴正伦《养生类要》

蒸脐法：治妇人月经不通或癥瘕血块脐腹作痛，此方神效。

乳香、没药、血结、沉香、丁香（各三钱），麝香（一钱），上六味各另研，青盐、食盐、五灵脂、两头尖（各六钱），四味共为末。

上各末和匀，外用麝香少许安入妇人脐内，次将面作条方圆一寸绕脐围住，安药末于内令满，以槐树皮方圆一寸盖上皮，上钻三孔，用大艾炷灸之，月经即通，血块即消，累用神效。

第三节 辨证治疗的现代文献研究

一、痛经中医证候的现代文献研究

关于痛经，中医学有"经来腹痛""吊阴痛""经行下牛膜片"等记载。历代医家都把妇女正值经期或行经前后出现周期性小腹疼痛，或痛引腰骶，甚则剧痛昏厥称为痛经。痛经可分为原发性痛经和继发性痛经两大类。原发性痛经是指生殖器官无器质性病变的痛经，主要发病群体为青春期少女和未婚未育的年轻妇女；继发性痛经是指由于盆腔器质性病变引起的痛经，主要见于子宫内膜异位症和子宫腺肌症。痛经因其发病率高，已成为妇科常见病，且给妇女身心健康带来巨大伤害，引起国内外学者的普遍关注。

痛经是妇科常见病。流行病学研究表明，原发性痛经是目前妇科最常见的疾病，运用不同的调查方法，得出其发病率在 20%～90% 之间，为影响妇女正常工作和生活质量的常见原因。痛经导致女工缺勤率在 34%～50% 之间，大约 10% 的原发性痛经患者会严重到每个月有 1～3 天无法工作。在美国，这一情况导致的缺勤以及相应的经济损失大约为每年有 6 亿工作时及 20 亿美元。纵览各种文献后发现，无论是原发性痛经还是继发性痛经，目前临床上对其辨证分型方法众多，尚无统一标准。因此，结合现代科技对中医证候进行客观化检测，探讨其中医证候规律，对于进一步深入研究痛经之本质，并有效指导其临床诊治，有着重要的意义。

辨证论治是中医诊疗的基础，而证候是辨证论治的核心。目前，关于痛经的分型尚不一致，且报道较少，而其对妇女的影响又是如此之大，所以，学者们十分重视对痛经证候的研究。

（一）痛经中医证候的分布

由于体会和经验的不同，对于本病的辨证分型现代医家有着不同的见解。多数医家认为，痛经分为气滞血瘀、寒凝血瘀、湿热瘀阻、气血两亏和肝肾虚损 5 个证型。如周建忠等认为，痛经分虚实两大类：实者有气滞血瘀、寒湿凝滞、湿热瘀结 3 型；虚者为气血虚弱和肝肾虚损。祝谌予在临床上常把痛经归纳为经前痛和经后痛两种：经前痛有气滞（肝郁气滞）、血瘀、热郁、寒湿凝滞型 4 种；经后痛有肝肾阴亏和气血两虚型两种。沈仲理认为，一般经前痛多属寒凝血瘀及寒化为热之病变；经行时腹痛多属肝郁气滞；经后和行经前后腹痛多属气血虚弱以及肝肾亏损所致。艾家才将本病分为气滞血瘀、寒湿凝滞、湿热郁阻、气血虚弱、肝肾亏损 5 型。

此外，尚有医家依据自己的临床经验，对痛经的分型与以上医家稍有不同，但其思想大致相同。如王慎轩将痛经分为肝郁气滞、寒凝血瘀、气血虚寒 3 型论治。李辅仁认为，痛经分为气滞血瘀、寒凝湿滞、气血虚弱、肝肾虚损 4 型。姚寓晨认为，痛经在临床上可分为气寒血凝、气热血壅、气滞血瘀、气虚血亏 4 型。裘笑梅认为，经行腹痛有虚实之分：实者有寒凝、气滞血瘀或热滞；虚者有血虚、气虚、气血两虚及肝肾亏损，尚有虚实夹杂者，往往与禀赋有关。罗元恺根据患者的临床表现，结合中医辨证求因、审因论治的思想，将痛经分为气滞血瘀、寒凝血瘀、瘀热壅阻、气血虚弱 4 型。刘婉芬将其分为气血瘀滞、寒凝血瘀、血热壅阻、肾虚血亏、肾虚血瘀 5 型。

　　赵嫦玲采取随机分层整群抽样的方法，对 1074 人中符合诊断标准的 671 名原发性痛经患者进行研究，收集患者症状、体征及舌诊、脉诊资料，借助 SPSS14.0 统计软件，采用频数分析和聚类分析法探讨证候分类，用单因素分析和 Logistic 回归分析分别进行判断。结果提示，原发性痛经的临床常见证型主要有气滞血瘀证、寒凝血瘀证、气虚血瘀证和瘀热互结证。连凤梅等按严格的纳入排除标准对 240 例原发性痛经患者在不同年龄、病程、婚姻状况、痛经疼痛程度、痛经疼痛持续时间方面的中医证候分布及各证候的特点进行了分析。结果显示，原发性痛经的主要证候，实证多于虚证，此结果与人民卫生出版社出版的刘敏如等主编的《中医妇产科学》及张玉珍主编的《中医妇科学》基本一致。且实证中以寒湿凝滞证最为常见，其次是气滞血瘀证；虚证中则以气血虚弱证为多。同时提示，本病中医证候的分布与病程密切相关，即随着病程的延长，应考虑实证的机会越大，这与通常我们所认为的中医病症病程愈长，虚证的可能性愈大有所不同。这为长期不愈的原发性痛经患者的治疗提供了线索。贾波等收集整理古今文献中治疗痛经的复方 425 首，并建立数据库，通过数据筛选等功能研究痛经的证治规律。结果表明：痛经基本证型中，属实证者以气滞血瘀、寒凝血瘀最为常见；属虚实夹杂者以气血两虚兼气滞血瘀、血虚夹瘀兼气机阻滞为多见。吴紫婉对 150 例痛经患者进行中医辨证，分为肝郁气滞、血瘀气郁、气血两虚、胞宫虚寒、寒湿阻胞 5 型施治。结果显示，肝郁气滞型 49 例，治愈 27 例，有效 15 例；血瘀气郁型 19 例，治愈 11 例，有效 7 例；气血两虚型 15 例，治愈 10 例，有效 5 例；胞宫虚寒型 20 例，治愈 13 例，有效 7 例；寒湿阻胞型 47 例，治愈 31 例，有效 12 例。结果表明，痛经以肝郁气滞型为多见，占 32.6%，此型以 29~35 岁的已婚妇女居多；其次为寒湿阻胞型，占 31.3%，此型患者年龄较轻，多为 15~20 岁左右的未婚少女。

关于子宫内膜异位症，秦王燕等人在总结 1158 例痛经患者的资料后发现，在痛经患者中，子宫内膜异位症者占 64.9%，该病是引起继发性痛经的主要原因，是女性人群中的一种常见疾病，且发病率逐年增高，呈明显上升趋势，增长率可达 10%~15%。丁爱娟等查阅了 1995~2006 年涉及子宫内膜异位症中医证型的文献 10 篇，在整理的文献中各医家的辨证分型几乎没有完全一致的，共出现不同的证名 37 种且没有统一的标准。辨证的正确与否决定着论治，影响到临床疗效，探讨子宫内膜异位症中医证型的辨证规律，可为内异症中医理论、临床辨证治疗提供一定的理论依据。其对文献中证型出现的频率、病例数进行统计分析，并对专方治疗进行以方测证，最终得出气滞血瘀、寒凝血瘀、肾虚血瘀、瘀热互结、气虚血瘀、湿热内蕴、痰瘀互结等7种证型为子宫内膜异位症的最基本证型，其中，气滞血瘀型出现频率最高，可能贯穿整个子宫内膜异位症病程或者与其他证型兼夹存在。为了保证分析结论的可靠性，在分析时对文献进行了筛选，较多不符合要求的文献被舍弃，有可能丢失了某些有价值的信息，对分析的结论可能会有一些影响，因此，有必要进一步对子宫内膜异位症的常见证型进行临床流行病学研究，分析常见证候以更好地指导子宫内膜异位症的中医治疗。何娜娜采用统计学方法对210例痛经患者进行中医辨证分组，检测血清抗子宫内膜抗体，分析抗子宫内膜抗体与痛经证型是否具有相关性。结果提示，痛经不同中医证型间的抗子宫内膜抗体分布具有差异性，痛经患者的 EmAb 阳性率由高到低顺序为肾气亏损型 47.22%，气血虚弱型 42.11%，寒凝血瘀型 21.74%，湿热蕴结型 20.00%，气滞血瘀型 18.00%。

（二）痛经中医证候与客观指标的相关性研究

1. 痛经中医证候与性激素的相关性研究

程萍等观察 212 例临床痛经患者的中医分型与性激素的关系，通过性激素这个客观指标来判定中医的辨证分型。按照中医辨证，分型为气滞血瘀型、湿热瘀阻型、寒湿凝滞型、阳虚内寒型、气血虚弱型、肝肾虚亏型。结论：气滞血瘀型的 E_2 水平均明显高于其他 4 型，肝肾虚亏型的卵泡刺激素（FSH）明显高于其他 4 型。说明 E_2 的水平与气滞血瘀型有关，FSH 的水平与肝肾虚亏型有关。因此，E_2 和 FSH 可以作为判定痛经中医辨证分型中气滞血瘀型和肝肾虚亏型的客观指标。

2. 痛经中医证候与影像学的相关性研究

袁丽萍等采用美国 Acuson128 × p/4 彩色超声诊断仪（探头频率 3.5MHz），对 56 例瘀血阻滞型痛经患者进行 B 超观测。与正常对照组比较，其声像图改变明显，子宫增大明显（$P < 0.001$），有非常显著的差异；20 例（35%）患者子宫壁回声不均、粗糙，37 例（66%）患者宫壁见光团、结节，33 例（59%）患者附件及子宫周围见液性或混合包块。提示痛经瘀血阻滞型患者往往合并癥瘕的发生，证实了中医瘀血、癥瘕理论概念的科学性。徐晓旭等采用德国 Simens sono line omina 2000 超声显像仪（探头频率 3.5MHz，50Hz 壁滤波，取样容积 1～4mm），对 54 例原发性痛经未婚少女和 41 例正常对照者在月经周期第 1 天经腹超声检查，测量子宫动脉及各分支的搏动指数（PI）与阻力指数（RI），采用中医辨证诊断原发性痛经的实证与虚证。结果显示：原发性痛经对照组与实证组比较，实证组弓状动脉、放射动脉、螺旋动脉 PI 和 RI 均增高；原发性痛经虚证组与实证组比较，实证组弓状动脉、放射动脉、螺旋动脉 PI 和 RI 均增高。由此可见，经腹超声可以作为研究原发性痛经的一种新方法，提供子宫血流动力学的信息；从广义上讲，PI 和 RI 可以作为实证较好的相关探测指标。

3. 痛经中医证候与甲襞微循环的相关性研究

王琪等通过建立对照组，采用国产 WX - 753B 型微循环显微镜、光源系统及 WBX - 811B 型微循环测量仪配闭路电视系统及显微摄影，在 20℃～25℃室温下，按照 1983 年全国第一届微循环专题讨论制定的临床试用方案，选择 148 例不同中医证型的痛经患者，进行甲襞微循环观察。结果提示，痛经气滞血瘀型的甲襞微循环特点为管襻短粗弯曲，迂回大小不一，输出支襻顶弛张，瘀血明显，畸形多，流速慢，血流多以粒流至粒缓流为主，红细胞中或重度聚积，血色偏暗或紫暗；气虚血瘀的甲襞微循环特点为管襻细长而欠清、模糊、数目减少，血色多呈淡红色并有出血倾向。

4. 原发性痛经虚实证型脉图分析

脉诊是中医辨证的重要手段之一，证候与脉图相关性研究是中西医结合四诊客观化研究的重要内容之一。赵莺等对原发性痛经青年女性月经期脉图进行了测试和分析，以探讨其虚实证型与脉图参数的相关性，以期为原发性痛经中医虚实辨证提供客观化指标。通过测定主波波幅（h1）、重搏前波高度（h3）、降中峡高度（h4）和重搏波波幅（h5），重点对该病虚证组、实证组及虚实夹杂证组的脉图参数进行了观察。结果显示，虚证组的脉图参数 h1 明显低于实证组、虚实夹杂证组（$P < 0.01$），脉图参数 h3、h4、h5 明显低于实证组（$P < 0.01$）。分析原因，可能是由于气虚鼓动无力、血虚脉道失于充盈所致。观察结果显示，原发性痛经患者以虚证居多，脉图参数 h1、h3、h4、h5 可作为该病虚实辨证分型的参考指标。

5. 子宫内膜异位症的 B 超影像与中医证型关系的探讨

继发性痛经最常见于子宫内膜异位症，范志明等通过 B 超影像观察 76 例子宫内膜异位症患者的病变部位以及局部声像图与中医辨证分型的关系。结果显示，子宫增大，形态饱满，内部回声不均匀，且子宫直肠窝内可见小的衰减包块者为气滞血瘀型；患病部位以卵巢为常见，形态以囊肿为主者属寒凝血瘀型。提示利用 B 超影像指标可诊断子宫内膜异位症，为中医辨证分型提供了客观化指标。刘明对 1995～1998 年经 B 超诊断为子宫内膜异位症的 176 例患者进行了观察，并对中医分型之影像学基础提出了初步看法，主要依据患者主诉及舌象、脉象来辨证论治。以往对盆腔子宫内膜生长的部位、积液的范围、结节或囊肿的大小以及是否与周围组织粘连都不得而知，而实时 B 超能在活体上观察到病变的性质，并且在疾病的不同阶段、不同证型中亦有其特殊的声像图，可作为对子宫内膜异位症的首选诊断方法。176 例子宫内膜异位症实时 B 超观察结果与中医辨证分型有其内在的联系：气滞血瘀型，部位以子宫直肠陷凹为常见，形态以不规则积液为主；寒凝血瘀型，部位以卵巢为常见，形态以囊肿为主；气虚血瘀型，常见于子宫腺肌症，子宫形态明显增大。

6. 子宫内膜异位症中医证型及 CA125、CA199 与手术分期的相关性

肿瘤标志物 CA125 及 CA199 为子宫内膜异位症需重点监测的指标。程兰等通过搜集手术确诊为子宫内膜异位症的出院病案，对患者在住院期间的中医辨证分型与 γ - AFS 评分、CA125 和 CA199 等元素进行回顾性分析。得出各证型间患者血清 CA125 水平异常程度无显著性差异；子宫内膜异位症属气滞血瘀及肾虚血瘀的患者血清 CA125 浓度异常的比例、属肾虚血瘀的患者血清 CA199 浓度异常的比例

均与 γ - AFS 分期有关联。

7. 子宫内膜异位症中医证型与细胞凋亡因子 Survivin 、Livin 的相关性研究

大量研究显示，育龄妇女子宫内膜的周期性生长、重建与细胞凋亡密切相关。细胞凋亡由凋亡相关基因调控，Survivin 与 Livin 是凋亡蛋白抑制因子（inhibitor of apoptosis-protein，IAP）家族中的重要成员，通过不同的途径抑制细胞凋亡。杨霞等通过收集 80 例因子宫腺肌症行子宫切除术的子宫在位内膜标本，免疫组织化学法检测 Survivin、Livin 蛋白的表达，将检测结果行相关分析。术前对所选病例进行临床证候分型，分为寒凝气滞血瘀型、湿热气滞血瘀型、肾虚气滞血瘀型，分析 Survivin、Livin 蛋白表达与各证型之间的相关性。结果显示：寒凝气滞血瘀型 Survivin、Livin 表达阳性率高于肾虚气滞血瘀型，差异有统计学意义；寒凝气滞血瘀型与湿热气滞血瘀型 Survivin、Livin 总阳性病例表达比较，差异无统计学意义；湿热气滞血瘀型与肾虚气滞血瘀型 Survivin、Livin 总阳性病例表达比较，差异无统计学意义。提示寒凝气滞血瘀型患者在位内膜 Survivin 与 Livin 表达增高，抗凋亡能力增强，更有利于子宫内膜种植、浸润及异位生长。

中医学应用现代化科学技术进行证型客观化研究，是一种积极有益的探索，为中医辨证施治提供客观指标，对准确诊断、指导治疗、估计预后具有一定的指导意义和实用价值。然而，该研究仍存在诸多困难，如辨证分型纷繁复杂，标准各异，可重复性、可比性差，缺乏一个客观、

规范的量化指标；现代检测指标与痛经的辨证分型之间关系界定缺乏统一的行业标准，造成一些指标的滥用，甚至误导痛经证型规范化的研究；至今尚未找到能反映痛经证型本质的特异性指标等。因此，今后仍需进一步从多角度、多层次进行深入探讨，揭示中医证候的本质规律，为制定痛经分类标准及证候的客观化诊断提供依据，更好地指导临床实践，提高临床辨证施治水平，推动中西医结合事业向前发展。

（三）痛经中医证候的规范化研究

目前沿用的痛经诊断标准是国家中医药管理局 1994 年发布的《中医病证诊断疗效标准》，分为气血瘀滞、寒湿凝滞、肝郁湿热、气血亏虚、肝肾亏损 5 型；1997 年，原卫生部颁发的《中药新药临床研究指导原则》分为气滞血瘀、寒湿凝滞、湿热瘀阻、气血虚弱、肝肾亏损 5 型；《中医妇科学》教材则分为寒凝血瘀、气滞血瘀、湿热蕴结、阳虚内寒、气血虚弱、肝肾亏损 6 型等。目前，国内已广泛应用上述痛经诊断、辨证标准。这些标准化、规范化探索对痛经的临床研究起到了较大的指导和推动作用，初步显示了中医标准化、规范化研究的可行性和必要性，为进一步完善和深化研究创造了条件。

但是，在临床研究中也发现了其中的不足和缺陷，刘弘采用频数表数理统计方法，对现代期刊上发表的有关中医药治疗痛经的文献中证型分布情况进行统计和评价，得出痛经证型分布情况。从出现频数的角度看，排在前 10 位的证型为气滞血瘀证、气血虚弱证、寒湿凝滞证、肝肾亏虚证、寒凝血瘀证、寒凝胞中证、肝郁气滞证、湿热蕴结证、阳虚寒凝证、血瘀证；从各个证型所报道的病例数来看，排在前10位的证型为气滞血瘀证、寒湿凝滞证、寒凝血瘀证、气血虚弱证、寒凝胞中证、肝郁气滞证、肝肾亏虚证、血瘀证、湿热蕴结证、肾虚血瘀证。

痛经的辨证分型虽比较繁杂，但不脱离气血、寒热、虚实、阴阳八纲辨证，有虚证、实证和虚实夹杂证。且在文献的整理中发现，虽然痛经的诊断与辨证标准多参照《中医病证诊断疗效标准》《中药新药临床研究指导原则》、教材或论著等，也有自拟，但仍然存在辨证分型的杂乱，以致影响文献报道的可信度，如证名不规范，在单一证型名称中有气虚证、脾气虚证、气滞证、肝郁气滞证，在复合证型中有寒凝气滞证、血瘀寒凝证等。这些不规范的证型名称背后，证候群的标准也不一致，亟需规范统一，而且症状、舌脉的客观化评价也应加强。德尔菲法是国际流行的一种定性预测专家经验的方法，从研究的统计结果看，痛经的常见证型为气滞血瘀、气虚血瘀、肝郁气滞、血瘀、气血虚弱、肝肾（精）亏虚证。说明在痛经的血瘀证、虚证方面，中医教材、专著、文献、专家等的认识是比较一致的，至于寒、热、湿的辨证以及复合证型的问题还需临床进一步证实。

二、痛经治则的现代文献研究

中医的各项治疗原则，如治病求本、调整阴阳、调节脏腑功能、调理气血、扶正祛邪及因时、因地、因人制宜等，基本适用于痛经。现代临床中多根据痛经的病机变化而制定不同的治则。

1. 调周补肾

月经周期按阴阳消长转化的特点可划分为 4 个时期：行经期又称转化期，由阳转阴，宜益肾调经；经后期，阴长阳消，是子宫气血蓄积的阶段，宜滋阴养血；经间排卵期，重阴必阳，阳气始旺；经前期阳长阴消，是阳长的阶段，所以维持阳气的旺盛至关重要。痛经的治本方法，在于调周补肾，着重月经后半周期的调治。经间排卵期，治疗上当滋阴助阳、调气活血，使阴阳顺利转化、气血和畅，以促进排卵；经前黄体期，应固护阳气，治疗上以养血补阳为主，佐以疏肝理气。

2. 分期论治

妇女在不同的年龄阶段，其生理状况有所不同，青春期女性天癸、冲任功能尚未稳定；中年妇女因经、孕、产、乳耗伤气血，使肝失调养，情志易伤；而老年妇女则肾气渐虚，冲任渐衰。《妇人大全良方》云：肾气全盛，冲任流通。肾气不足，冲任流通受阻必引起疼痛，加之经期耗血伤精，对少女痛经多从肾论治或兼顾肾，特别注意滋补肾精。

3. 补肾为本，调理气血为标

痛经属于月经病，并伴随月经周期而发作，这与经期冲任气血的变化有关。非行经期间冲任气血平和，致病因素尚未能引起冲任、胞宫气血瘀滞，故不发生疼痛；而在经期或行经前后，由于血海满盈而溢泄，气血变化急骤，则致病因素乘时而作，便可发生痛经。原发性痛经多见于初潮后不久的未婚或已婚未孕的年轻妇女，此期因肾气未充，天癸初至或禀赋素弱，肾气不足，冲任气血调和的能力较弱，对于经期及行经前后的急骤变化不能疏通条达，故发病。其病机特点多为本虚而标实，究其本源多责之于肾虚。肾为元气之根、冲任之本，督脉为之维系，肾气充盛，则冲任流通，气血和畅。气为血帅，血为气母，若气血失调，阴阳乖逆，运行不畅，冲任失养，则易致痛经，所以，痛经的治疗不仅应补肾养血，还要重视调和气血。

4. 审因论治，调畅气血

引起痛经的原因很多，如劳伤风冷、肝肾虚损、气血不足等均可导致痛经的发生。妇女在行经期间，受到致病因素的影响，导致冲任郁阻或寒凝经脉，使气血运行不畅，胞宫经血流通受阻，以致"不通则痛"；或冲任、胞宫失于濡养，不荣则痛。正如《景岳全书·妇人规》所云："经行腹痛，证有虚实。实者或因寒滞，或因血滞，或因气滞，或因热滞；虚者有因血虚，有因气虚。"治疗上，强调"不通"这一关键因素，而通之之法，应在调畅气血的同时，结合病因、证候的寒热虚实，或温而通之，或清而通之，或补而通之，消除病因，使气血和顺，经行畅通，通则不痛。

5. 明辨虚实，调肝养冲任

痛经一病，有虚有实，有虚中夹实。实证之中，以气滞、血瘀、寒凝为多，但亦有血热壅阻者，气滞则血滞，血滞可成瘀，寒主收引，能使血脉凝滞，热邪灼烁津血，可使血液浓、黏、凝、聚,均可致不通而痛;另有精血亏损,冲任失养而致痛者,冲任虚损,胞宫不得气血濡养,气虚血弱无力推动,故又进一步加重痛经。女子以肝为先天,以血为本,以气为用,气血与月经直接相关,它促进冲任血海的旺盛与通达,在月经周期性的规律变化中起着关键的作用。因此,辨证治疗痛经时必须注重对肝血的养护,使肝有血可藏,肝藏血功能恢复正常,肝气得肝血之涵养,冲和畅达,自然气血调畅,其疏泄功能也逐渐归于正常,经行才能顺畅。

三、痛经治法的现代文献研究

治法是在四诊信息采集的基础上,审明病因病机、辨清证候之后采取的治疗方法,是治疗原则的具体化。正确的治疗方法,是辨证论治的基本要求,是诊治疾病的最终目的。每个有效的治法,必须以正确的辨证为基础,同时又是指导遣方用药和运用成方的指导原则,即所谓"方从法出,法随证立"。

班秀文认为,痛经虽有寒、热、虚、实,或寒热混杂、虚实相兼之分,但总的来说,不外乎由冲任气血不畅,经血瘀滞胞宫所致。盖实则瘀积,阻遏经脉;热则耗伤津血,郁结不利,终归"不通则痛"。故其治疗以通为要,"通则不痛"也,或温而通之,或行而通之,或清而通之,或补而通之。在治疗过程中又必须注意其兼证之轻重缓急,有时治痛以调经,有时调经以治痛。

1. 温经散寒祛瘀

痛经的主要病机为寒凝、气滞和血瘀，临床以寒凝血瘀型最为多见，诱因多为过食生冷或涉水感寒等。《素问·调经论》云："血气者，喜温而恶寒……寒则经不能流，温则消而去之。"《景岳全书》云："若寒凝于经，或因外寒所逆，或素日不慎寒凉，以致凝结不行，则留聚为痛。"治疗寒凝型痛经当遵循寒则温之、通则不痛之旨，以温通化瘀为治疗大法。《妇人大全良方》指出："妇人经来腹痛，由风冷客于胞络冲任，或伤手太阳少阴经，用温经汤，加桂枝、桃仁。"其中，温经汤作为治疗寒凝血瘀型痛经的有效方剂沿用至今。研究表明，少女原发性痛经以实证居多，气滞血瘀、寒湿凝滞是最常见的证型，其痛经程度越重，气滞、寒凝、血瘀则越明显。

罗晶观察自拟痛经方治疗寒瘀型痛经的临床疗效。自拟痛经方由温经汤加减而成，方中桂枝温经络、通血脉、调营卫，肉桂温通经脉、补火助阳、散寒止痛，共为君药，全方攻补兼施，以温阳化瘀为主、止痛为辅，使寒瘀得散，血脉通畅，通则不痛。对照组予止痛化瘀胶囊。两组分别治疗 3 个月经周期，观察临床疗效及中医证候积分变化情况。结果显示：治疗组总有效率达 100%，对照为 76.7%；组间临床疗效比较，差异有统计学意义（$P < 0.05$），两组治疗后中医证候积分均较本组治疗前降低（$P < 0.05$）；组间治疗后比较，差异有统计学意义（$P < 0.05$）。寒瘀型痛经实证者经前期及经期气血下注，阳气弱则不能推动血行，以致胞脉壅滞，冲任不畅，不通则痛。血得热则行，得寒

则凝，寒凝则气滞血瘀；温之则化，温之则行，化而行则无疼痛之患。此时服用痛经方，可温阳化瘀、活血止痛。经后期经水外泄，冲任暂通，但续服本方可温煦脉络、通调血脉，以使下次月经通畅。经后期血海空虚，虚证明显者，可入党参、熟地黄益气养血，张景岳推崇此二者为补阳滋阴之佳品。为使精血充盈，气血和调，亦可酌加温润填精之品（如巴戟天、胡芦巴、乌药等），取少火生气之意，从气中求阳。如此，使气血温煦条畅，寒瘀得散，气血通达，通则不痛。周期性治疗充分体现了中医学未病先防及已病防变的治疗原则。整个治疗过程紧扣病机，并根据月经周期各阶段的生理特点，不仅辨病、辨证，而且辨时，因病、因证、因时施治。此为中医药治疗妇科病的又一理论延伸和治疗特色。

血得温则行，遇寒则凝，凝则不通，不通则痛。欲使其通，必先温之。刘艳梅等以少腹逐瘀汤加减水煎服，并配合艾绒隔姜灸神阙穴，治疗40例寒凝血瘀型痛经患者。结果显示：治愈22例，显效10例，有效6例，无效2例，总有效率为95%。现代药理研究认为，少腹逐瘀汤可解除平滑肌痉挛，使子宫肌松弛，扩张血管，增加血流量，纠正子宫缺血缺氧，使疼痛减轻或消除。方中官桂、小茴香、干姜温经止痛；香附为气中血药，合延胡索理气行血止痛，以通气分之郁；四物汤温经养血，通血中之结，血得温则行；失笑散化瘀定痛；牛膝、丹参、桃仁、红花活血理气通络，使瘀血去而新血生；乌药、没药行气活血止痛；三棱、莪术破瘀散结；白芍、血竭缓急止痛。共奏寒去、瘀散、经通、痛止的功效。

丁雅莉用自拟温经化瘀止痛方加减治疗寒凝血瘀痛经，临床观察显示治疗组在治愈率、止痛效果等方面都明显优于对照组。温经化瘀止痛方能显著增加血液灌流量，扩张血管，从而促进瘀血消散；能明显抑制血小板的聚集，并对已聚集的血小板有明显的解聚作用，从而加速血流速度，改善微循环；能舒张平滑肌，调节内分泌，改善子宫平滑肌的营养和缺氧状态；有明显的解热镇痛作用，并可显著延迟痛觉反应时间；能增强人体免疫力，对寒凝血瘀型患者相应的免疫力下降有明显的改善作用。

冷爱晶等观察鹿胎颗粒治疗痛经的效果，并观察其效果与证型的关系。结果显示：84 例病人中，痊愈 41 例，占 48.8%；显效 20 例，占 23.8%；有效 16 例，占 19%。总有效率为 91.7%。其中，以寒湿凝滞型疗效较好，总有效率为 100%，临床痊愈率为 60%。鹿胎颗粒以红参、鹿胎、鹿茸等多种药物制成，可补气养血、温经散寒，以消除疼痛。现代药理研究表明，本方有调节内分泌和增强免疫功能的作用，并有抗炎、镇痛等作用。

李仲平等用暖宫止痛汤治疗寒凝血瘀型痛经 40 例，以痛经宝颗粒为对照。结果提示：治疗组总有效率为 92.5%，对照组有效率为 77.5%，两组比较，差异有统计学意义（$P < 0.05$），值得临床推广应用。血得温则行，遇寒则凝，凝则不通，不通则痛。欲使其通，必先温之。所以，本方用肉桂、附子、紫石英温暖胞宫、祛除寒邪；以川芎、当归、三棱、莪术、赤芍补血活血、祛瘀止痛；延胡索、香

附疏肝行气止痛。诸药配合，共同达到寒去、瘀散、经通、痛止的效果。

2. 疏肝理气通瘀

肝为刚脏，将军之官，喜条达而恶抑郁，善于调畅情志。而情志拂郁最易致肝气壅滞，肝脉走两胁，绕阴器，与生殖系统密切相关，故肝气不疏时，妇女多见少腹及乳房胀痛。肝司血海，又主疏泄，直接影响月经的来潮。肝气条达疏泄，血海按时满盈，则月经正常；若情志抑郁，或恚怒伤肝，以致肝气逆乱，疏泄失司，气血失调，则血海蓄溢失常，血行不畅，瘀滞冲任，不通则痛，出现经期或经期前后周期性下腹疼痛。临床所见痛经，亦以气滞血瘀型为多。

杨成鹏等用养血理肝法治疗痛经，考虑到肝乃体阴用阳之脏，其用属阳而主疏泄，其体为阴而主藏血，木气冲和条达，则血脉得畅，藏血正常，进而肝气得濡，不致亢进。若肝藏血不足，肝气失濡，气血俱虚，冲任胞脉失于濡养，不荣则痛；肝血不足，肝气亦虚，气虚运血无力，滞而作痛。其用补肝汤化裁，养血理肝治痛经，使肝有血可藏，肝气得肝血之涵养，冲和畅达，经行正常。其中，四物汤生血，又有木瓜、枣仁、麦冬等酸收养阴柔肝之品，根据病情需要，可酌加养血、理气、祛瘀之品，临床效果佳。

张月星等认为，痛经发病有情志所伤、起居不慎或六淫为害等不同病因，并与素体及经期前后特殊的生理状态有关。其发病机理主要是在这个期间受到致病因素的影响，导致冲任瘀阻或寒凝经脉，使气血运行不畅，胞宫经血流通受碍，以致"不通则痛"；或冲任、胞宫失于濡养，"不荣而痛"。其病位在冲任、胞宫，变化在气血，表现为痛证。其之所以随月经周期发作，是与经期冲任气血变化有关。张月星等使用自拟调经汤治疗痛经 70 例，经治疗症状基本消失者 63 例，症状明显改善者 5 例，无效者 2 例，总有效率为 97.1%。肝气不疏时，妇女多见少腹及乳房胀痛，本方以香附、郁金、木香、青皮、砂仁疏肝理气，路路通、丝瓜络通经络，延胡索活血行气止痛。全方以疏肝、调经、理气为主旨，对于肝郁气滞型痛经有着较好的效果。

王晓莉用理气通瘀止痛方治疗痛经。方中香附、乌药理气止痛，当归养血、活血，川芎、桃仁、红花、益母草活血行瘀，乳香、没药活血止痛，炮姜温中止痛，甘草和中缓急、调和诸药。诸药合用，具疏肝理气、活血止痛之功。治疗组以理气通瘀止痛汤治疗，对照组以延胡索止痛颗粒治疗，1 个月经周期为一疗程，连续服用 3 个疗程。结果显示：两组临床疗效和治疗前后积分比较，有显著性差异（$P < 0.05$），说明用理气通瘀止痛法治疗痛经疗效确切。

杨海侠等认为，气滞血瘀型患者素体多抑郁，经期或经期前后再为情志所伤，则肝气更为拂郁，郁则气滞，气滞则血瘀，血海气机不利，经血运行不畅。由于月经前或月经时，气血下注冲任、子宫、胞脉，造成壅滞，塞而不通则为痛经，故在治疗时应疏肝理气、通调气机，使血海通调，气机畅达，血块排出，瘀滞尽去或减轻，气血通畅则腹痛可愈。其观察消结安胶囊对气滞血瘀型痛经的疗效，对于 96 例患者，采用消结安胶囊治疗 1~3 个疗程，其中 1 个疗程显效 12 例，2 个疗程显效 29 例，3 个疗程显效 13 例；有效 38 例，无效 4 例，总有效率为 95.83%。92 例患者均于停药后随访 3 个月经周期，再未出现痛经症状。消结安胶囊中益母草、鸡血藤活血祛瘀、行血补血、舒筋活络，对离体及在体子宫均有兴奋作用，可扩张外周血管，降低血管阻力，增加股动脉血流量，改善全身微循环以达治疗痛经的作用。《本草汇言》："益母草行血养血，行血而不伤新血，养血而不滞瘀血，诚为血家之圣药。又其性善行走，能行血通经，消瘀逐滞甚捷。"

张淑萍等用宣郁通经汤治疗原发性痛经，共治疗 52 例，痊愈 33 例，好转 15 例，总有效率为 93.3%。周军等观察传统方宣郁通经汤治疗痛经的临床疗效，选择 51 例肝经瘀热型痛经患者并分为两组：治疗组 31 例，采用宣郁通经汤内服，根据痛经伴随不同兼症随症加减；对照组 20 例，口服中成药加味逍遥丸。结果显示：治疗组总有效率为 88.24%，对照组总有效率为 65%，两组比较，差异有统计学意义（$P < 0.05$），提示宣郁通经汤对肝经瘀热型痛经有较好疗效。宣郁通经汤方来自《傅青主女科》，肝郁论为傅青主治疗妇科病的特色之一。傅青主认为，女子性格内向者为多，情绪易抑郁，而成肝郁。宣郁通经汤方中柴胡、香附、郁金疏肝解郁、调畅气机；丹皮、栀子、黄芩清泄肝经郁热；当归、白芍养血柔肝、调补冲任；甘草调中，合芍药缓急止痛；白芥子辛散宣通，协同香附、郁金

理气开郁止痛。全方使肝郁得解，肝火得清，则气机调畅，痛经自愈。现代医学研究显示，痛经患者月经血和外周血中前列腺素水平较高，引起子宫肌痉挛，导致局部供血不良，而肝郁气滞、瘀热内阻、胞宫瘀滞均能使子宫平滑肌无节律收缩，使局部血流不畅，最终导致痛经。药理研究表明，香附能抑制子宫收缩，缓解子宫肌肉紧张，芍药对大鼠子宫平滑肌有抑制作用。

　　痛经患者子宫血液处于浓黏状态，子宫动脉呈高阻低速血流特征，子宫局部血流量减少及子宫肌壁缺血缺氧导致子宫肌肉痉挛性收缩产生腹痛。于杰等用失笑散理气止痛治疗痛经，研究发现，血瘀型原发性痛经患者子宫微循环灌注阻力较大，而用失笑散加味治疗后患者子宫微小动脉的阻力指数和搏动指数发生明显变化。失笑散加味能降低子宫血液黏稠度，通过解痉缓解子宫缺氧状态而达到止痛的目的。该研究表明，失笑散有改善微循环的功能，没药可抑制血小板聚集从而改善微循环，延胡索有镇痛作用。以上诸药能明显增加子宫血液灌流量、抑制血小板聚集，从而改善子宫的营养和缺血状态。

　　加味没竭片由著名中医妇科专家朱南荪创立，功能活血化瘀、破气行滞，治疗原发性痛经疗效显著。邓海霞等研究观察加味没竭片对原发性痛经患者经期血浆前列腺素 E_2（PGE_2）的影响，结合前期成果，探讨其治疗原发性痛经的作用机制。加味没竭片功能活血化瘀，方中血竭、没药活血散瘀定痛；生蒲黄、五灵脂祛瘀止痛，二者相配能治一切血滞腹痛；三棱、莪术皆能破血行气、消积止痛，三棱破血力强，莪术破气力著。研究结果显示，本方能有效治疗原发性痛经，总有效率达93.94%，痊愈率与总体疗效均优于月月舒对照组（$P < 0.01$）。月经期因溶酶体酶溶解子宫内膜细胞而大量释放，使 $PGF_{2\alpha}$、PGE_2 含量增高，$PGF_{2\alpha}$ 含量高引起子宫平滑肌过强收缩、血管痉挛，造成子宫缺血、缺氧状态而出现痛经。对非妊娠子宫，$PGF_{2\alpha}$ 起收缩作用，而 PGE_2 则起舒张作用，加味没竭片的前期研究表明，本方能降低原发性痛经患者异常增高的 $PGF_{2\alpha}$ 水平和 $PGF_{2\alpha}/PGE_2$ 比值。该研究结果显示：加味没竭片能显著升高患者低下的 PGE_2 含量，认为本方降低 $PGF_{2\alpha}$ 水平、升高 PGE_2 水平，降低 $PGF_{2\alpha}/PGE_2$ 比值，缓解子宫过度收缩，改善子宫缺血状态，是其有效治疗原发性痛经的作用机制之一。

3. 清热利湿祛瘀

周彦均等认为，子宫内膜异位症痛经的病机之一为湿热瘀阻。外受寒湿、湿热、痰湿等病邪，郁积于肝，转化为湿热之邪，沿肝经经脉下移，形成下焦湿热；或过食辛辣燥烈、肥甘厚腻、鱼贝虾蟹等食物，内生湿热，停滞于胃肠，转移下焦；或情志不遂，肝气郁结，气郁津停，化生湿浊，气郁日久，郁而化热，热与湿合，化生湿热，停留下焦；或房室不节，肾气受损，或脏腑机能不振，气血运行不畅，异位的内膜充血、增厚、溃解引起瘀血内停，瘀积停留过久，郁而化热，再与湿浊、痰热结合，蕴结而成下焦湿热瘀阻之证。用龙胆泻肝汤加减治疗子宫内膜异位症痛经，临床取得良好疗效。

马金萍等认为，湿热、水邪、浊毒盘结胞宫，胞脉瘀结不行作痛，久之冲任受损。乙癸源枯，肝肾阴虚必生内热，胞脉阻塞更甚，终成虚实夹杂、病重症杂难治之痛经重病。当用滋阴化湿、清热解毒逐瘀法，急投救滋肝肾之阴之品，以防焚干乙癸源泽，充养耗伤之冲任血海，清化子宫湿浊热毒、疏通阻塞瘀积之胞脉，修复湿热毒邪损蚀之胞宫，以恢复其正常行经功能。自拟基本方，重用生地、生白芍、北沙参峻滋肝肾之阴，充养血海、胞脉之源。化湿之品易伤阴，重用滋阴药势在必行，以防虚实更耗肝肾之阴。临床取得了较好的效果。

曹希和认为，治该型痛经宜先投宣郁清热活血之品以调经，继服清热利湿健脾之品以止带。前者用宣郁通经汤或丹栀逍遥散为主方，药用当归、白芍养血调血，柴胡、香附、郁金疏肝宣郁行气，白芥子利气除湿。后者以完带汤为主方，用党参、白术、甘草补益脾气，苍术、山药、陈皮健脾除湿，柴胡、白芍疏肝解郁，黑芥穗祛风胜湿又助柴胡升阳，车前子利水除湿，黄柏、知母、椿根皮清热燥湿。临床疗效显著。

冯芝兰等指出，清热利湿法一般适用于由盆腔炎所致痛经者，佐以活血化瘀，标本兼治。方用蒲公英、忍冬藤、虎杖、大黄清热，且虎杖、大黄兼有活血之功，薏苡仁、泽兰叶利水化湿，桃仁、川牛膝活血化瘀。全方仅8味，可使热清湿除，血脉通畅，疼痛自除。临证时，若热重者，加苦参、黄柏；湿重者，加车前子、茯苓；痛甚者，加赤芍、甘草、延胡索；瘀血证明显者加当归、红花，临床效果佳。胡敏用自拟通经汤（川芎、艾叶、小茴香、丹参、木香、延胡索、当归、甘草）通经止痛，证属湿热下注者加丹皮、生地、黄连、败酱草、红藤清热利湿，并配合针灸关元、三阴交治疗痛经，临床疗效显著。

4. 补肾固督祛瘀

肾的生理病理情况与妇女生长发育及经带胎产关系极为密切，故张景岳云："五脏之伤，穷必归肾，此源流之必然。""诸寒收引，皆属于肾。"经血的运行与肾的关系至为密切，姚寓晨认为，肾为元气之根、冲任之本，督脉为之维系，肾气充盛，则冲任流通，气血和畅，若肾督虚损，元气衰少，不能温养，则易致痛经。对一般寒性痛经属实证者，喜辛热与甘温并用，常用肉桂、干姜、淫羊藿、仙茅等温经散寒、温肾补督；属虚者，则侧重于气药与阳药的配伍，选用甘温有情之品，如紫河车、鹿角片、当归等以气中补阳、温肾壮督。对热性痛经，在运用泻火、柔养、清利的同时，加生地黄、女贞子、旱莲草等甘润之味以滋肾益督。

武志宏以自拟温肾活血汤治疗原发性痛经41例，其中痊愈19例，好转16例，无效6例，总有效率85.4%。本方以补肾为主，行气活血为辅，对青春期肾气未充之少女原发性痛经具有良好的效果，"经本于肾"，肾为先天之本，主生殖，为天癸之源，藏真阴寓元阳，五脏之阴非此不能滋，五脏之阳非此不能发。现代医学认为，原发性痛经为内分泌失调、生殖器官发育不全所致。青春期少女正值生长发育阶段，肾气虚惫，精血未盈，冲任不足，若遇寒湿之侵，易致气血郁滞，发为痛经之疾。本方重在温肾，顾及气血。方中巴戟天、菟丝子、续断、淫羊藿温阳补肾。据报道，该类药物有类似性激素样作用，其中续断、淫羊藿含维生素 E，有促进子宫发育的功能。熟地、山萸肉、枸杞子、白芍滋肾补血，协同温肾药，阴阳并补，意在阴中求阳；香附、川芎、红花、乳香行气活血通络；当归温润，养血之中兼行血之妙；芍甘相伍，缓急止痛。经后期加服右归丸或肾气丸温阳补肾，助肾气日臻。

吴干银等认为，对于虚性痛经，无论气虚、血虚、肾虚等，其虚为本，病为标。治疗应注重顾本，平时即用益气扶正、养血补肾等法，以使气血充沛，冲任通盛，经行期间再服药以助一臂之力，则能事半功倍，达到痊愈之目的。治以益肾养肝止痛，药用菟丝子、补骨脂、炒白芍各10g，山药15g，阿胶（烊）、当归各10g，山萸肉、制首乌、桑寄生各12g。腰骶酸痛加川断、杜仲各12g。取得了较好的临床效果。

赵祥等认为，肾虚而致血瘀，发生痛经，有两个主要因素：其一，肾阳偏虚，癸水中之阳水不足，不能温化、溶解血海瘀滞，而致血瘀排经不利，故不通而痛；其二，肾虚子宫发育欠佳，颈管狭小，子宫位置后倾，以致不利排经，不通则痛。临床以补肾化瘀为大法治疗痛经取得满意疗效。

郑剑薇认为，临床上在运用补肾法治疗原发性痛经时，应分清肾气（阳）虚与肾阴虚，肾气虚者以温养为主，药用菟丝子、巴戟天、补骨脂、仙茅、淫羊藿、党参、制附片、肉桂、杜仲、鹿角胶等；肾阴虚者宜以滋养为主，药用熟地黄、山药、山茱萸、何首乌、当归、白芍、枸杞子、女贞子、阿胶、紫河车等。但在处方时又要根据"阴阳相互依存，相互转化"的理论，注意补阴不忘助阳，补阳不忘滋阴。在滋阴剂中加用一两味助肾阳之药，如菟丝子、巴戟天、淫羊藿、补骨脂等，在温补肾阳剂中少佐一两味滋肾阴药，如熟地黄、山药、山茱萸、枸杞子等。此外，由于女子"以肝为先天"，"以血为本"，肝藏血，肾藏精，精血同源，所以，在补肾益精的同时，要注意调肝养血，处方时不要忽略当归、白芍、何首乌等养血之品。肾气虚无力推动经血，可致瘀血停滞，故治疗应补肾益精，以补为通，使肾气精血充沛，瘀血自可消散。妇科调经大法"经前调气，经期调血，经后补虚"同样适用于补肾法治疗原发性痛经。月经前在补肾方药中加入香附、乌药、玫瑰花等理气药，经期在补肾方药中加入红花、益母草、丹参、泽兰等活血药，经后在补肾方中加入何首乌、熟地、当归、白芍等养血之品，从而达到补而不滞、通而不破，补通结合，提高疗效的目的。

冯蓓认为，妇人冲任之本在肾，胞脉者系于肾，正如《妇人大全良方》云："肾气全盛，冲任流通。"肾气充旺，激发、推动血脉运行，气血流畅则月经正常，通则不痛，若肾气不足，气化、推动无力，血行瘀滞，则胞宫气血运行失畅，"不通则痛"。临床以补肾活血方治疗痛经取得了满意的效果。

魏萍等认为，痛经其发病原因主要是脏腑功能失调，导致气血运行不畅，以致子宫瘀血，胞脉不通，使子宫在经期不能正常发挥功能而产生痛经。虽有虚实寒热之不同，然而以肾阳虚弱，不能温煦下焦致胞脉不通为多见。在治疗上补中寓通、通中寓补、虚实兼顾、标本兼治，药用仙茅、紫石英温补肾阳；当归、川芎、延胡索、赤芍、益母草、香附、炒蒲黄活血化瘀、行气止痛；半夏配生姜温胃止呕；川牛膝既能引药下行，又能补肾活血。诸药合用，相得益彰，使气血得温，血络畅通，通则不痛。其应用自拟温肾活血汤治疗原发性痛经 60 例，取得显著疗效。

临床上引起痛经最常见的原因之一为子宫内膜异位症，该病的基本病机以血瘀为本，但该病病程较长，常发生久病及肾的后果，且"肾主生殖"，子宫内膜异位症所见痛经亦常兼有不孕、月经失调等生殖功能异常，所以在治疗上，补肾与化瘀兼顾的补肾化瘀法越来越受到关注。边文会等的临床及实验研究显示，补肾化瘀法能有效提高子宫内膜异位症患者受孕率，同时能改善子宫内膜异位症的痛经、月经不调及伴随症状，并能使异位灶萎缩、抗子宫内膜抗体（EmAb）转阴。该研究试验组所用方中肉桂补火助阳、散寒止痛、温通经脉，为治命门火衰之要药；延胡索，行血中气滞、气中血滞；小茴香温肾暖肝、散寒止痛；制附子大辛大热通行十二经，温一身之阳气，散寒止痛；桑寄生功能补肝肾、强筋骨，《日华子本草》言其"助筋骨，益血脉"；没药活血行气止痛，偏于散血化瘀，用于瘀血阻滞诸痛证。诸药合用活血化瘀而不伤正气，共奏补肾温阳、化瘀止痛之效。其先期的研究亦证明，运用"补肾温阳化瘀法

"治疗子宫内膜异位症不仅可缩小病灶，松解盆腔粘连，减轻盆腔瘀血，缓解疼痛，而且能够调节患者卵巢功能。另有动物实验证明，"补肾温阳化瘀法"可以通过调节 EM 模型大鼠病灶内膜中 NF – κB 的活性来调节细胞黏附分子的表达，从而达到治疗子宫内膜异位症的效果。

（程兰　梁齐桁　郭雯雯　张波　冉青珍）

参考文献

［1］杨维益，杨穆祥．中医诊断学．北京：中医古籍出版社，1988．

［2］香山科学会议第 63 次学术讨论会——面向 21 世纪的中国传统医学纪要．中国中西医结合杂志，1996，16（21）：757．

［3］Jamieson DJ, Steege JF. The prevalence of dysmenorr heal, dyspareunia, pelvicpain, and irritable bowel syndromein primary care practices. Obstet Gynecol, 1996, 87：55.

［4］周建忠，陈名贵，朱宣明．痛经证治浅谈．中国实用医药，2008，3（6）：70．

［5］李俊德．祝谌予治疗痛经的经验．中国医药学报，1996，11（1）：42．

［6］汤万武．沈仲理老中医治疗痛经的经验．安徽中医学院学报，1983，4：10．

［7］艾家才．痛经汤治疗原发性痛经 105 例．陕西中医，1993，14（6）：243．

［8］辛秀华．老中医王慎轩治疗痛经的经验．中国民间疗法，1993，3（1）：15．

［9］殷曼丽．李辅仁治疗痛经一得．中国医药学报，1994，9

（6）：58.

[10] 刘芳，葛灏，侯军．姚寓晨治疗痛经的经验．新中医，1991，4：6.

[11] 蔡方春．裘笑梅老中医痛经辨治经验．中国中医急症，1995，4（5）：228.

[12] 罗元恺．中医妇科学．北京：人民卫生出版社，1994.

[13] 刘婉芬．痛经的分型辨治．中国中医药报，2007，5（6）：1.

[14] 赵嫦玲．大中专女学生原发性痛经的中医证候研究．山西医科大学硕士学位论文，2007.

[15] 连凤梅．原发性痛经的中医证候分布特点分析．中医药现代化，2007，9（4）：96.

[16] 刘敏如，谭万信．中医妇产科学．北京：人民卫生出版社，2001.

[17] 张玉珍．中医妇科学．北京：中国中医药出版社，2005.

[18] 贾波，区佩衡，沈涛．中医治疗痛经病的证治规律研究．时珍国医国药，2009.

[19] 吴紫婉．痛经 150 例的辨证论治．福建中医药，1994，25（4）：7.

[20] 秦王燕，常洪晶，杨玉英．痛经的临床因素分析．中国妇幼保健，2006，21（23）：3239.

[21] 郎景和．子宫内膜异位症的研究与设想．中华妇产科杂志，2003，38（8）：478.

[22] 丁爱娟，钱静．子宫内膜异位症中医证候分布规律文献分析．浙江中医杂志，2008，43（6）：357.

[23] 何娜娜．痛经证型和抗子宫内膜抗体的相关性研究．新疆医科大学硕士学位论文，2009.

[24] 程萍，闫宏宇．痛经的中医分型与性激素的关系．新疆医科大学学报，2008，31（3）：319.

[25] 袁丽萍，杨如芬．56例瘀血阻滞型痛经的 B 超改变观测分析．云南中医学院学报，2001，24（4）：20.

[26] 徐晓旭，张铁山，周九如，等．原发性痛经子宫血流灌注与中医辨证的关系．中国误诊学杂志，2006，6（22）：4319.

[27] 王琪，高大运．痛经的不同证型与甲襞微循环的关系．微循环学杂志，1994，4（3）：39.

[28] 赵莺，孙小钧．原发性痛经虚实证型脉图分析．河北中医，2009，31（3）：350.

[29] 范志明，邵学清，赵丽萍．子宫内膜异位症的 B 超影像与中医证型关系的探讨．中国当代医药，2010，17（15）：172.

[30] 刘明．子宫内膜异位症的临床证型与 B 超影像指标初探．辽宁中医杂志，2002，29（3）：143.

[31] 程兰，谭国勋．子宫内膜异位症患者中医证型及 CA125、CA199 与手术分期的相关性．广东医学，2008，29（3）：512.

[32] 杨霞，钱静．子宫内膜异位症中医证型与细胞凋亡因子 Survivin Livin 的相关性研究．浙江临床医学，2011，13（9）：990.

[33] 刘弘．痛经中医证型临床文献研究．中国中医药信息杂志，2007，14（11）：102.

[34] 罗晶．痛经方周期性治疗寒瘀型原发性痛经临床观察．上海中医药杂志，2011，45（1）：57.

[35] 刘艳梅，姜彩霞，冯秋敏，等．少腹逐瘀汤治疗痛经 40 例．中国当代医药，2011，18（4）：84.

[36] 马新方，袁雪莲．少腹逐瘀颗粒治疗寒凝血瘀型原发性痛经临床观察．中医临床研究，2011，3（22）：52.

[37] 丁雅莉．温经化瘀止痛方治疗原发性寒凝血瘀型痛经的临

床观察. 北京中医药大学硕士学位论文, 2005.

[38] 李仲平, 徐颖. 暖宫止痛汤治疗原发性痛经40例. 新中医, 2004, 36 (4): 58.

[39] 杨成鹏, 秦忠. 养血理肝法治疗痛经的体会. 贵阳中医学院学报, 2011, 33 (6): 119.

[40] 张月星, 邰彬. 自拟调经汤治疗肝郁气滞型痛经. 内蒙古中医药, 2010, 29 (21): 42.

[41] 王晓莉. 自拟理气通瘀止痛汤治疗气滞血瘀型痛经30例临床观察. 北京中医药, 2011, 30 (8): 614.

[42] 杨海侠, 陶桂梅. 消结安胶囊治疗气滞血瘀型痛经96例. 吉林医学, 2010, 31 (33): 5998.

[43] 张淑萍, 李旺. 宣郁通经汤治疗原发性痛经52例. 时珍国医国药, 2007, 18 (6): 1487.

[44] 周军, 李大剑. 宣郁通经汤治疗痛经34例临床观察. 中医杂志, 2006, 47 (9): 681.

[45] 朱南荪, 黄晖, 陈惠林. 加味没竭汤治疗原发性痛经的临床研究. 中医杂志, 1994, 35 (2): 100.

[46] 于杰, 张晓华. 失笑散加味对血瘀型原发性痛经患者子宫血流动力学的影响. 福建中医药, 2010, 41 (6): 9.

[47] 邓海霞, 朱南荪, 王采文, 等. 加味没竭片对原发性痛经患者经期血浆 PGE_2 的影响. 中国医药学报, 2003, 18 (7): 440.

[48] 乐杰. 妇产科学. 北京: 人民卫生出版社, 2008.

[49] 周彦均, 陈建霖, 谢佳蓉, 等. 龙胆泻肝汤加减治疗子宫内膜异位症痛经的临床运用探讨. 成都中医药大学学报, 2007, 30 (4): 9.

[50] 马金萍, 赵虹. 阴虚湿热瘀结型痛经证治. 黑龙江中医药, 2005, 4: 27.

[51] 曹希和．湿热痛经．南京中医学院学报，1994，10（2）：50.

[52] 冯芝兰，白树成．清热利湿治痛经．中医药研究，1999，15（2）：53.

[53] 胡敏．中药内服配合针灸治疗痛经32例．四川中医，2004，22（11）：60.

[54] 武志宏．温肾活血汤治原发性痛经41例疗效观察．新中医，1995，27（6）：26.

[55] 吴干银．辨证治疗原发性痛经56例．辽宁中医学院学报，2001，3（1）：44.

[56] 赵祥，陈海昆，张明．补肾化瘀法治疗原发性痛经98例的临床观察．内蒙古中医药，2010，29（21）：40.

[57] 郑剑薇．补肾法治疗原发性痛经．中国中医急症，2009（11）：1901.

[58] 冯蓓．补肾活血方治疗原发性痛经42例．中国中医药现代远程教育，2007，5（8）：18.

[59] 魏萍，魏棠．温肾活血汤治疗原发性痛经60例．中国中医急症，2005，14（10）：1006.

[60] 边文会，杜惠兰，陈惠娟，等．补肾温阳化瘀法治疗子宫内膜异位症的临床研究．中国全科医学，2009（8）：695.

第四章　痛经的治疗方药

第一节　方药的古代文献研究

　　古代对于痛经没有一个统一的分类方法及辨证分型的标准，诸医家各司己见，随证施治却始终贯穿于临床实践中。隋唐以前主要以寒证论治痛经；宋金元时期不独以寒论，而以气血辨证为主，并由张景岳提出虚实辨证思想，至明清时期，痛经的辨证日渐丰富，逐渐形成了完善的辨证理论和理法方药，现根据历代对痛经药物治疗的记载，将其中部分较具代表性的常用方药摘录如下。

一、汉唐时期

1. 芍药甘草汤

【出处】《伤寒论》

【组成】白芍药四两　甘草四两

【用法用量】上二味，以水三升，煮取一升五合，去滓，分温再服。

【**功效**】酸甘化阴，缓急止痛。

【**主治**】伤寒表证兼阴阳俱虚，阳已回而阴未复所致腿脚挛急；胃脘痛、胁痛、腹痛、痛经、四肢疼痛等证属阴血亏虚，血脉失养者。

【**各家论述**】

（1）《医方集解》：治腹中不和而痛（此阴阳气血不和，肝木乘脾之故也。腹痛有寒、有热、有虚、有实、有食积、有湿痰、有死血、有虫。寒痛者，痛无增减，或兼吐利；热痛者，时痛时止，腹满坚结；实痛者，痛甚胀满，手不可按；虚痛者，按之即止；食痛者，痛甚则利，利后痛减；死血痛者，痛有常处；湿痰痛者，脉滑，痰气阻碍，不得升降；虫痛者，时作时止，面白唇红。大抵胃脘下大腹痛者，多属食积外邪；绕脐痛者，属痰火积热；脐下小腹痛者，属寒，或瘀血，或溺涩）。仲景用治误表发厥，脚挛吐逆，与干姜甘草汤以复其阳，厥愈足温者，更作此汤以和其阴，其脚即伸（酸甘相合，用补阴血。王海藏曰：稼穑作甘，甘者己也，曲直作酸，酸者甲也，甲己化土，此仲景妙方也）。

白芍药、甘草（炙）各四两。脉缓伤水，加桂枝、生姜；脉洪伤金，加黄芩、大枣；脉涩伤血，加当归；脉弦伤气，加芍药；脉迟伤寒，加干姜。

此足太阳、阳明药也。气血不和故腹痛，白芍酸收而苦泄，能行营气；炙草温散而甘缓，能和逆气。又痛为木盛克土（诸痛皆属肝木），白芍能泻肝，甘草能缓肝和脾也（虞天民曰：白芍不惟治血虚，大能行气，腹痛者，营气不和，逆于肉里，得白芍行其营气，又以甘草之甘缓和其逆气，此不治之治，乃所以深治之也）。

（2）《医学心悟》：止腹痛如神。

白芍药（酒炒）三钱，甘草（炙）一钱五分，水煎服。

脉迟为寒，加干姜；脉洪为热，加黄连；脉缓为湿，加苍术、生姜；脉涩伤血，加当归；脉弦伤气，加芍药。

（3）《医方论》：白芍药、甘草（炙）各四两。

不通则痛。腹中不和，气逆而有浊阴，此但用甘酸化阴之法，而逆气自消，亦高明柔克之义。

2. 桂枝茯苓丸

【出处】《金匮要略》

【组成】桂枝　茯苓　丹皮　桃仁（去皮尖熬）　芍药各等分

【制备方法】上五味末之，炼蜜为丸如兔屎大。

【用法用量】每日食前服一丸。不知，加至三丸。

【主治】下其癥。化瘀生新，调和气血。妇人宿有癥病，经断未及三月，而得漏下不止，胎动在脐上者，此为癥痼害。妇人小产，下血至多，子死腹中，其人憎寒，手指、唇口、爪甲青白、面色黄黑，或胎上抢心，则闷绝欲死，冷汗自出，喘满不食，或食毒物，或误服草药，伤胎动气。

【各家论述】

（1）《金匮玉函经二注》：桂枝、桃仁、丹皮、芍药能去恶血，茯苓亦利腰脐间血，即是破血。然有散有缓，有收有渗。结者散以桂枝之辛；肝藏血，血蓄者肝急，缓以桃仁、丹皮之甘；阴气之发动者，收以芍药之酸；恶血既破，佐以茯苓等之淡渗，利而行之。

（2）《金匮要略方义》：本方为化瘀消癥之缓剂。方中以桃仁、丹皮活血化瘀；则等量之白芍，以养血和血，庶可去瘀养血，使瘀血去，新血生；加入桂枝，既可温通血脉以助桃仁之力，又可得白芍以调和气血；佐以茯苓之淡渗利湿，寓有湿去血止之用。综合全方为化瘀生新、调和气血之剂。制作蜜丸，用法从小量开始，不知渐加，亦有下癥而不伤胎之意，更示人对妊娠病证应持慎重之法。如此运用，使癥消血止，胎元得安，故本方为妊娠宿癥瘀血伤胎之良方益法。

3. 温经汤

【出处】《金匮要略》

【组成】吴茱萸三两　当归二两　芎䓖二两　芍药二两
人参二两　桂枝二两　阿胶二两　丹皮二两　生姜二两
甘草二两　半夏半斤　麦冬一升

【用法用量】上十二味，以水一斗，煮取三升，分温三服。

【主治】妇人年五十所，病下利数十日不止，暮即发热，少腹里急，腹满，手掌烦热，唇口干燥。此病属带下，曾经半产，瘀血在少腹不去。

【各家论述】

（1）《金匮要略心典》：妇人年五十所，天癸已断而病下利，似非因经所致矣。不知少腹旧有积血，欲行而未得遽行，欲止而不能竟止，于是下利窘急，至数十日不止。暮即发热者，血结在阴；阳气至暮，不得入于阴，而反浮于外也。少腹里急腹满者，血积不行，亦阴寒在下也。手掌烦热，病在阴，掌亦阴也。唇口干燥，血内瘀者，不外荣也。此为瘀血作利，不必治利，但去其瘀而利自止。吴茱萸、桂枝、丹皮入血散寒而行其瘀；芎、归、芍药、麦冬、阿胶以生新血，人参、甘草、姜、夏以正脾气。盖瘀久者营必衰，下多者脾必伤也。

（2）《金匮要略释义》：温经汤中以吴茱萸、生姜、桂枝温经暖宫，阿胶、当归、川芎、芍药、丹皮和营祛瘀，麦冬、半夏润燥降逆，甘草、人参补益中气。此为养正祛邪方剂，适用于老年妇女因瘀下利，日久不愈；及妇人腹寒不孕、月经不调等症。

（3）其他

①《胎产新书》温经汤组成：归尾二钱，川芎二钱，赤芍二钱，肉桂二钱，桂枝二钱，莪术（醋炙）二钱，故纸（盐水炒）二钱，小茴二钱，牛膝二钱，甘草三分。

主治：妇人石瘕症。因行经之后，寒气自阴户入客于胞门，以致血凝，月经不行，而腹渐大，如怀胎状。其妇壮盛，或半年后，小水长自消；若虚弱妇，必成肿症。

②《千金》温经汤组成：茯苓六两，芍药三两，薏苡仁半斤，土瓜根三两。上咬咀。以酒三升，渍一宿，旦加水七升，煎取二升，分再服。

主治：妇人小腹痛。

③《圣济总录》温经汤组成：白茯苓（去粗皮）半

两，芍药一两半，土瓜根一两半，牡丹（去心）一两半，丹砂（别研如粉）一两，薏苡仁一两。

主治：妇人月水来，腹内疼痛不可忍。

④《太平惠民和剂局方》温经汤组成：阿胶（蛤粉碎炒）、当归（去芦）、川芎、人参、肉桂（去粗皮）、甘草（炒）、芍药、牡丹皮各二两，半夏（汤洗七次）二两半，吴茱萸（汤洗七次，焙炒）三两，麦门冬（去心）五两半。

主治：治冲任虚损，月候不调，或来多不断，或过期不来，或崩中去血过多不止。又治曾经损娠，瘀血停留，少腹急痛，发热下利，手掌烦热，唇干口燥。及治少腹有寒，久不受胎。

⑤《仁斋直指方论》：治冲任虚损，月候不调，或来多不已，或过期不行，或崩中去血过多，或经损娠，瘀血停留，小腹急痛，五心烦热。

4. 红花散

【出处】《验方新编》

【组成】枳壳六分　红花（炒）八分　牛膝八分　当归八分　苏木八分　赤芍八分　三棱八分　莪术八分　川芎五分

【用法用量】水煎，空心服。

【主治】经来一半，血未曾尽，腹中作痛，变发潮热，或有不热之经行气血作痛者。

5. 蓬莪术散

【出处】《太平圣惠方》

【组成】蓬莪术一两　当归（锉，微炒）一两　桂心半两　芎劳半两　川大黄（锉，微炒）一两　牡丹半两　木香半两　延胡索半两　赤芍药半两　桃仁（汤浸去皮尖、双仁，麸炒微黄）三分

【主治】治妇人胞络夙夹风冷，每至月事来时，脐腹多痛，蓬莪术散方。

【用法用量】上件药，捣细罗为散，每于食前，以温酒调下一钱。

6. 人参四物汤

【出处】《验方新编》

【组成】人参一钱　白芍一钱　当归两钱　川芎八分姜三片　枣三个

【主治】腹中虚冷，气血衰乏之经尽作痛。

【用法用量】水煎服。

7. 桃仁四物汤

【出处】《济生集》

【组成】归尾二钱　川芎二钱　赤芍二钱　生地二钱香附二钱　丹皮一钱　红花一钱　延胡索一钱　桃仁（临服研入）十一粒

【主治】腹中虚冷，气血衰乏之经尽作痛。

【用法用量】空心服。

【加减】如瘦人责其有火，加黄连（炒）、黄芩（炒）各一钱。肥人责其有痰，加枳壳、苍术各一钱。

8. 腹中绞痛方

【出处】《千金翼方》

【组成】朴硝二两　当归二两　薏苡仁二两　桂心二两大黄四两　代赭一两　牛膝一两　桃仁（去皮尖、两仁）一两

【制备方法】上八味，捣筛为末，炼蜜和丸如梧桐子大。

【用法用量】先食，酒服五丸，日三服，不知稍增之。

【主治】妇人产生余疾，月水时来，腹中绞痛。

二、宋金元时期

1. 腹痛血气方

【出处】《医心方》

【组成】防风二两　生姜六两　厚朴三两　炙甘草二两术二两　枳实二两　炙桔梗一两

【用法用量】上七味，切，以水六升，煮取一升半，去滓，分为三服。

【主治】治妇人月节来腹痛。

2. 熟干地黄散

【出处】《太平圣惠方》

【组成】熟干地黄二分　庵闾子半两　延胡索半两　当归（锉，微炒）半两　木香半两　京三棱（微煨，锉）半两　蓬莪术半两　桂心半两　赤芍药半两

【制备方法】上件药，捣粗罗为散。

【用法用量】每服二钱，以水一中盏，入生姜半分，煎至六分，次入酒二合，更煎三两沸，去滓。食前稍热服。

【主治】治妇人月水每来，不得快利，于脐下疼痛不

可忍。

3. 芎莪方

【出处】《太平圣惠方》

【组成】芎莪三分 桂心三分 桃仁（汤浸去皮尖、双仁，微炒）三分 吴茱萸（汤浸七遍，焙干，微炒）三分 当归（锉，微炒）三分 厚朴（去粗皮，涂生姜汁，炙令香熟）一两

【制备方法】上件药，捣筛为散。

【用法用量】每服三钱，以水一中盏，煎至六分，去滓。食前稍热服。

【主治】治妇人月水每来，脐下刺痛，四肢烦疼。

4. 桃仁散

【出处】《太平圣惠方》

【组成】桃仁（汤浸去皮尖）一两 双仁（麸炒微黄）一两 薏苡仁一两 代赭一两 赤茯苓一两 牛膝（去苗）一两 川大黄（锉，微炒）一两 桂心一两 䗪虫（微炒）一两

【制备方法】上件药，捣细罗为散。

【用法用量】每于食前，以温酒调下一钱。

【主治】治妇人月水每来，绕脐疼痛，上抢心胸，往来寒热。

5. 䗪虫散方

【出处】《太平圣惠方》

【组成】䗪虫（微炒）四枚 芎莪半两 女青一分 川大黄（锉，微炒）一分 川椒（去目及闭口者，微炒去

汗）一分　干姜（炮裂，锉）一分　桂心半两

【制备方法】上件药，捣细罗为散。

【用法用量】每于食前，以温酒调下一钱。

【主治】治妇人月水每来，腰腹疼痛。

6. 蓬莪术散

【出处】《太平圣惠方》

【组成】蓬莪术一两　当归（锉，微炒）一两　桂心半两　芎劳半两　川大黄（锉，微炒）一两　　牡丹半两　木香半两　延胡索半两　赤芍药半两　桃仁（汤浸去皮尖、双仁，麸炒微黄）

【制备方法】上件药，捣细罗为散。

【用法用量】每于食前，以温酒调下一钱。

【主治】治妇人胞络夙夹风冷，每至月事来时，脐腹多痛。

7. 麒麟竭散

【出处】《太平圣惠方》

【组成】麒麟竭半两　芫花（醋拌，炒令干）半两　芎劳半两　桂心半两　延胡索半两　当归（锉，微炒）半两　琥珀半两　麝香（研入）一分

【制备方法】上件药，捣细罗为散。

【用法用量】每于食前，以热酒调下一钱。

【主治】治妇人月信来时，脐腹痛如锥刀所刺。

8. 琥珀散

【出处】《太平圣惠方》

【组成】琥珀三分　芫花（醋浸，炒令干）一分　牛膝

（去苗）三分　当归（锉，微炒）三分　赤芍药三分　没药半两

【制备方法】上件药，捣细罗为散。

【用法用量】每于食前，以温酒调下一钱。

【主治】治妇人月水每来，心间刺痛，腹内结。

9. 干漆丸

【出处】《太平圣惠方》

【组成】干漆（捣碎，炒令烟出）一两　桃仁（汤浸去皮尖、双仁，麸炒微黄）　木香半两　槟榔半两　芫花（醋拌，炒令干）三分　赤芍药三分　硇砂半两　当归（微锉，炒）三分　桂心三分

【制备方法】上件药，捣罗为末，以醋煮面糊和丸，如梧桐子大。

【用法用量】每服不计时候，以生姜酒下七丸。

【主治】治妇人夙有滞血，至月水来时，脐腹疼痛。

10. 当归丸

【出处】《太平圣惠方》

【组成】当归（锉，微炒）二两　琥珀一两　庵䕡子一两　益母草半两　吴茱萸（汤浸七遍，炒令黄）一两　水蛭（炒微黄）半两　芎䓖一两　延胡索一两　没药一两

【制备方法】上件药，捣罗为末，炼蜜和捣三五百杵，丸如梧桐子大。

【用法用量】每于食前，以温酒下十五丸。

【主治】治妇人月水每来，脐下痛，如锥刀所刺，及腰背疼痛。

11. 朴硝丸

【出处】《太平圣惠方》

【组成】川朴硝二两　当归（锉，微炒）二两　薏苡仁二两　川大黄（锉，微炒）二两　代赭一两　牛膝（去苗）一两　桃仁（汤浸去皮尖、双仁，麸炒微黄）一两

【制备方法】上件药，捣罗为末，炼蜜和捣三五百杵，丸如梧桐子大。

【用法用量】每于食前，以温酒下十丸。

【主治】治妇人夙有积血，月水来时，腹中痛，宜下之。

12. 硇砂丸方

【出处】《太平圣惠方》

【组成】硇砂（以浆水一升熬如膏）二两　当归（锉，微炒）一两　琥珀一两　附子（炮裂去皮脐）一两　没药一两　桂心一两　木香一两

【制备方法】上件药，捣罗为末，以枣肉并硇砂膏同和，捣三五百杵，丸如梧桐子大。

【用法用量】每于食前，以温酒下十三（五）丸。

【主治】治妇人久积虚冷，四肢羸瘦，饮食微少，月水来时，脐腹疼痛不可忍。

13. 朱砂丸

【出处】《太平圣惠方》

【组成】朱砂（细研水飞过）二两　硇砂（细研）二两　半夏（汤洗七遍去滑）一两　木香一两　当归（锉，微炒）一两　巴豆（去皮心，用纸裹压去油）

【制备方法】上件药，捣罗为末，都研令匀。先以酽醋一升，和狗胆一枚汁，煎如稀饧，和丸如绿豆大。

【用法用量】每于食前，以醋汤下二丸。

【主治】治妇人血海风冷，月水每来，攻刺脐腹疼痛，面色萎黄，四肢无力。

14. 暖宫丸

【出处】《太平惠民和剂局方》

【组成】生硫黄六两　禹余粮（醋淬，手拈为度）九两　赤石脂（火煅红）三两　附子（炮去皮、脐）三两　海螵蛸（去壳）三两

【制备方法】上为细末，以醋糊和丸，如梧桐子大。

【用法用量】每服十五丸至二十丸，空心、食前温酒下或淡醋汤送下。

【主治】治冲任虚损，下焦久冷，脐腹疼痛，月事不调，或来多不断，或过期不至，或崩中漏血，赤白带下，或月内再行，淋漓不止，带下五色，经脉将至，腰腿沉重，痛连脐腹，小便白浊，面色萎黄，肢体倦怠，饮食不进，渐至羸弱；及治子宫久寒，不成胎孕。

15. 四物汤

【出处】《太平惠民和剂局方》

【组成】当归（去芦，酒浸，炒）　川芎　白芍药　熟干地黄（酒洒，蒸）各等分

【制备方法】上为粗末。

【用法用量】每服三钱，水一盏半，煎至八分，去渣，热服，空心，食前。

【**功效**】调益荣卫，滋养气血。

【**主治**】治冲任虚损，月水不调，崩中漏下，血瘕块硬，发歇疼痛，妊娠宿冷，将理失宜，胎动不安，血下不止；及产后乘虚，风寒内搏，恶露不下，结生瘕聚，少腹坚痛，时作寒热。

【**各家论述**】

（1）《丹溪心法》：临经来时肚痛者，四物汤加陈皮、玄胡索、牡丹、甘草。痛甚者，豆淋酒；痛缓者，童便煮莎，入炒条芩末为丸……经行微少，或胀或疼，四肢疼痛，加玄胡、没药、白芷与本方等，淡醋汤调下末子。经候不调，心腹痛，只用芎、归二味，名君臣散。气冲经脉，故月事频并，脐下多痛，加芍药；经欲行，脐腹绞痛，加玄胡、槟榔、苦楝，炒木香减半；经水涩少，加葵花、红花；经水适来适断，或有往来寒热，先宜服小柴胡汤，后以四物和之；经候过而作痛，血气俱虚也，宜本方对四君子汤服之。

（2）《仁斋直指方论》：经水未行，临经将来作痛者，血实也，一曰瘀血郁滞也。以四物汤加桃仁、香附、黄连、红花，或加延胡索、莪术、木香，有热加柴胡、黄芩。

（3）《笔花医镜》：气虚血少，而或痛或热者，四物汤加人参、白术。

（4）《女科切要》：经行而腹痛者，或属虚寒，然气亦能作痛，恐有血瘀气滞，不必骤补，先用四物加陈皮、香附，次用八物汤加香附。有经水过而作痛者，血虚有寒也，法当温经养血，宜四物加桃仁、香附、肉桂……有经水过期而来作痛者，血虚有热也，宜生血清热，四物加桃仁、香附、丹皮、甘草、元胡……有经水过多，久不止而腹痛者，乃脾经血虚也，治宜补血健脾，四物加白术、茯苓、木香、厚朴、香附、陈皮、干姜、甘草，水煎。

16. 逍遥散

【出处】《太平惠民和剂局方》

【组成】甘草（炙微赤）半两　当归（去苗，微炒）一两　茯苓（去皮，白者）一两　白芍药一两　白术一两　柴胡（去苗）一两

【用法用量】上为粗末。每服二钱，水一大盏，烧生姜一块切破，薄荷少许，同煎至七分，去渣热服，不拘时候。

【主治】治血虚烦热，月水不调，脐腹胀痛，痰嗽潮热。

【各家论述】《玉机微义》：逍遥散治血虚烦热，月水不调，脐腹胀痛，痰嗽潮热。按：此足三阳三阴药也，散血中湿热之剂。

17. 茯苓饮

【出处】《圣济总录》

【组成】白茯苓（去黑皮）一两　当归（微炙）一两　芍药一两　甘草（炙）一两　桂（去粗皮）一两半

【制备方法】粗捣筛。

【用法用量】每服三钱匕，水一盏，煎七分，去滓空心温服。

【主治】治妇人月水不调，腰腹疼痛。

18. 当归饮

【出处】《圣济总录》

【组成】当归（切，炒）一两　桂（去粗皮）一两 干漆（捣，炒令烟出）一两　虻虫（去翅足，炒）一两 水蛭（糯米同炒，米熟去米）一两　芍药一两　细辛（去 苗叶）一两　黄芩（去黑心）一两　葳蕤一两　甘草一两 大黄三两

【制备方法】粗捣筛。

【用法用量】每服三钱匕，清酒一大盏，煎至六分，去 滓，下芒硝二钱，烊尽，再煎令沸，食后温服。

【主治】治妇人寒气内搏，月水不通，腹中气满，结块 寒热。

19. 大黄汤

【出处】《圣济总录》

【组成】大黄（锉碎，微炒）一两　朴硝一两　当归 （微炙）一两　芍药一两　芎䓖一两一分　桂（去粗皮）二 两半　厚朴（去粗皮，生姜汁炙烟出，如此七遍）一两一分

【制备方法】上七味，粗捣筛。

【用法用量】每服三钱匕，水一盏，生姜三片，煎至七 分，去滓温服，血行即止服。

【主治】治妇人月水来，腹痛脐下坚硬，积血不下。

20. 当归汤

【出处】《圣济总录》

【组成】当归（微炙）一两　生干地黄（微炒）一两 防风（去叉）一两　山茱萸一两　黄芪（微炙，锉）一两

　　牛膝（去苗，酒浸焙）一两　枳壳（去瓤，麸炒黄）一两　白术（炒）一两　人参一两　甘草（炙微赤，锉）一两　羚羊角屑三分　芍药三分

　　【制备方法】上一十二味，粗捣筛。

　　【用法用量】每服三钱匕，水一盏，煎七分，去滓温服，食前。

　　【主治】治妇人月水来，腹内痛，或脐下如盘。治妇人经水不通，腰腹刺痛，拘倦少力，呕吐恶心，怠惰多睡，头旋眼涩，日渐羸瘦，饮食减少。

　　21. 温经汤

　　【出处】《圣济总录》

　　【组成】白茯苓（去粗皮）半两　芍药一两半　土瓜根一两半　牡丹（去心）一两半　丹砂（别研如粉）一两　薏苡仁一两

　　【制备方法】上六味，除丹砂研外，粗捣筛，即以丹砂和匀。

　　【用法用量】每服三钱匕，水七分，酒三分，共一盏，同煎七分，去滓温服，不计时候。

　　【主治】治妇人月水来，腹内痛，不可忍。

　　22. 牡丹汤

　　【出处】《圣济总录》

　　【组成】牡丹（去心）一两半　芎䓖一两半　甘草（炙，锉）一两半　黄芩（去黑心）一两半　人参一两半　桂（去粗皮）一两半　干姜（炮裂）一两半　吴茱萸（汤浸三遍，焙干微炒）一两半　桃仁（汤浸去皮尖、双仁，

麸炒黄色）八十枚　白茯苓（去黑皮）一两　当归（切焙）一两　芍药一两

【制备方法】上一十二味，粗捣筛。

【用法用量】每服三钱匕，水一盏，煎七分，去滓温服，不计时候。

【主治】治妇人月水来不利，虚胀如鼓，不嗜饮食，攻脐腹痛不可忍。

23. 芍药汤

【出处】《圣济总录》

【组成】芍药一两　人参一两　厚朴（去粗皮，生姜汁炙烟出）一两　肉豆蔻（去壳）半两　甘草（炙）三分　当归（微炙）三分　枳壳（去瓤麸炒）三分

【制备方法】上七味，粗捣筛。

【用法用量】每服三钱匕，水一盏，煎七分，去滓温服，不拘时候。

【主治】治妇人月水来，腹痛烦闷体热。

24. 干地黄丸

【出处】《圣济总录》

【组成】生干地黄（微炒）一两一分　桃仁（汤浸去皮尖、双仁，麸炒黄）一两一分　芎䓖一两　白芷一两　蒲黄一两　当归（微炙）三分　牛膝（酒浸去苗，切焙）三分　甘草（炙）三分　芍药三分　牡丹（干）三分　姜（炮裂）三分　人参三分　桂（去粗皮）三分　水蛭（以糯米少许同炒，米熟为度）三十枚　虻虫（去翅足微炒）三十枚

【制备方法】上一十五味，捣罗为末，炼蜜和丸，梧桐子大。

【用法用量】每服三十丸，温酒下，米饮亦得。

【主治】治妇人月事欲下，腰腹刺痛，或多或少，或月内再来，或如清水，或似豉汁，心下坚满，沉重虚乏，日渐黄瘦。

25. 芎䓖丸方

【出处】《圣济总录》

【组成】芎䓖一两　白芷一两　生干地黄（锉碎）一两一分　桃仁（汤浸去皮尖、双仁，炒黄）一两一分　干姜（炮）半两　甘草（炙）半两　蒲黄（微炒）半两　芍药三分　牡丹（去心）三分　桂（去粗皮）三分　牛膝（去苗，酒浸，切焙）三分　人参三分　当归（切焙）三分

【制备方法】上一十三味，捣罗为末，炼蜜和更捣匀熟，丸如梧桐子大。

【用法用量】每服二十丸，米饮或温酒下，空心食前，日三。

【主治】治妇人月水来，腰腹刺痛，不可忍，或多或少，来如清水，或似豉汁，虚乏黄瘦。

26. 琥珀丸

【出处】《圣济总录》

【组成】琥珀（别研）一两　木香一两　禹余粮（煅，醋淬）一两　白术一两　芍药一两　鳖甲（去裙襕，酒浸，炙令香）一两　桂（去粗皮）一两　附子（炮裂去皮脐）一两　羌活（去芦头）一两　蓬莪术（炮锉）一两　细辛

（去苗叶）　牡丹（去心）一两　肉豆蔻（去壳）一两
人参一两　京三棱（炮锉）一两　黄芪（锉）一两　当归
（微焙）一两半　槟榔（锉）一两半　枳壳（去瓤麸炒）
一两半　柴胡二两（去苗）　芎䓖二两　桃仁（汤浸去皮
尖、双仁，炒黄色）二两　安息香（研）半两

【制备方法】上二十三味，捣罗为末，以生地黄自然汁
一碗，与药末同拌，次用酒煮面糊为丸，如梧桐子大。

【用法用量】每服二十丸，空心温酒下。

【主治】治妇人虚冷，月水凝涩不利，腹内疼痛，四肢
烦热，皮肤瘾疹，饮食减少。

27. 吴茱萸丸

【出处】《圣济总录》

【组成】吴茱萸（汤浸七遍，焙干）三分　当归（微
炙）一两一分　桃仁（去皮尖、双仁，麸炒黄）一两一分
大黄（锉碎，微炒）一两　朴硝一两　桂一两（去粗皮）
牛膝（去苗，酒浸，切焙）一两　芎䓖一两　黄芪一两
人参（锉）一两

【制备方法】上一十二味，捣罗为末，炼蜜和捣令匀
熟，丸如梧桐子大。

【用法用量】空心酒下三十丸，加至四十丸，日三服，
或为散子，温酒调服一钱匕，亦得。

【主治】治妇人月水欲下，脐腹撮痛不可忍。

28. 苦参丸

【出处】《圣济总录》

【组成】苦参（洗，锉碎）一两　牡丹（去心）一两

赤茯苓（去黑皮）一两　赤芍药一两　当归（微炒）一两
大黄（锉碎，微炒）一两　吴茱萸半两　延胡索半两　五
味子半两　荷叶（微炙）半两　槟榔（生用，锉）五枚桂
（去粗皮）三两

【制备方法】上一十二味，捣罗为末，炼蜜和捣令匀
熟，丸梧桐子大。

【用法用量】每日空心酒下三十丸，加至四十丸，以瘥
为度。

【主治】治月事欲下，腹疼痛。

29. 桃仁丸汤

【出处】《圣济总录》

【组成】桃仁（汤浸去皮尖、双仁，炒黄）十五枚　干
姜（炮裂）一两　木香（炮）一两　芍药一两　吴茱萸
（微炒）一两　当归（微炙）一两　甘草（炙）半两　桂
（去粗皮）一两半　大黄（锉碎，炒熟）二两

【制备方法】上九味，粗捣筛。

【用法用量】每服三钱匕，水一盏，煎至七分，去滓入
芒硝少许，更煎一两沸温服。

【主治】治月水不利或将下少腹痛。

30. 三棱汤

【出处】《圣济总录》

【组成】京三棱（炮锉）一两　芎䓖一两　天雄（炮
裂去皮脐）一两　桑根白皮（锉）一两　地榆一两　黄连
（去须）一两　代赭（煅，醋淬）一两　当归（切焙）一
两　白术一两　厚朴（去粗皮，生姜汁炙，锉）半两　黄

芩（去黑心）半两　桂（去粗皮）半两　肉豆蔻（去壳）一枚

【制备方法】上一十三味，咬咀如麻豆。

【用法用量】每服五钱匕，水一盏半，入生姜五片，煎取八分，去滓温服，不拘时。

【主治】治妇人月水欲来，腰腹先痛，呕逆不食。

31．通经丸

【出处】《妇人大全良方》

【组成】桂心　青皮　大黄（煨）　川椒　蓬术　川乌（炮去皮）　干漆（碎之，炒令烟尽）　当归　桃仁（去皮尖、双仁，麸炒）　干姜各等分

【制备方法】上为细末，分为四份，用一份以米醋熬成膏，和余份药末成剂，臼中治丸如梧桐子大。

【用法用量】每服二十丸，淡醋汤下至三十丸，温酒亦得，空心、食前服。

【主治】治妇人、室女月经不通、疼痛或成血瘕。

32．延胡索散

【出处】《妇人大全良方》

【组成】延胡索（生）　三棱（生）　当归（去芦，酒浸）　莪术（醋浸少时）各等分

【制备方法】上为末。

【用法用量】每服二钱。空心，温酒调服。

【主治】治妇人血气走窜，疼痛不可忍者。

33．温经汤

【出处】《妇人大全良方》

【组成】当归半两　川芎半两　芍药半两　桂心半两
牡丹皮半两　莪术半两　人参一两　甘草一两　牛膝一两

【用法用量】每服五钱。水一盏半，煎至八分，去滓
温服。

【主治】治寒气客于血室，经道不通，绕脐寒疝痛彻，
其脉沉紧。

34. 桂枝桃仁汤

【出处】《妇人大全良方》

【组成】桂枝二两　芍药二两　生地黄二两　桃仁
（制）五十个　甘草一两

【用法用量】上为粗末，每服五钱，水二盏，姜三片，
枣一个，煎至一盏，去滓温服。

【主治】治经候顿然不行，脐腹绞痛，上攻心胁欲死。

【各家论述】

（1）《女科经纶》：经来腹痛，由风冷客于胞络冲任，
或伤手太阳、手少阴二经，用温经汤加桂枝、桃仁。若忧
思气郁而血滞，用桂枝桃仁汤、地黄通经丸。若血结而成
块，用万病丸。

（2）《玉机微义》：桂枝桃仁汤治经不通，绕脐寒疝
痛，其脉沉紧，此由寒客于血室，血凝不行。

（3）《济阴纲目》：用治经候前偶感风寒，腹痛不
可忍。

35. 琥珀散

【出处】《妇人大全良方》

【组成】三棱　莪术　赤芍药　牡丹皮　刘寄奴　当归

熟地黄　桂心　甘菊　真蒲黄（炒，细锉）各一两

【制备方法】上前五味，用乌豆一升、生姜半斤切片、米醋四升同煮，豆烂为度，焙干，入后五味，同为细末。

【用法用量】每服三钱。空心，食前温酒调下。

【主治】治妇人月经壅滞，每发心腹脐绞痛不可忍。

36. 荜茇丸

【出处】《妇人大全良方》

【组成】荜茇（盐炒，去盐为末）一两　蒲黄（炒）一两

【制备方法】上为细末，炼蜜丸如梧桐子大。

【用法用量】每服三四十圆，食后用盐、米饮吞下。

【主治】治妇人无时月水来，腹痛。

37. 红花当归散

【出处】《丹溪心法》

【组成】红花三两　当归尾三两　紫葳（即凌霄花）三两　牛膝三两　甘草（炙）三两　苏木三两　白芷一两半　桂心一两半　赤芍九两　刘寄奴五两

【用法用量】上为末，空心热酒调三钱服。

【主治】治妇人血脏虚竭，或积瘀血，经候不行，时作痛，腰胯重疼，小腹坚硬，及室女经水不行。

【各家论述】《玉机微义》：红花当归散治妇人血脏虚竭，或积瘀血，经候不行，时作腹痛，腰胯重疼，小腹坚硬，及室女经不通。

38. 圣愈汤

【出处】《兰室秘藏》

【组成】生地黄三分　熟地黄三分　川芎三分　人参三分　当归身五分　黄芪五分

【用法用量】捣碎，如麻豆大，水两大盏，煎至一盏，去渣，稍热，无时服。

【主治】妇人月经先期，量多色淡，其质稀薄，少腹空坠，心悸气促，倦怠肢软，纳谷不消；诸恶疮出血多，而心烦不安，不得眠；或五心烦热，口渴。

【各家论述】《删补名医方论》：朱震亨说："四物皆阴，行天地闭塞之令，非长养万物者也。故四物加知柏，久服便能绝孕，谓嫌于无阳耳。此方取参、芪配四物，以治阴虚血脱等证。盖阴阳互为其根，阴虚则阳无所附，所以烦热燥渴；气血相为表里，血脱则气无所归，所以睡卧不宁。然阴虚无骤补之法，计培阴以藏阳，血脱有生血之机，必先补气，此阳生阴长，血随气行之理也。故曰：阴虚则无气，无气则死矣。此方得仲景白虎加人参之义而扩充者乎。前辈治阴虚，用八珍、十全，卒不获效者，因甘草之甘，不达下焦；白术之燥，不利肾阴；茯苓渗泄，碍乎生升；肉桂辛热，动其虚火。此六味皆醇厚和平而滋润，服之则气血疏通，内外调和，合于圣度矣。"

三、明清时期

1. 调经饮

【出处】《妇人规》

【组成】当归三五钱　牛膝二钱　山楂一二钱　香附二钱　青皮一钱半　茯苓一钱半

【用法用量】水二钟，煎七分，食远服。

【主治】凡妇人经期有气逆作痛，全滞而不虚者。

【加减】如因不避生冷而寒滞其血者，加肉桂、吴茱萸之类；如兼胀闷者，加厚朴一钱，或砂仁亦可；如气滞者，加乌药二钱，或痛在小腹者，加小茴香一钱半。

【各家论述】《兰室秘藏》：气血凝滞而作痛胀者，调经饮或四物汤加延胡、香附、木香。

2. 排气饮

【出处】《妇人规》

【组成】陈皮一钱五分　木香七分或一钱　藿香一钱五分　香附二钱　枳壳一钱五分　泽泻二钱　乌药二钱　厚朴一钱

【用法用量】水一钟，煎七分，热服。

【主治】凡妇人经期有气逆胀痛甚者。

【加减】如食滞者，加山楂、麦芽各二钱；如寒滞者，加焦干姜、吴茱萸、肉桂之属；如气逆之甚者，加白芥子、沉香、青皮、槟榔之属；如呕而兼痛者，加半夏、丁香之属；如痛在小腹者，加小茴香；如间疝者，加荔枝核，煨熟捣碎用二三钱。

3. 通瘀煎

【出处】《妇人规》

【组成】归尾三五钱　山楂二钱　香附二钱　红花（新者，炒黄）二钱　乌药一二钱　青皮钱半　木香七分　泽泻钱半

【用法用量】水二钟，煎七分，加酒一二小钟，食

前服。

【主治】治妇人气滞血积，经脉不利，痛极拒按。

【加减】兼寒滞者，加肉桂一钱，或吴茱萸五分；火盛内热，血燥不行者，加炒栀子一二钱；微热血虚者，加芍药二钱；血虚涩滞者，加牛膝；血瘀不行者，加桃仁三十粒，去皮尖用，或加苏木、延胡索之类；瘀极而大便结燥者，加大黄一二三钱，或加芒硝、蓬术（即蓬莪术）亦可。

4. 失笑散

【出处】《妇人规》

【组成】五灵脂（净者）　蒲黄（俱炒）等分

【用法用量】上为末，每服二三钱，用酒煎，热服。一方用好醋一杓熬成膏，再入水一钟，煎至七分，热服。一方用醋糊和丸龙眼大，每服一丸，以童便和水各半钟，煎七分，温服。按：此方若用以止痛，蒲黄宜减半；若用止血，则宜等分，或灵脂减半亦可。

【主治】治气血俱滞之经行腹痛者。

5. 加味四物汤

【出处】《妇人规》

【组成】熟地黄三钱　当归三钱　川芎一钱　芍药二钱山栀二钱　柴胡二钱　丹皮二钱

【用法用量】水二钟煎服。

【主治】治血热血燥致经血不调，以致滞涩不行而作痛者。

6. 保阴煎

【出处】《妇人规》

【组成】生地二钱　熟地二钱　芍药二钱　山药一钱半
川续断一钱半　黄芩一钱半　黄柏一钱半　生甘草一钱

【用法用量】水二钟，煎七分，食远温服。

【主治】治血热血燥致血热经早而作痛者。

7. 决津煎

【出处】《妇人规》

【组成】当归三五钱或一两　泽泻一钱半　牛膝二钱
肉桂一二三钱　熟地二三钱或五七钱或不用亦可　乌药一
钱（如气虚者不用亦可）

【用法用量】水二钟，煎七八分，食前服。

【主治】治妇人血虚经滞，不能流畅而痛极者。

【加减】如呕恶者，加焦姜一二钱；如阴滞不行者，非
加附子不可；如气滞而痛胀者，加香附一二钱，或木香七
八分；如血滞血涩者，加酒炒红花一二钱；如小腹不暖而
痛者，加吴茱萸七八分；如大便结涩者，加肉苁蓉一至三
钱，或者以山楂代之。

8. 五物煎

【出处】《妇人规》

【组成】当归三五七钱　熟地三四钱　芍药（酒炒）
二钱　川芎一钱　肉桂一二三钱

【用法用量】水一钟半，煎服。

【主治】凡涉虚弱不足而经滞作痛者。

【加减】兼胃寒或呕恶者，加干姜炮用；水道不利，加
泽泻或猪苓；气滞者加香附或丁香、木香、砂仁、乌药；
阴虚疝痛者，加小茴香；血瘀不行，脐下如覆杯，渐成积

块者，加桃仁或酒炒红花；痘疮，血虚寒胜，寒邪在表者，加细辛、麻黄、柴胡、紫苏之属。

9. 大营煎

【出处】《妇人规》

【组成】当归二三钱或五钱　熟地三五七钱　枸杞二钱　炙甘草一二钱　杜仲二钱　牛膝一钱半　肉桂一二钱

【用法用量】水二钟，煎七分，食远温服。

【主治】血虚痛在经后者。

【加减】如寒滞在经，气血不能流通，筋骨疼痛之甚者，必加制附子一二钱方效；如带浊腹痛者，加故纸一钱炒用；如气虚者，加人参、白术；中气虚寒呕恶者，加炒焦干姜一二钱。

10. 小营煎

【出处】《妇人规》

【组成】当归二钱　熟地二三钱　芍药（酒炒）二钱　山药（炒）二钱　枸杞二钱　炙甘草一钱

【用法用量】水二钟，煎七分，食远温服。

【主治】血虚经乱，痛在经后者。

【加减】如营虚于上而为惊恐、怔忡、不眠、多汗者，加枣仁、茯神各二钱；如营虚兼寒者，去芍药加生姜；如气滞有痛者，加香附一二钱，引而行之。

11. 八珍汤

【出处】《妇人规》

【组成】人参二钱　白术二钱　茯苓二钱　炙甘草一钱　熟地黄三钱　当归三钱　川芎一钱　芍二钱

【用法用量】加姜、枣，水煎服，或加粳米百粒。

【主治】血虚见经不调，痛在经后者。

【各家论述】

（1）《济阴纲目》：丹溪云：经行后作痛者，血气俱虚也，以八珍汤加减服。

（2）《女科切要》：有经水行后而作痛者，气血虚而空痛也，法当调养气血，宜八珍汤加姜枣。

12．八物汤

【出处】《济阴纲目》

【组成】当归一钱　川芎一钱　芍药一钱　熟地黄一钱　延胡索一钱　苦楝（碎，炒）一钱　木香五分　槟榔五分

【用法用量】上作一服，水煎，食前服。

【主治】治气滞血涩之经事将行，脐腹绞痛者。

【各家论述】《仁斋直指方论》：经水行后而作痛者，气血俱虚也，以八物汤加减煎服。

13．加味四物汤

【出处】《济阴纲目》

【组成】当归（酒洗）一钱半　川芎一钱半　芍药（炒）一钱　熟地黄一钱　延胡索一钱　蓬术（醋煮）一钱　香附（醋煮）一钱　砂仁八分　桃仁（去皮尖）七分　红花（酒炒）五分

【用法用量】上锉，水煎服。

【主治】治经水将来，作疼不止。

14．乌药汤

【出处】《济阴纲目》

【组成】乌药二钱半　香附二钱　当归一钱　木香五分　甘草（炙）五分

【用法用量】上锉，水煎服。

【主治】治血海疼痛。此方治气多。

15. 姜黄散

【出处】《济阴纲目》

【组成】姜黄三两　白芍药（炒）三两　当归二两　牡丹皮二两　延胡索二两　川芎一两　蓬术（煨，切）一两　官桂一两　红花一两

【用法用量】上锉。每服一两，水二盏、酒少许同煎，食前服。

【主治】治血脏久冷，月水不调，及瘀血凝滞，脐腹刺痛。

16. 琥珀散

【出处】《济阴纲目》

【组成】京三棱一两　蓬莪术一两　赤芍药一两　刘寄奴一两　牡丹皮一两　熟地黄一两　真蒲黄（炒）一两　当归一两　官桂一两　菊花一两

【用法用量】上前五味，用乌豆一升、生姜半斤切片、米醋四升，同煮至豆烂为度，焙干，入后五味，同为细末，每服二钱，温酒调下，空心食前服。

【主治】治妇人月经壅滞，每发心腹脐绞痛不可忍者。

17. 柴胡丁香汤

【出处】《济阴纲目》

【组成】柴胡一钱半　羌活一钱　当归一钱　生地黄一

分 丁香四分 全蝎（洗）一个

【用法用量】上锉。作一服，水四盏，煎至一盏，去渣，稍热，食前服。

【主治】治妇人年三十岁，临经预先腰脐痛甚，则腹中亦痛，经缩二三日者。

18. 小温经汤

【出处】《济阴纲目》

【组成】当归 附子（炮）各等分

【用法用量】上㕮咀。每服三钱，水煎，空心服。

【主治】治经候不调，脏腑冷痛。

19. 越痛散

【出处】《济阴纲目》

【组成】虎骨五钱 当归三钱 芍药三钱 白术三钱 茯苓三钱 甘草三钱 续断三钱 防风三钱 白芷三钱 藁本三钱 附子三钱

【用法用量】上为粗末。每服五钱，水二钟，生姜五片，枣三枚，煎至一盏，不拘时服。

【主治】治血气虚寒，身体作痛。

20. 宣郁通经汤

【出处】《傅青主女科》

【组成】白芍（酒炒）五钱 当归（酒洗）五钱 丹皮五钱 山栀子（炒）三钱 白芥子（炒，研）二钱 柴胡一钱 香附（酒炒）一钱 川郁金（醋炒）一钱 黄芩（酒炒）一钱 生甘草一钱

【用法用量】水煎。连服四剂。

【主治】治血热经水未来腹先疼。

21. 调肝汤

【出处】《傅青主女科》

【组成】山药（炒）五钱　阿胶（白面炒）三钱　当归（酒洗）三钱　白芍（酒炒）三钱　山萸肉（蒸熟）三钱　巴戟（盐水浸）一钱　甘草一钱

【用法用量】水煎服。

【主治】治肾水涸之行经后少腹疼痛。补益肾水，平调肝气。主妇人肾水不足，肝气不舒，行经后少腹疼痛。

22. 温脐化湿汤

【出处】《傅青主女科》

【组成】白术（土炒）一两　白茯苓三钱　山药（炒）五钱　巴戟肉（盐水浸）五钱　扁豆（炒，捣）三钱　白果（捣碎）十枚　建莲子（不去心）三十枚

【用法用量】水煎服。然必须经未来前十日服之。

【主治】治下焦寒湿之经水将来脐下先疼痛者。

23. 艾附暖宫丸

【出处】《女科切要》

【组成】艾叶　香附（四制）　延胡索　熟地　甘草

【用法用量】共为末，醋糊丸，如桐子大，每服八十丸，米汤下。

【主治】治子宫虚寒所致之经水不调，小腹时痛。

24. 桃仁四物汤

【出处】《胎产指南》

【组成】归尾一钱　川芎一钱　赤芍一钱　丹皮一钱

香附（醋炒）一钱　延胡索一钱　生地五分　红花五分
桃仁（研泥）二十五粒

【用法用量】水煎，入桃仁服。

【主治】治气滞血实之经水将行，腰胀腹痛者。

【加减】如瘦人责其有火，加黄连一钱、黄芩一钱；如
肥人责其有痰，加枳壳一钱、苍术一钱。

25. 加减八物汤

【出处】《胎产指南》

【组成】人参一钱　白术一钱　白茯苓一钱　归身一
钱　白芍一钱　生地一钱　炙甘草五分　木香五分　青
皮七分　香附（醋炒）一钱

【用法用量】加姜枣，水煎服。

【主治】虚中有滞之经水过多，腹中痛者。

26. 血府逐瘀汤

【出处】《医林改错》

【组成】当归三钱　生地三钱　桃仁四钱　红花三钱
枳壳二钱　赤芍二钱　柴胡一钱　甘草一钱　桔梗一钱半
川芎一钱半　牛膝三钱

【用法用量】水煎服。

【主治】血瘀内阻之经行疼痛，经行不畅。

27. 少腹逐瘀汤

【出处】《医林改错》

【组成】小茴香（炒）七粒　干姜（炒）二分　延胡
索一钱　没药（研）二钱　当归三钱　川芎一钱　官桂一
钱　赤芍二钱　蒲黄（生）三钱　灵脂（炒）二钱

【用法用量】水煎服。

【主治】此方治少腹积块疼痛，或有积块不疼痛，或疼痛而无积块，或少腹胀满，或经血见时，先腰酸少腹胀，或经血一月见三五次，接连不断，断而又来，其色或黯，或黑，或块，或崩漏，兼少腹疼痛，或粉红兼白带，皆能治之，效不可尽述。

28. 膈下逐瘀汤

【出处】《医林改错》

【组成】灵脂（炒）二钱　当归三钱　川芎二钱　桃仁（研泥）三钱　丹皮二钱　赤芍二钱　乌药二钱　延胡索一钱　甘草三钱　香附钱半　红花三钱　枳壳钱半

【用法用量】水煎服。

【主治】肚腹血瘀之症。凡肚腹疼痛，总不移动，是血瘀，用此方治之极效。腹中积聚成块，在左肋、右肋、脐左、脐右、脐上、脐下，或按之跳动，皆以此方治之，无不应手取效。

【各家论述】《保命歌括》："大抵积块者，皆一物为之根，而血涎裹之，乃成形如杯如盘，按之坚硬也。"治宜行气活血化痰，以除癥消积，方用膈下逐瘀汤，或用海石、三棱、莪术、桃仁、红花、五灵脂、香附等药为丸，石硷、白术煎汤吞下。

第二节　方药的现代文献研究

治疗痛经方药的现代文献研究主要选取 1989 ~ 2011 年维普、CBM、CNKI 3 个数据库的资料，分别采用"痛经""子宫内膜异位症"作为关键词或主题词检索，二次检索"中医"。3 个数据库共检索到 2482 篇文献，将个案报道、重复发表文献、其他非中医药疗法治疗痛经的文献排除后，剩余 786 篇文献。阅读所有文献的摘要，必要时阅读全文，阅读过程中，按照"病因病机""辨证分型""治则治法""治疗"进行一次分类，在筛选出的"治疗"类中再次分类为"汤剂""胶囊""丸剂""膏剂""片剂""颗粒"等。检索、筛选出文章 609 篇。所检索方药出现频率较高的为少腹逐瘀汤、四物汤及桃红四物汤、温经汤、当归四逆汤等汤剂以及田七痛经胶囊、散结镇痛胶囊、桂枝茯苓丸、丹莪妇康煎膏等一些中成药制剂。

一、主要中药汤剂的现代文献研究

（一）古方汤剂今用研究

基于"辨证论治"的基本思想，许多学者在临床上应用前人古方原方或稍作加减来治疗各型痛经，均能取得良好的疗效。我们检索到的相关文献中出现频率较高的古方有少腹逐瘀汤、四物汤及桃红四物汤、温经汤、当归四逆汤、当归芍药散等。下面试分述之。

1. 少腹逐瘀汤

少腹逐瘀汤出自清代王清任所著《医林改错》一书，方由小茴香、干姜、延胡索、没药、当归、肉桂、赤芍、生蒲黄、炒五灵脂、川芎组成，具有温经活血、祛瘀止痛之功，主治少腹瘀血积块疼痛或不痛，或痛而无积块，或少腹胀满，或经期腰酸少腹胀等症，对妇科的多种因冲任虚寒、瘀血内阻所致的疾患均有很好的疗效，是临床常用的方剂之一。痛经患者临床上辨证以虚实夹杂为多见，而实邪则以瘀血为主，故临床上许多学者用少腹逐瘀汤来治疗因寒凝瘀血所致的痛经取得了较好的疗效。我们检索到以少腹逐瘀汤为主治疗痛经的文献共78篇，以临床应用研究为主，也有相关的实验研究文献。

范萌、张欣欣均观察了少腹逐瘀汤对寒凝血瘀型痛经患者的治疗作用，将患者分为治疗组与对照组，分别予少腹逐瘀汤和西药布洛芬缓释胶囊治疗3个月，比较2组临床疗效。治疗组均给予少腹逐瘀汤水煎剂200ml，经前3天或5天开始口服，每次100ml，每日2次，饭后30分钟服用，服用1周；对照组以西药常规剂量于经前3天或5天开始口服，服用1周。两组均以服用3个月经周期为一疗程。两份临床报道的结果均显示治疗组疗效明显优于对照组（$P < 0.05$）。第一位研究者在停药3个月后随访以比较两组的远期疗效，随访3个月，治疗组远期疗效（83.3%）高于对照组（40.0%）。可见，少腹逐瘀汤治疗寒凝血瘀型痛经有良好的临床疗效，且其远期疗效优于西药布洛芬缓释胶囊。

范海英采用少腹逐瘀汤加减治疗子宫内膜异位症引起的痛经，取得了较满意的疗效。纳入符合诊断标准的患者，以少腹逐瘀汤为基本方：当归 12g，川芎 6g，赤芍 12g，干姜 5g，生蒲黄（包）30g，五灵脂（包）10g，延胡索 12g，小茴香 5g，肉桂（后下）3g。如腹痛伴恶心呕吐，加吴茱萸 6g；经量多夹血块者，加三七 2g 吞服；附件包块，加夏枯草 15g，莪术 12g；大便干结，加火麻仁 30g，去肉桂。每日将中药水煎至 200ml，分 2 次口服，连续服用 3 个月为一疗程。42 例患者中，20 例治愈，18 例有效，无效 4 例，总有效率为 90.48%。

张小玲等在一项关于少腹逐瘀汤治疗痛经的临床实验研究中证明，少腹逐瘀汤对催产素（OXY）引起的离体、在体家兔、大鼠子宫痉挛性收缩有明显的拮抗作用，并可以缓解由 OXY 导致的子宫剧烈收缩（模拟痛经）引起的疼痛。小鼠热板镇痛实验表明，该方有明显镇痛作用，与消炎痛作用类似。经在多家医院临床研究并与痛经丸作对比观察，67 例原发性痛经患者疗效满意，无任何毒副作用，总有效率为 95%。

王清任善用活血化瘀药物，在《医林改错》中创制了一系列活血化瘀的名方，血府逐瘀汤、通窍活血汤、膈下逐瘀汤、少腹逐瘀汤、身痛逐瘀汤并称为五逐瘀汤，均有活血祛瘀止痛的作用。其中，少腹逐瘀汤配有温里祛寒之品，故温经止痛效果较优，临床用其治寒凝血瘀型痛经多见。而膈下逐瘀汤配有香附、延胡索、乌药、枳壳等疏肝行气止痛药，故行气止痛作用较好。临床亦有用其治气滞血瘀型痛经的观察研究，我们检索到相关文献 12 篇。

　　胡向丹、宗海波等均对中医辨证属气滞血瘀型痛经患者予口服膈下逐瘀汤水煎剂治疗，前者予每日 1 剂，水煎取汁 45ml，分 2～3 次温服，于行经前 5 天开始服药，至月经毕（经后腹痛者于行经第 4 日开始服药），3 个月经周期为一疗程。后者于月经来潮前 7 天开始服用，水煎取汁 300ml，每日 1 剂，早晚温服，连服 7 天为一疗程。服用中药期间不加服其他止痛药物，连续服药 3 个疗程后停药观察，并随访 3 个月。总有效率分别为 91.89% 和 88.89%。

　　匡丽君采用膈下逐瘀汤加减治疗原发性痛经 96 例，每次经前 3～5 天开始服用，至经净痛止。3 个月经周期为一疗程。治愈 60 例，好转 28 例，无效 8 例，总有效率为 91.7%。

　　张慧等将 69 例痛经患者随机分成两组。治疗组 35 例，服用膈下逐瘀汤加味；对照组 34 例，服用元胡止痛片。治疗组于经前 7 日开始服用膈下逐瘀汤加味，每日 1 剂，水煎取汁 400 ml，分 2 次温服，早晚各 1 次，连服 7 天为一疗程。结果：治疗组痊愈 21 例，有效 12 例，无效 2 例，总有效率为 94.29%；对照组痊愈 10 例，有效 14 例，无效 10 例，总有效率为 70.59%。两组综合疗效比较（$u =$ 2.7564，$P = 0.0077$），差异有统计学意义。表明膈下逐瘀汤加味治疗原发性痛经的疗效优于元胡止痛片。

　　许志芃等应用膈下逐瘀汤加味治疗膜样痛经 60 例，治疗组与对照组分别口服中药膈下逐瘀汤加味与消炎痛。治疗组于月经来潮前 3 天开始服中药煎剂，共服 6 剂，每日 1

剂，连续治疗观察 3 个月经周期。结果：治疗组 60 例，总
有效率 93.33%；对照组 56 例，总有效率 42.85%。两组
总有效率经统计学处理，差异有统计学意义（$P < 0.05$）。
说明膈下逐瘀汤加味治疗膜样痛经的疗效显著优于消炎痛，
具有临床实用价值。

在逐瘀汤系列中，我们也检索到利用血府逐瘀汤治疗
痛经的相关文献，其中，有临床观察的相关报导 1 篇。罗
楚兵采用加味血府逐瘀汤治疗痛经 84 例，并与西药治疗 80
例作疗效对照。治疗组用加味血府逐瘀汤水煎取汁 200ml
温服，每日 2 次，连服 1 个月；对照组用炔诺酮片口服，
于月经第 5 天起服，每日 1 次，每次 2.5mg，连服 20 天。
近期疗效比较：治疗组有效率 85.7%，对照组有效率
67.5%，$P < 0.01$。两组不同时间痛经复发情况比较：治疗
组中 3 个月内复发者 1 例，占 1.7%；6 个月内复发者 3
例，占 5.2%；1 年内复发者 5 例，占 8.6%。对照组中 3
个月内复发者 2 例，占 4.8%；6 个月内复发者 5 例，占
11.9%；1 年内复发者 8 例，占 19%。经统计学处理，两
组存在明显差异（$P < 0.01$），治疗组复发率在任何时间段
均明显低于对照组复发率。

2. 四物汤及桃红四物汤

四物汤由《金匮要略》中的胶艾汤减去阿胶、艾叶、
甘草而成，主治营血亏虚、血行不畅之证。方中熟地甘温
厚味而柔润，长于滋阴养血，当归补血养肝、和血调经，
白芍养血柔肝和营，川芎活血行气、调畅气血，故本方血
虚者用之以补血，血瘀者用之可行血。于此方的基础上加

桃仁、红花而成桃红四物汤，则偏重于活血化瘀，更适用于血瘀之证。痛经者辨证无外乎虚实两端，血虚者不荣则痛，血瘀者不通则痛，均适用四物汤类以补血活血、通经止血。我们检索到运用四物汤及桃红四物汤治疗痛经的相关文献共 56 篇，包括临床观察及关于四物汤（类）的镇痛作用机制的实验研究文献。

　　陈海标等纳入 56 例患者，随机分为治疗组 32 例、对照组 24 例。对照组采用西医对症治疗：① 适当应用镇静、镇痛、解痉药（安定、强痛定、杜冷丁、阿托品、654 - 2）；②前列腺素合成酶抑制剂（布洛芬、消炎痛、氟芬那酸）；③ 口服避孕药抑制排卵。连续治疗 3 个月经周期。治疗组予桃红四物汤加味：桃仁、当归、川芎、乌药、香附、郁金、柴胡、牛膝各 10g，熟地黄 12g，白芍、延胡索各 15g，红花、炙甘草各 6g。加减：小腹冷痛，遇寒痛甚，得热则舒者加艾叶 10g，肉桂（焗）6g；自觉腹中灼热、口苦口干、舌红苔黄者去香附，加栀子、黄芩、牡丹皮各 10g；腰骶酸痛明显者加杜仲、续断各 15g；气虚乏力、头晕心悸者加党参、黄芪各 20g。每天 1 剂，水煎服。每月行经前 5 天开始服药，服至月经来潮 1~2 天，疼痛缓解后即停药。连续治疗 3 个月经周期。结果：治疗组治愈率、总有效率分别为 68.75% 和 93.75%；对照组分别为 8.33% 和 66.67%。两组治愈率、总有效率分别相比，差异均有统计学意义（$P < 0.01$）。说明桃红四物汤治疗原发性痛经有明显疗效，且副作用小，值得临床推广。

　　吴凤海将原发性痛经患者随机分为治疗组 30 例、对照组28例。治疗组用加味四物汤口服，每次水煎150ml，每日2次，自经前1周开始服用；对照组月经来潮即开始服药，给予消炎痛50mg，每日3次。两组均以6天为一疗程，连用3个月。对两组患者进行临床疗效观察。结果：治疗组有效率为100%，对照组有效率为82.14%。经统计学分析，两组临床疗效差异有显著性（$P < 0.05$）。结论：加味四物汤治疗原发性痛经效果佳。

南京中医药大学的一项关于四物汤类方的文献研究用关联规则的数据挖掘方法探讨了古今医家用四物汤类方治疗痛经的用药规则，通过比较其置信度，确定古今医家在用药规律上无显著差别。并通过假设检验找出在治疗痛经时与四物汤关系最密切的药物及药对，发现香附和延胡索这组药对最常与四物汤配合运用，即在用四物汤类方治疗痛经时，香附、延胡索是与四物汤同时出现频率最高的药物。

刘冬等通过实验研究观察了桃红四物汤治疗痛经的作用，并探讨了其机制。方法：①观察桃红四物汤对热板法所致昆明种雌性小鼠疼痛的影响。②复制缩宫素致 Wistar 雌性大鼠痛经模型，观察桃红四物汤不同剂量对大鼠扭体次数、扭体发生率、血浆 β - 内啡肽（β - EP）及子宫组织前列腺素 $F_{2\alpha}$（$PGF_{2\alpha}$）的影响。结果：①与模型组比较，桃红四物汤各剂量组小鼠痛阈均显著提高（$P < 0.01$），痛经大鼠30分钟内扭体次数显著减少（$P < 0.01$），扭体发生率降低；大鼠子宫组织 $PGF_{2\alpha}$ 含量显著降低（$P < 0.01$）；与模型组比较，桃红四物汤高、中剂量组大鼠血浆 β - EP

含量显著升高（$P < 0.05$）。②与田七痛经胶囊组及阿司匹林组比较，差异无显著性（$P > 0.05$）。由此得出结论：桃红四物汤有明显的镇痛作用，并有调节大鼠血浆 β - EP 及子宫组织前列腺素分泌的作用，后者可能解释其镇痛机制。

3. 温经汤

温经汤出自《金匮要略》，具温经散寒、祛瘀养血之功效。方中吴茱萸辛苦大热，入肝、胃、肾经，辛则能散，苦能降泄，大热之性又能温散寒邪，故能散寒止痛；桂枝辛甘温，能温经散寒、通行血脉。两药合用，温经散寒、通利血脉之功更佳，共为君药。当归、川芎、芍药俱入肝经，能活血祛瘀、养血调经；丹皮味苦、辛，性微寒，入心、肝、肾经，功能活血祛瘀，共为臣药。阿胶甘平，气味俱阴，能养肝血而滋肾阴，具有养血止血润燥之功；麦冬甘苦寒，能养阴清热。两药合用，养阴润燥而清虚热，并制吴茱萸、桂枝之温燥。人参、甘草味甘入脾，能益气而滋生化之源，阳生阴长，气旺血充；半夏辛温，亦入脾胃，可通降胃气而散结，与参、草相伍，可健脾和胃，有助于祛瘀调经；生姜亦为辛温之品，功能温里散寒，与半夏合用，以助生化新血。临床上用此经方治疗痛经多获良效，我们检索到相关临床观察的文献 42 篇。

吴正英用温经汤加减治疗寒凝血瘀型原发性痛经 50 例，取得良好疗效。患者于每次行经前 5 天开始服药，每日 1 剂，连服 7 天，3 个月为一疗程，共计 3 个月经周期。治愈 35 例（占 70.0%），好转 12 例（占 24.0%），无效 3 例（占 6.0%），总有效率为 94.0%。

郑玉燕等将 78 例寒凝血瘀型痛经患者随机分为 2 组。治疗组 42 例，口服中药温经汤（香附、当归、川芎、白芍、半夏、乌药、桂枝、吴茱萸、干姜、甘草等），于经前 1 周开始服药至经净为止，每天 1 剂，水煎 2 次，取汁约 300ml，分别于早、晚饭前 1 小时温服，根据临床症状及舌象、脉象变化，每 1 周调整剂量及随证加减。对照组 36 例，口服消炎痛治疗。均连续治疗 3 个月经周期。结果：总有效率，治疗组为 92.9%、对照组为 61.1%，2 组比较，差异有统计学意义（$P < 0.05$）。结论：运用温经汤加减治疗寒凝血瘀型痛经有较好疗效，能明显改善临床症状、体征。

刘华将 90 例患者分为治疗组（52 例）和对照组（38 例）。治疗组给予温经汤内服，经前 2~3 天或经行当天开始服用，每日 1 剂温服，连服 7 天；另给予辛芥散（细辛、白芥子、芒硝各 30g，研碎，混合）装入 20cm×30cm 纱布袋，缝合，用微波炉加热至温热或蒸热，于经前 2~3 天或经行当天开始外敷下腹，连用 7 天。对照组予消炎痛、维生素 B_6 常规剂量于经前或经期腹痛开始时服用，连续服用 7 天，腹部敷热水袋。连用 3 个月经周期为一疗程。观察两组症状改善情况，分析两组疗效差异。结果：治疗组总有效率 96.6%，对照组总有效率 75.0%，两组治愈率比较有极显著性差异（$P < 0.01$）。

另有王成宝、杨声、李文艳、顾玉凤等用温经汤治疗虚寒型痛经取得良好的临床疗效。李红梅、高晓俐报道用温经汤治疗原发性痛经，总有效率在 95% 以上。

4. 当归四逆汤

当归四逆汤出于《伤寒论·辨厥阴病脉证并治》，由当归、桂枝、芍药、细辛、甘草、通草、大枣等味组成，功能温经散寒、养血通脉，主治手足厥寒、脉细欲绝者。方中当归为温补肝血之要药，辅以白芍、桂枝益阴和营、温通阳气、鼓舞血行，以祛经脉中客留之寒邪；白芍、当归相配"酸甘化阴"，能加强补益阴血之力；当归配桂枝"辛甘化阳"，使血脉温通畅行、阳气得充；白芍配桂枝，内疏厥阴、调和营卫；佐细辛以启发肾气，鼓动诸阳之本，使肾阳上升，外温经脉，内温脏腑，通达表里上下，温散内外之寒邪；通草苦寒，既可防桂枝、细辛辛温燥烈，耗伤阴血之弊，又可使归芍补益生化之血得以上注于心，以灌心脉，同时又可通血脉，使经脉之中气血畅行无阻；甘草、大枣旨在补益脾胃，使诸药之精华得以充分吸收。诸药相配，使血补而不滞，阳动而不亢，经脉得温而寒邪自去矣。我们检索到应用当归四逆汤治疗痛经的相关文献22篇，临床报道此方对原发性、继发性痛经均有良好疗效。

齐峰等将97例原发性痛经患者随机抽取67例作为治疗观察组，用当归四逆汤口服，于行前经约1周开始服药，经行即停；其余30例作为西药对照组，予消炎痛片口服，每次25mg，每日3次，饭后半小时服，行经前3天开始服，连服5天。治疗3个疗程并随访1年后比较疗效。结果：中药治疗组总有效率97.0%，西药对照组总有效率76.7%，两组有显著性差异（$P < 0.01$）；随访1年后复发率：中药组为12%，西药组为41%，结果有显著性差异

（$P<0.01$）。表明当归四逆汤治疗原发性痛经在近期和远期疗效上均明显优于消炎痛。

王向红应用当归四逆汤加味治疗青春期痛经患者，于月经前6天开始服用中药煎剂治疗，直至月经来潮第1天止，连用6个月经周期。结果：总显效率为92.31%。结论：当归四逆汤具有温经散寒、祛瘀止痛之效，对于治疗以寒凝胞宫为主要病机的原发性青春期痛经的疗效满意。

黄艳辉等将68例子宫内膜异位症患者随机分为研究组（口服当归四逆汤加减）与对照组（口服孕三烯酮胶囊），比较两组疗效。治疗组予中药煎剂，每日1剂，早晚分服，3个月为一疗程；对照组予孕三烯酮胶囊2.5mg口服，1周2次，从月经第1日开始，连服3个月。结果：研究组总有效率为91.18%，对照组为76.47%，差异有统计学意义。两组治疗后痛经均有所缓解；两组总有效率差异有统计学意义（$P<0.05$），研究组疗效优于对照组。提示当归四逆汤加减治疗子宫内膜异位症疼痛（寒凝血瘀证）疗效确切。

5. 当归芍药散

当归芍药散出自《金匮要略·妇人妊娠病脉证并治》。原载两条：其一在《金匮要略·妇人妊娠病脉证并治》中，有"妇人怀娠，腹中痛，当归芍药散主之"；其二在《金匮要略·妇人杂病脉证并治》中，有"妇人腹中诸疾痛，当归芍药散主之"。该方以芍药养血柔肝、缓急止痛，佐以当归、川芎调肝养血，更配以茯苓、白术、泽泻健脾利湿，使肝血足而气条达，脾运健而湿邪除，肝脾调和而诸证自愈。临床上常用于治疗肝脾不和所致痛经。

吴晓明、李鸿娟将90例原发性痛经患者按顺序分为治疗组（45例）与对照组（45例）。治疗组予加味当归芍药散水煎取汁300ml，早晚2次分服；对照组予布洛芬口服，每次200mg，每日3次。两组均自经前3天开始服用，5天为一疗程，连用3个月经周期，治疗期间停用其他药物。药物治疗3个月经周期后随访3个月。结果：治疗组总有效率91.1%，对照组总有效率60.2%。两组疗效差异有统计学意义（$P<0.05$）。

谢春光等将当归芍药散制成胶囊用于临床，将当归、芍药、川芎、茯苓、白术、泽泻以1∶5.6∶2.7∶1.3∶1.3∶2.7的比例下料，共研细末，装入胶囊，每粒胶囊含药粉0.4g。采用单盲法观察。观察组服用当归芍药散胶囊，中度疼痛患者每次6粒，重度疼痛患者每次8粒，每日3次。实证痛经（气滞血瘀型、寒湿凝滞型）患者和肝脾不和型痛经患者在每次月经来潮前2天开始服药，虚证痛经（气血虚弱型、肝肾亏虚型）患者于经净后第1天开始服药。服药7天为一疗程，共服3个月经周期，并与疗效肯定的田七痛经胶囊对照。系统观察了178例痛经患者的疗效，其治疗痛经的总有效率达92.2%，疗效显著高于田七痛经胶囊。

黄慧玲、黄谦峰报道，于2009年10月至2010年7月间采用当归芍药散加减治疗原发性痛经12例，中药水煎取汁300ml，每次100ml，分早、中、晚3次空腹服用。每次月经前服用1周，3周为一疗程。治愈7例，有效3例，无效2例，有效率为83.3%。郑常军采用当归芍药散（当归10g，赤芍10g，川芎10g，泽泻10g，白术10g，茯苓10g）

水煎取汁 400ml, 于每次月经来潮前 7 日开始服用, 每日 1 剂, 月事至即停服; 并配合艾条温和灸命门、肾俞（双）穴, 每穴 10 分钟, 每次计 30 分钟, 热度以皮肤潮红、患者能耐受为度, 于每次月经来潮前 7 日开始施灸, 每日 1 次, 月事至即停。治疗膜样痛经 45 例, 痊愈 21 例, 显效 15 例, 好转 6 例, 未愈 3 例, 总有效率为 93.3%。李志敏用当归芍药散（当归 20g, 川芎 20g, 炒白芍 20g, 白术 15g, 桂枝 12g, 桃仁 12g, 延胡索 15g, 乌药 12g, 制香附 12g, 川牛膝 20g, 丹参 20g, 甘草 12g）治疗痛经, 于行经前 5 天开始服, 每日 1 剂, 水煎分 2 次服, 连服 10 天为一疗程, 连续治疗 3 个疗程, 并随诊 3 个月。该治疗组全部获效, 其中治愈 49 例, 好转 31 例。另外, 王振、常建文、王慧杰等人在临床上使用本方治疗痛经也取得了满意疗效。

除了临床观察研究外, 我们也检索到关于当归芍药散镇痛机制的实验研究文献 4 篇。周永禄发现, 本方水煎剂对大鼠子宫平滑肌有明显松弛作用, 并能明显对抗催产素所致的子宫收缩。研究还发现, 当归芍药散对小鼠有镇痛、镇静、补血等作用。阿依努尔等用当归芍药散 24g/kg、36g/kg 和 48g/kg 对催产素所致痛经模型小鼠连续灌胃给药 12 天, 发现可显著抑制模型小鼠痛经的发生。郭恒林观察了当归芍药散水煎醇提物对大鼠子宫平滑肌的影响。结果显示: 当归芍药散水煎醇提物可抑制大鼠离体子宫的自发收缩, 对抗垂体后叶素、前列腺素 E_1 引起的子宫收缩加强, 使子宫平滑肌完全舒张, 保护垂体后叶素所致的大鼠痛性痉挛, 并能抑制副前列腺素 E_1 所致的子宫平滑肌痉挛。叶靖宇等研究发现，当归芍药散对离体培养的大鼠卵巢颗粒细胞增殖具有明显的促进作用，其治疗原发性痛经的机制可能与其促进卵巢颗粒细胞生长效应相关。谢春光研究发现，经当归芍药散治疗后的痛经患者，异常的血液流变学指标、血浆 $PGF_{2\alpha}$、经血 $PGF_{2\alpha}$ 都得到了很好的改善，当归芍药散对这些异常指标的改善幅度，显著大于田七痛经胶囊。

除以上常见方剂外，还有很多学者将逍遥散、调肝汤、芍药甘草汤、宣郁通经汤、吴茱萸汤、失笑散等古方应用于痛经的治疗，均取得较好的疗效。究其医理，不外乎立足于中医辨证施治的基本思想，进而因时因地因人制宜，最终达到同病异治的目的。

（二）自拟汤剂研究

临床上亦有许多学者是立足于中医辨证，因人而异，以虚、实辨证为基础，基于"不通则痛"与"不荣则痛"的病机，或以温经散寒化瘀止痛，或以疏肝理气通经止痛，或以益气养血、活血止痛等为法，自拟经验方加减以治疗痛经，亦取得较为满意的疗效。其中不乏名老中医的经验方。文献检索到治疗痛经的自拟方临床研究文献共136篇。以下选择有代表性的自拟方简述之。

徐传花阐述了南京中医药大学名老中医夏桂成治疗子宫内膜异位症所致痛经的经验。夏老主张经前期及经期偏重活血化瘀，兼以温阳止痛。常用方药为经验方——蜕膜散：肉桂5g，五灵脂10g，三棱10g，莪术10g，白芥子10g，续断10g，杜仲10g，延胡索15g，牡丹皮10g，益母草 30g。水煎剂，于经前 3 天服至经期结束。小腹冷痛明显者，加艾叶 10g，吴茱萸 3g，甚者加制附子 6g；小腹胀痛明显者，加醋制香附 10g，沉香粉（冲服）3g；小腹坠胀明显者，加黄芪 15g，炙升麻 6g；小腹刺痛，经前黄带多者，加败酱草 15g，薏苡仁 15g，红藤 15g；出血量多者，加血竭（冲服）6g，炒蒲黄（另包）10g，或三七粉（冲服）1.5g；痛甚者，加全蝎粉 1.5g，蜈蚣粉（冲服）1.5g。而平时结合月经周期以治其本，常用经验方——补阳消癥汤：怀山药、续断、菟丝子、鹿角片、当归、赤白芍、牡丹皮、茯苓各 10g，白芥子 10g，石见穿 15g，五灵脂 9g，生山楂 10g。方中五灵脂、生山楂、当归可根据症状加减，余药共补肾之阴阳，阴中求阳，阳旺则血脉流通、瘀消痰化。小腹与肛门坠胀、神疲乏力、大便易溏，兼有气虚之象者，宜加入黄芪 15g，党参 15g，升麻 6g 升提阳气；伴胸闷烦躁、乳房胀痛、大便艰，夹肝经湿热之象者，加川楝子 10g，栀子 10g，薏苡仁 15g 以清热。

湖北省名老中医刘云鹏以"瘀热"立论，用自拟柴枳败酱汤治疗女科经、带、产、杂病中的小腹疼痛，临床用治痛经屡获其效。基本方药组成：柴胡 9～15g，赤芍 15g，枳实 9g，甘草 6g，三棱 9～15g，红藤 15～30g，败酱草 30g，香附 9～12g，酒大黄 9～12g。随证加减。

成都中医药大学"火神派"传人卢崇汉用自拟扶阳温通汤治疗寒凝血瘀型痛经有良好临床疗效。处方：制附片（先煎 2 小时）60g，桂枝 30g，小茴香 20g，苍术、吴茱萸、当归、青皮、生蒲黄、乌药各 15g，艾叶 12g，炙甘草

6g，生姜 50g，干姜 30g。

马世杰将 106 例中、重度原发性痛经患者随机分为两组。治疗组予自拟破血定痛汤（处方：土鳖虫 5g，没药 10g，三棱 10g，莪术 10g，牡丹皮 10g，肉桂 5g，延胡索 10g，乌药 10g，当归 10g，白芍 30g，熟地黄 20g。加减：气滞明显加香附 10g，川楝子 9g；手足发凉加桂枝 15g；伴恶心呕吐加砂仁 6g）口服，在月经前 5~7 天开始服药，水煎服，每日 1 剂，服药 5~7 剂至月经来潮。对照组予元胡止痛片 5 片，每日 3 次口服，加月月舒 10g，每日 3 次口服。两组均连续治疗 3 个月为一疗程，疗程结束后判定疗效。结果：治疗组总有效率 96.43%、对照组总有效率 76.00%，差异有统计学意义（$P < 0.05$），治疗组优于对照组。

韩亚芳将 124 例寒湿凝滞型原发性痛经患者随机分为中药治疗组 62 例、西药对照组 62 例。治疗组予藁本细辛四物汤（基本方药物组成：当归、白芍、生地各 12g，川芎、干姜、苍术、茯苓、艾叶、甘草各 10g，肉桂、藁本各 8g，小茴香 5g，细辛 2g。手足不温、大汗淋漓者加附子 8g）煎服，于每个月经周期行经前 3 天开始服药，每日 1 剂，分 3 次温服，连服 6 天为一疗程，连续服用 3 个月经周期，忌辛辣及生冷。治疗组予布洛芬胶囊常规剂量口服，经前 3 天始服，连服 6 天为一疗程。治疗 3 个疗程后比较两组的治疗效果。结果：治疗组总有效率为 98.39%，治愈率为 87.1%；对照组总有效率为 80.65%，治愈率为 33.87%。两组比较，有显著性差异（$P < 0.05$）。提示自

拟藁本细辛四物汤可以明显提高治疗寒湿凝滞型原发性痛经的效果。

范春香采用经验方经痛宁方（川楝子、延胡索、桃仁、红花等）治疗气滞血瘀型原发性痛经 103 例，水煎服，每日 1 剂，分 2 次服，于每次月经前 7 天开始服药，3 个月为一疗程。总有效率为 90.29%。结论：经痛宁方汤剂有理气活血、行瘀止痛的功效。

焦敏等通过学习上海中医药大学岳阳医院王采文主任医师的经验，结合自己的临床实践，拟用脂芍汤治疗子宫内膜异位症痛经患者 40 例（治疗组）。基本用药：五灵脂 15g，赤芍 15g，丹参 15g，红藤 20g，败酱草 20g，紫花地丁 20g，没药 10g，广地龙 12g，延胡索 12g。气虚者加黄芪；气滞者加枳壳、乌药；腰酸者加续断、杜仲、菟丝子；有癥瘕者加夏枯草、牡蛎、海藻。水煎服，每日 1 剂，3 个月经周期为一疗程。对照组：自月经周期第 1 天开始口服米非司酮，连服 3 个月。结果：治疗组 40 例，显效 26 例，有效 11 例，无效 3 例，总有效率 92.5%；对照组 30 例，显效 21 例，有效 6 例，无效 3 例，总有效率 90.0%。两组比较，无显著差异（$P > 0.05$）。脂芍汤与米非司酮疗效相当，脂芍汤无禁忌证，无明显不良反应，易被患者接受，临床价值更显著。

胡群英、罗娟珍将 80 例寒湿凝滞型原发性青春期痛经患者随机分成中医治疗组（简称治疗组）40 例和对照组 40 例，比较两组治疗前后综合疗效及症状积分。对照组予口服芬必得胶囊 600mg，早晚各服 300mg；治疗组用补肾活血祛湿法，方药基本组成：巴戟天、淫羊藿、桂枝、小茴香、艾叶、延胡索、当归、川芎、白芍、茯苓、香附、苍术、甘草。两组均在月经前 5 天开始服药，经来停止，连用 3 个月经周期后观察疗效。结果：治疗组与对照组治疗后比较，痊愈率有极显著性差异（$P < 0.01$）、总有效率有显著性差异（$P < 0.05$）；症状积分比较有显著性差异（$P < 0.05$）。说明补肾活血祛湿法对于治疗寒湿凝滞型原发性青春期痛经的疗效满意。

　　戴丽莉对原发性痛经患者采用自拟疏经宁痛汤（方由柴胡 10g，当归 10g，丹参 10g，香附 10g，益母草 10g，川芎 5g，延胡索 10g，白芍 10g，生地黄 10g，山楂 10g，甘草 3g 组成）进行治疗，将 64 例患者随机分为观察组和对照组，采用随机、单盲、阳性药物平行对照的方法，观察两组临床疗效、治疗前后的症状体征积分、经血前列腺素（$PGF_{2\alpha}$）水平变化和子宫动脉血流动力学指标等。观察组予中药汤剂口服，由医院煎药房统一制成水煎剂，每剂分装两袋，每袋 100ml，于经前 4 天开始服用至月经来潮后 3 天，每天 1 剂，分早晚 2 次口服。对照组予布洛芬缓释胶囊常规剂量口服，服药时间同治疗组。7 天为一疗程，共治疗 3 个疗程。结果：观察组总有效率为 84.38%、对照组为 65.62%，差异有统计学意义（$P < 0.05$）；两组治疗后月经血 $PGF_{2\alpha}$ 水平均较治疗前降低，差异有统计学意义（$P < 0.05$），治疗前后两组间经血 $PGF_{2\alpha}$ 水平比较差异无统计学意义（$P > 0.05$）；治疗后两组间子宫动脉血流动力学指标相比，差异有统计学意义（$P < 0.05$）。结论：自拟疏

经宁痛汤能有效治疗原发性痛经。

张青云采用温经活血汤治疗原发性痛经 125 例,并与消炎痛治疗 125 例对照观察。对照组予消炎痛口服,常规剂量,于月经前 2～3 天开始服药至月经干净后停用。治疗组予温经活血汤(药物组成:当归 10g,川芎 10g,赤芍 10g,陈皮 10g,香附 10g,乌药 10g,熟地黄 10g,制乳香 10g,小茴香 10g,姜黄 10g,紫苏叶 10g,甘草 10g,生姜 10g,吴茱萸 6g。血瘀有热加牡丹皮 10g;肝经郁火去姜黄、吴茱萸,加柴胡 6g,栀子 10g,牡丹皮 10g;血虚加阿胶 10g;疼痛剧烈加罂粟壳 6～10g),日 1 剂,分 2 次饭前温服,共服 2 个月为一疗程。两组治疗前后疼痛分级比较,差异有统计学意义($P < 0.05$),治疗后优于治疗前;治疗组治疗后疼痛分级与对照组治疗后比较差异有统计学意义($P < 0.05$),治疗组优于对照组。

孟凤云随机将痛经患者分成治疗组 28 例和对照组 22 例。治疗组采用自拟颗粒剂方(吴茱萸、小茴香、炮姜、细辛、乌药、香附、延胡索、川楝子等),于经前 3 天开始服药,经行继续服用,连用 1 周,连续用药 3 个月经周期;对照组用复方益母草膏,服法、疗程同治疗组。用由 Huskisson 创立的并被美国国立卫生研究所制定的测定临床疼痛的视觉模拟标尺法(VAS)对痛经进行客观量化评价,同时用 RSS 回顾性量表评价痛经伴随症状,尽可能减少主观因素对疼痛判断的影响。观察服药 3 个月经周期后及停药 2 个月后的疗效。结果提示:临床多见寒凝血瘀、气滞血瘀型原发性痛经,且温经理气化瘀法治疗原发性痛经优于活血化瘀法。

二、主要中药注射液的现代文献研究

关于治疗痛经的中药注射液，检索到的文献数量相对较少，主要有当归注射液（以用于穴位注射为主）、复方丹参注射液（用于静脉或肌肉注射），另有红花注射液可用于穴位注射或肌肉注射等。下面分述之。

1. 当归注射液

当归甘、辛，温，归肝、心、脾经，既能补血活血，又能止痛，为妇科要药。《本草正》言："其味甘而重，故专能补血，其气轻而辛，故又能行血，补中有动，行中有补，诚血中之气药，亦血中之圣药也……大约佐之以补则补，故能养营养血，补气生精，安五脏，强形体，益神志，凡有形虚损之病，无所不宜。"当归注射液制剂临床应用于穴位注射时，可同时发挥药物与经络、腧穴的双重作用，使经络激发不滞、血脉疏通不阻，致"通则不痛"而达到治疗痛经之目的。

李安瑜等以当归注射液为主治疗气滞血瘀型及寒湿凝滞型痛经，辨证取穴用穴位注射，效果显著，总有效率为92.7%。张桂明用当归注射液穴位注射治疗原发性痛经，按中医学对痛经的不同辨证分型选穴，疗效显著。

王崤峰于经前2~3天，在双侧三阴交穴各注射当归注射液2ml，每天1次。月经来潮时再注射2~3天。平时根据气滞、血瘀、胞宫虚寒等不同证型，对症给予逍遥丸、四制香附丸、艾附暖宫丸等服用。治疗后全部病例腹痛均明显缓解或消失。

赵明新等纳入原发性痛经辨证为气血虚弱型者 9 例，用复方当归注射液加维生素 B_{12} 注射液于月经前 2 日或月经期穴位注射治疗，每个月经周期治疗 1 次，并与口服扶他林片组对照。临床效果，治疗组优于对照组。

王敏、赵百宝均在临床上运用当归注射液穴位注射治疗痛经，疗效良好。

2. 复方丹参注射液

复方丹参注射液为丹参和降香水溶性提取物的灭菌性水溶液，有活血化瘀、理气开窍及扩张血管之功效。其中，丹参能改善脏器的缺血再灌注损伤，并有祛瘀生新、活血调经之功能，降香有行血止血、理气止痛及舒筋活血的作用。其作用原理可能是通过增加脏器的供血，降低局部压力，解除痉挛而使疼痛减轻。

陈淑鄂纳入痛经患者 49 例，其中，对照组 25 例、治疗组 24 例。对照组于痛经症状发作时用元胡止痛片口服，治疗组于月经来潮前 5 天用复方丹参注射液 16ml 加入 5% 葡萄糖液 250ml 中静脉点滴，均使用 3～5 个月经周期。治疗后，治疗组疗效明显优于对照组。

倪亚用复方丹参注射液 2ml 肌肉注射治疗痛经患者 32 例，均可致患者疼痛缓解或消失。

3. 红花注射液

红花有活血通络、祛瘀止痛之效，红花注射液的有效成分红花黄色素可抑制 ADP 诱导的血小板聚集、提高纤维蛋白溶解活性、降低血液黏稠度、扩张微血管、改善微循环。临床有医生用其治痛经亦获效。

张利梅共观察了 2009～2010 年妇科门诊患者 100 例，随机分为两组。观察组 50 例，予红花注射液穴位注射，取穴：关元、中极、地机、肾俞、三阴交。经前 1 周每穴注射 1ml，每日 1 次，连续注射 10 天。对照组 50 例，口服芬必得。2 组均连续治疗 3 个月经周期。结果：观察组总有效率 98.00%、对照组总有效率 72.00%。观察组疗效优于对照组（$P < 0.05$）。

韦冰用红花注射液肌注治疗原发性痛经 90 例，于月经周期第 20 天开始予红花注射液 5ml 肌注，每日 2 次，10 天为一疗程，并与维生素 B_{12} 肌注作对照。结果：治疗组近期（第 1 个月）总有效率为 83.5%（对照组为 10%），远期（半年）总有效率为 80%，半年复发率为 3.3%，疗效良好。

三、口服中成药的现代文献研究

口服中成药主要由中药材按一定治疗原则配方制成，主要剂型有胶囊、丸剂、膏剂、颗粒、片剂等。临床上治疗痛经的中成药很多，主要可分为两种：一是依据古方制作而成，如散结镇痛胶囊、桂枝茯苓胶囊、田七痛经胶囊等；二是依据名老中医经验方剂制作而成，如丹莪妇康煎膏等，有的已经获准上市，还有一部分是作为医院内部制剂使用。我们按上述检索方式检索，经过筛选、剔除重复及不符合纳入标准的文献后，有关临床应用研究及机制基础研究的文献共 121 篇，共收集治疗痛经的中成药 35 种。

其中，常见中成药有散结镇痛胶囊、丹莪妇康煎膏、桂枝茯苓丸（胶囊）、田七痛经胶囊等，作用上基本以化瘀止痛或理气止痛为大法。

1. 散结镇痛胶囊

散结镇痛胶囊是由古方血竭散（《增效产乳备要》）及消瘰丸（《医学心悟》）化裁而来。方中血竭、三七专入血分以攻其瘀，使瘀去则新生；浙贝母等清热化痰、软坚散结，意在湿去热除，以利气血畅行，自无瘀滞之弊。上述几味药为临床常用中药，为药典所载，无十八反、十九畏之忌，是国家中药注册分类第六类新药。取其软坚散结、化瘀定痛的功效，临床上多用于治疗由子宫内膜异位症或子宫腺肌症等引起的继发性痛经。亦有用于治疗原发性痛经的报道。

魏友胜、刘慧燕等均在临床上观察了散结镇痛胶囊对继发性痛经的治疗效果。他们分别观察了 122 例和 92 例继发性痛经患者，将患者随机分为治疗组和对照组，治疗组于经期第一天始予散结镇痛胶囊口服，每次 4 粒，每日 3 次，连服 3 个月（月经期不停服）；对照组于月经期给予口服布洛芬，每次 50mg，每日 2 次，不适症状消失后停止服药。两组均治疗 3 个月经周期，治疗后观察痛经症状是否改善。结果提示：治疗组在改善痛经症状方面效果明显优于对照组，药物不良反应也较小。

刘小娟选取子宫腺肌症痛经病例 85 例，随机分为治疗组 50 例、对照组 35 例。治疗组使用散结镇痛胶囊口服，对照组服用孕三烯酮片口服，均按常规服用方法，连服 3

个月经周期，从月经周期的第一天开始服药（患者在治疗期间不得服用对主症主病起治疗作用的其他药物），并观察药物的不良反应，随后进行 6 个月的跟踪调查。结果：经过 3 个月经周期的观察，治疗组临床总有效率为 90.0%、对照组临床总有效率为 77.14%。治疗组痛经评分明显降低，痛经时间缩短，与对照组比较差异显著（$P < 0.01$），6 个月后复发率低于对照组。结论：两组治疗结果比较，差异有统计学意义（$P < 0.01$）。

董秀华则观察了散结镇痛胶囊对原发性痛经的疗效。其将 167 例原发性痛经患者随机分为治疗组（予散结镇痛胶囊口服，每次 4 粒，每日 3 次，连服 3 个月）及对照组（予消炎痛口服），比较两组治疗效果及药物不良反应。结果：两组治愈率及总有效率比较，差异有统计学意义，治疗组治愈率及总有效率均高于对照组。在不良反应项目上，治疗组低于对照组，两组比较差异有统计学意义。提示散结镇痛胶囊治疗原发性痛经疗效良好，不良反应发生率低。

除了观察散结镇痛胶囊治疗痛经的临床疗效外，我们还检索到有关此药物对痛经患者血浆 $PGF_{2\alpha}$ 的影响的相关文献 1 篇。刁英将 198 例原发性痛经患者随机分为 2 组：治疗组 100 例，采用散结镇痛胶囊治疗；对照组 98 例，采用消炎痛治疗。结果：①治疗组、对照组的总有效率分别为 93.0% 和 88.8%，两组比较无显著差异（$P > 0.05$）；治愈率分别为 45.0% 和 15.3%，两组比较差异有统计学意义（$P < 0.05$）。②两组治疗后经期 $PGF_{2\alpha}$ 水平明显下降，与治疗前相比较，差异均有统计学意义（$P < 0.05$，$P < 0.01$）。

③两组副作用发生率，实验组显著低于对照组（$P <$
0.005）。可见，散结镇痛胶囊治疗原发性痛经疗效显著，
并能降低患者经期 $PGF_{2\alpha}$ 水平，或能解释其镇痛机理。

临床前动物实验结果提示，散结镇痛胶囊主要药理作
用有以下几点：①具有一定的镇痛、抗感染和解痉作用。
②能降低血浆 $PGF_{2\alpha}$、TXB 及血清雌二醇的浓度，升高血
清黄体酮的含量。③动物实验中可提高小鼠的机体免疫功
能并改善微循环。

2. 丹莪妇康煎膏

丹莪妇康煎膏以昆明医学院第二附属医院妇产科主任
蔡丽珊的经验方为基础制成，由丹参、莪术、三七、赤芍、
淡竹叶、柴胡、当归、三棱、香附、延胡索、甘草等药物
组成，具有活血化瘀、疏肝理气、调经止痛、软坚化积的
功效。各味药入肝经以调理气血，药性温和。全方重在疏
肝解郁、行气活血、调经止痛。我们整理相关文献发现，
临床上用此药治疗原发性或继发性痛经均取得了良好的疗
效。有临床报道提示，此药对辨证为气滞血瘀型的痛经患
者疗效良好，并探讨了其相关作用机制。

黄晔将60例血瘀型痛经患者随机分为两组（治疗组和
对照组）。治疗组给予丹莪妇康煎膏口服，每次15g，每天
2次，从月经前15天开始服用，连服15天后停服；对照组
给予痛经宝颗粒，每次1袋，每天2次，于月经前7天开
始服用，持续至月经来潮3天后停服。均连续服用3个月
经周期为一疗程。观察停药3个月后 $PGF_{2\alpha}$、PGE_2 变化，
疼痛状况及临床疗效。结果显示：治疗前后两组患者

$PGF_{2\alpha}$、PGE_2 变化存在显著性差异（$P < 0.05$）；治疗后比治疗前疼痛状况改善明显（$P < 0.05$），并且用药后两组疼痛状况比较也有显著性差异（$P < 0.05$）；两组总有效率分别为 90.00% 和 83.33%，有显著性差异（$P < 0.05$）。说明丹莪妇康煎膏能减少痛经期子宫内膜和经血中 $PGF_{2\alpha}$ 的表达，增加 PGE_2，改善患者的疼痛状况。

痛经是子宫内膜异位症患者主要的临床症状，有人用丹莪妇康煎膏治疗子宫内膜异位症疼痛患者取得良好疗效，且不良反应少。朱凤君将 91 例伴有疼痛的子宫内膜异位症患者随机分为治疗组和对照组，分别给予丹莪妇康煎膏和孕三烯酮胶囊口服。丹莪妇康煎膏在月经前第 10 天开始服用，每次 15g，每天 2 次；孕三烯酮胶囊按常规用药。均用药 12 周，观察疼痛改善状况和不良反应状况。结果：治疗组和对照组治疗痛经的疗效分别为 90.00% 和 87.80%，两组比较差异无统计学意义（$P > 0.05$）；两组均能显著改善患者疼痛状况，但治疗组更明显（$P < 0.05$）；不良反应治疗组要远远少于对照组。

有临床报道提示，丹莪妇康煎膏对原发性痛经的治疗效果更好。唐英选取 2007 年 10 月至 2009 年 10 月就诊的气滞血瘀型痛经患者 120 例（其中，原发性痛经、继发性痛经各 60 例），给予丹莪妇康煎膏口服治疗 3 个疗程，于月经前 10 天左右开始不间断服药 15 天（包括月经期），15 天为一疗程，连服 3 个疗程。对治疗前后痛经情况及疗效进行评分，并测定肝肾功能、血常规、血黏度。结果：原发性痛经总有效率为 86.67%，继发性痛经总有效率为

63.33%。痛经症状积分比较：原发性痛经组治疗后积分明显低于继发性痛经组治疗后积分。治疗前后血流变、全血黏度高切、全血黏度中切、全血黏度低切均明显下降，具有显著差异（$P < 0.05$）。肝肾功能、血常规的测定结果显示服药前后比较差异无显著性。说明丹莪妇康煎膏治疗气滞血瘀型痛经疗效确切，且对原发性痛经效果更佳。

李丽娟将 123 例原发性痛经患者随机分为治疗组 62 例和对照组 61 例。治疗组用丹莪妇康煎膏口服，每次 15g，每天 2 次，从月经前 10 天开始服用，经期不停药，连服 15 天为一疗程；对照组用去氧孕烯炔雌醇片（妈富隆）常规服用。均服药 3 个疗程后观察两组的治疗效果。结果：总有效率，治疗组为 93.6%、对照组为 93.4%，两组比较，差异无统计学意义（$P > 0.05$），也提示了丹莪妇康煎膏对原发性痛经有良好的临床疗效。

杨云等试图从观察药物对患者血液流变学影响的角度探讨丹莪妇康煎膏治疗原发性痛经的作用机理。选取 75 例原发性痛经患者，给予丹莪妇康煎膏口服，停药 3 个月后，观察其临床疗效和对血液流变学的影响。结果：丹莪妇康煎膏治疗原发性痛经的总有效率为 89.33%，且治疗后疼痛状况较治疗前有显著改善（$P < 0.05$）；治疗后原发性痛经患者血浆黏度、不同切变率下的全血黏度、红细胞压积、纤维蛋白原及红细胞最大聚集指数显著降低（$P < 0.05$），红细胞变形能力显著增强（$P < 0.05$）。由此推断，丹莪妇康煎膏通过改善血液的流变性、降低血液黏度及红细胞的聚集状态、提高红细胞的变形能力，有效改善了子宫微循

环，从而起到治疗原发性痛经的作用。

3. 桂枝茯苓胶囊

桂枝茯苓丸最早见于东汉张仲景的《金匮要略》，由桂枝、茯苓、牡丹皮、桃仁、芍药组成，该药具有活血化瘀、破瘀散结、祛瘀生新、理气止痛之功效。其证的基本病机为瘀血内阻下焦胞宫，故因瘀血内滞而导致的痛经用此方治疗多获良效。

常改芝观察桂枝茯苓胶囊治疗子宫内膜异位症痛经的疗效。方法：将患者随机分为两组，对照组给予口服枸橼酸他莫昔芬，每日 2 次，每次 10mg；观察组予口服桂枝茯苓胶囊，每日 3 次，每次 3 粒，每个月经周期前 3 天开始服药，连服 7 天。连续服用 3 个月为一疗程，观察两组疗效及治疗前后血清 CA125 的表达。结果：观察组总有效率明显高于对照组，血清 CA125 水平的下降值亦明显高于对照组。结论：桂枝茯苓胶囊治疗子宫内膜异位症痛经效果明显，且能有效调节血清 CA125 的表达。

尹晓雁将 60 例患者采用随机方法分为 A、B 两组，每组 30 人，并以双盲法进行临床观察：A 组服用 1 号（桂枝茯苓胶囊）、B 组服用 2 号（安慰剂），两组服药方法相同，每次 3 粒（每粒 0.31g），每日 3 次，每个月经周期于经前 3 天开始服药（餐后 0.5 小时），连服 7 天（首次或月经期不定者于行经第 1 天开始服药），连续服用 3 个月经周期为一个疗程。两组疗效比较：A 组痊愈 3 例（10%），显效 10 例（47%），无效 3 例（10%），总有效率为 90%；B 组显效 1 例（3%），有效 11 例（37%），无效 18 例

（60%），总有效率为40%。两组总有效率比较，差异有统计学意义（$P<0.05$）。两组治疗前后血流变比较：A组治疗后血流变指标与本组治疗前比较差异有统计学意义（$P<0.01$），与B组治疗后比较，差异亦有统计学意义（$P<0.05$）；B组治疗前后比较血流变指标略有改善，但差异无统计学意义（$P>0.05$）。两组患者月经血$PGF_{2\alpha}$比较：A组治疗前后月经血$PGF_{2\alpha}$与本组治疗前后比较差异有统计学意义（$P<0.05$），B组治疗后月经血$PGF_{2\alpha}$指标略下降，但差异无统计学意义（$P>0.05$）。不良反应：30例患者在服用桂枝茯苓胶囊时，有5例感觉胃脘部不适、隐隐作痛，嘱改为饭后30分钟服用，症状消除，在观察过程中尚未发现明显不良反应，血尿常规、心电图、肝肾功能指标未见明显异常。

李莉则对桂枝茯苓胶囊治疗痛经进行了一项实验研究：用缩宫素腹腔注射分别诱发大鼠、小鼠痛经模型；蛋清和二甲苯分别诱导大鼠、小鼠急性炎性反应模型；热刺激、冰醋酸诱导小鼠疼痛反应模型。结果：桂枝茯苓软胶囊4.32g/kg，2.16g/kg，1.08g/kg（大鼠）及8.64g/kg，4.32g/kg，2.16g/kg（小鼠）灌胃给药，能显著抑制缩宫素所致的大鼠、小鼠扭体反应次数，减少痛经大鼠子宫中$PGF_{2\alpha}$水平；抑制蛋清所致大鼠足肿胀和二甲苯所致小鼠耳肿胀；减少冰醋酸刺激引起的小鼠扭体反应次数；对热刺激引起的小鼠疼痛反应无明显影响。结论：桂枝茯苓软胶囊灌胃给药能抑制缩宫素诱导的动物痛经反应，有明显抗炎和镇痛作用，而抑制子宫$PGF_{2\alpha}$释放可能是其作用机制之一。

李芳等通过比较桂枝茯苓丸方药半仿生提取液（简称SBE 液）与水提取液（简称 WE 液）对药物诱发痛经模型的影响来明确桂枝茯苓丸治疗痛经的疗效。他们以小鼠为对象，比较了桂枝茯苓丸方药 SBE 液和 WE 液对缩宫素和对前列腺素 E_1 所致实验性痛经模型的影响。结果：两种方法提取液对两种实验性痛经模型具有很好的改善症状作用；抑制率：SBE > WE。结论：桂枝茯苓丸方药 SBE 液的抗实验性痛经作用优于 WE 液。

4. 田七痛经胶囊

田七痛经胶囊主要由田七末、醋炒五灵脂、蒲黄、延胡索、川芎、小茴香、广木香组成。本方以延胡索、广木香行气以止痛，川芎、田七末、小茴香活血通经，五灵脂、蒲黄、田七末化瘀。气行则血行，活血则经血运行畅利，化瘀则可促进瘀血之排出与吸收，全方可使血气调和，标本并治，以收止痛之效。现代医学研究表明，活血化瘀药如川芎、延胡索、蒲黄、五灵脂能降低前列腺素 $PGF_{2\alpha}$ 水平，扩张血管，增加血流量，舒张子宫平滑肌，降低血液黏滞性，改善血液流变学指标。

宁艳将 73 例原发性痛经患者随机分为治疗组和对照组，治疗组用田七痛经胶囊治疗，在每次月经来潮前 7 天给予服药，每日 3 次，每次 3~6 粒，连续服用 15 天，对照组用女金胶囊治疗，均用药 3 个疗程。观察临床疗效并检测血清雌激素（E_2）、血浆催产素（OT）及血液流变学指标。结果：两组的痊愈率、总有效率分别为 58.14%、93.02%（治疗组）和 23.33%、80.00%（对照组）。两组疗效比较有极显著性差异（$P < 0.01$）。结论：田七痛经胶囊能降低患者异常升高的 E_2 水平，对 OT 水平有调节作用，能改善血液黏度，治疗前后比较有显著性差异（$P < 0.05$、$P < 0.01$）。由此可见，田七痛经胶囊治疗原发性痛经疗效好、毒副作用小。其作用机制可能是缓解子宫过度收缩，改善子宫的缺血状态，从而有效解除或缓解疼痛。

5. 莪棱胶囊

广东省中医院妇科主任司徒仪教授数十年来致力于子宫内膜异位症的治疗，从"瘀血"的病机出发，创立了以活血化瘀、行气止痛、软坚散结为治法的子宫内膜异位症专科经验方莪棱合剂，后经进一步的优化精简，并在剂型上进行了改革，创立了莪棱胶囊。现广泛应用于临床，对子宫内膜异位症及子宫腺肌症引起的痛经有良好的治疗效果。

莪棱胶囊由三棱、莪术、丹参、赤芍、郁金、浙贝、内金、鳖甲等组成。方中三棱辛、苦，性寒，莪术辛、苦，性温，协同共达破血行气、化瘀消癥止痛之功效，二者为君；丹参苦，微寒，化瘀活血、调经止痛；郁金辛、苦，性寒，活血化瘀行气、解郁，为臣；赤芍苦，微寒，活血凉血、通顺血脉、去瘀滞而散结；内金消食散结；浙贝清火散结、消癥止痛；鳖甲咸平，软坚散结化瘀。诸药合用，共奏理气活血、化瘀消癥散结之功效。

司徒仪选择符合诊断标准之子宫内膜异位症患者共 97 例，随机分为治疗组 65 例、对照组 32 例，分别用莪棱胶囊（每日 3 次，每次 6 粒口服）和西药丹那唑（每日 2 次，每次 0.2g 口服）治疗 6 个月。结果：莪棱胶囊组痛经患者积分显著降低（$P < 0.05$），提示莪棱胶囊缓解痛经效果明显。

黄艳辉等将 75 例子宫内膜异位症患者随机分为 3 组，即莪棱胶囊组（口服莪棱胶囊，每次 6 粒，每日 3 次，从月经第 5 天开始服用，经期停服，连用 3 个月经周期）、内美通组（口服内美通，每次 2.5mg，每周 2 次，从月经第 1 天开始，连服 3 个月）及空白对照组（不服药），每组 25 例，观察各组患者治疗前后症状、体征改善情况，以及治疗前后血清 EMAb、CA125、PRL 水平变化。治疗 3 个月后，莪棱胶囊组患者痛经明显缓解，痛经发生率从 84% 下降至 48%，卵巢巧克力囊肿亦明显缩小（$P < 0.05$）；血清 CA125、PRL 水平明显降低（$P < 0.05$），EMAb 转阴率达 33.33%（$P < 0.05$），与内美通疗效相似（$P > 0.05$）。结论：莪棱胶囊能有效治疗气滞血瘀型子宫内膜异位症，缓解痛经、缩小卵巢巧克力囊肿，可能与其下调血清 CA125、PRL 水平，促进 EMAb 转阴有关。

程兰将 66 例患者随机分为 2 组各 33 例。治疗组经腹腔镜或剖腹行内膜异位囊肿保守性手术，术前 3 个月、术后 7 天应用莪棱胶囊口服，每次 6 粒，每天 3 次，治疗至术后 3 个月；对照组经腹腔镜或剖腹行内膜异位囊肿保守性手术，术前不用药，术后 7 天开始服用丹那唑胶囊。结果：术后 1 年治疗组复发 1 例、对照组复发 6 例，两组比较差异有统计学意义（$P < 0.05$）；术后 1 年两组患者痛经程度改善情况比较，治疗组疗效优于对照组，差异有统计

学意义（$P < 0.05$）。

6. 独一味胶囊

独一味胶囊是甘肃独一味生物制药有限责任公司生产的止血、镇痛药物，以藏药独一味为原料制成。独一味系唇形科独一味属植物，临床上具有镇痛、止血、消炎和抑菌作用，药理实验表明其有良好的镇痛作用。临床上有关于用独一味治疗痛经的文献报道9篇。

张俊辉将180例原发性痛经患者随机分为3组，即独一味胶囊治疗组（独一味组，每次3粒，每日3次，从月经前1天开始口服，连服3天，连续观察3个月经周期）、消炎痛治疗对照组（消炎痛组）和元胡止痛片治疗对照组（元胡止痛片组），每组60例，观察镇痛效果。结果：独一味组显效47例，有效9例，无效4例，总有效率为93.3%；消炎痛组显效45例，有效10例，无效5例，总有效率为91.7%。两组总显效率和总有效率无显著性差异（$P > 0.05$）。元胡止痛片组显效20例，有效23例，无效17例，总有效率为71.7%，其总显效率和总有效率明显低于独一味组（$P < 0.05$）。独一味组副作用明显低于消炎痛组。结论：独一味胶囊对原发性痛经镇痛作用明显，且副作用小。

朱崇云等于2006年4~8月共纳入病例数108例，采用随机、单盲、阳性药平行对照临床研究方法。其中，试验组（独一味胶囊）69例、对照组（田七痛经胶囊）34例。月经前4天始服，每天3次，每次3粒，服至月经来潮后3天，7天为一疗程，共治疗3个月经周期，进行原发

性痛经症状评分。结果：试验组临床治疗总有效率为
89.86%，对照组临床治疗总有效率为88.24%，两组间比
较差异无统计学意义（$P > 0.05$）。结论：独一味胶囊与田
七痛经胶囊对痛经具有类似临床疗效和安全性。

　　另外，检索到临床报道治疗痛经的中成药还有艾附暖
宫丸、复方益母草膏（胶囊）、元胡止痛滴丸（片）、云南
红药胶囊、缓宫止痛颗粒等40余种药物，在此不赘述。

　　综上所述，中医药治疗痛经疗效是肯定的，无论针对原
发性痛经还是继发性痛经，古今医家立足于辨证论治，都有
很多有效的经验分享，尤其是针对子宫内膜异位症及子宫腺
肌症引起的痛经，当今许多医家能勤求古训而博采众方，或
沿用古方，或在古方基础上求新求变，创制出临床疗效良好
的经验方或成药制剂，使广大患者受益，有效缓解疼痛及伴
随症状，提高生活质量，值得临床推广应用。但由于中医临
床研究在方法学这一关键领域还很薄弱，通常采用的"病
证"结合的研究模式是以西医学的疾病为研究目标，采用其
疾病诊断与疗效评价标准，从而导致众多的临床观察及实验
研究都是从现代医学甚至现代科学的角度去分析还原资料和
数据，而不能体现中医宏观、整体、综合性的特性，不能充
分肯定中医学"辨证论治"的核心思想，导致相关研究文献
的可信度与临床适用度受损。迄今为止，在关于痛经的中医
药研究中，高质量的文献较少，今后如何坚守中医学特征，
以整体、动态和辨证的思维方式，依托信息技术开展临床研
究应成为我们思考的问题和努力的方向。

（刘敏　程兰　冉青珍　左俊）

参考文献

［1］范萌．少腹逐瘀汤治疗寒凝血瘀型原发性痛经临床观察．北京中医药，2011，30（6）：455.

［2］张欣欣．少腹逐瘀汤加减治疗寒凝血瘀型痛经疗效观察．广西中医学院学报，2011，14（1）：15.

［3］范海英．少腹逐瘀汤加减治疗子宫内膜异位症痛经42例．中国医药指南，2011，9（29）：336.

［4］张小玲，李玉兰．少腹逐瘀汤加减方治疗原发性痛经的临床实验研究．辽宁中医药大学学报，2007，9（2）：146.

［5］胡向丹，孙巧璋．膈下逐瘀汤治疗原发性痛经74例．中国中医急症，2010（8）：1427.

［6］宗海波，王美丽．膈下逐瘀汤治疗原发性痛经36例疗效观察．中国医学创新，2009，6（34）：113.

［7］匡丽君．膈下逐瘀汤加减治疗原发性痛经96例临床观察．湖南中医药导报，2002，8（12）：761.

［8］张慧，吕美．膈下逐瘀汤加味治疗原发性痛经临床观察．山西中医，2011，27（2）：18.

［9］许志芃，邱丽．膈下逐瘀汤加味治疗膜样痛经60例疗效观察．浙江中医杂志，2005，40（8）：344.

［10］罗楚兵．加味血府逐瘀汤治疗痛经的临床疗效观察．湖北中医杂志，2006，28（11）：33.

［11］陈海标，邓新征．桃红四物汤治疗原发性痛经32例．新中医，2006，38（6）：69.

［12］吴凤海．加味四物汤治疗原发性痛经30例．内蒙古中医药，2007，26（3）：1.

［13］叶亮，范欣生．古今治疗痛经的四物汤类方关联规则研

究．南京中医药大学学报，2008，24（2）：94.

[14] 刘冬，谭秦莉．桃红四物汤治疗原发性痛经实验研究．安徽中医学院学报，2009，28（2）：46.

[15] 吴正英．温经汤加减治疗寒凝气滞血瘀型原发性痛经50例．中医药临床杂志，2011，23（3）：249.

[16] 郑玉燕，赵慧明．温经汤加减治疗寒凝血瘀型痛经42例疗效观察．当代医学，2008（8）：63.

[17] 刘华，毛小玲．温经汤合辛芥散治疗血瘀型原发性痛经52例．广州医学院学报，2003，31（3）：81.

[18] 王成宝．温经汤加味对56例虚寒型痛经的临床疗效分析．中国民族民间医药杂志，2011，20（5）：107.

[19] 杨声，郑艳．温经汤加减治疗虚寒型痛经50例．福建中医学院学报，2009，19（5）：9.

[20] 李文艳，阎俊英．温经汤加味治疗阳虚寒凝型痛经43例分析．中国误诊学杂志，2007，7（18）：4357.

[21] 顾玉凤．温经汤加减治疗痛经65例疗效观察．云南中医中药杂志，2006，27（5）：16.

[22] 李红梅，马志毅．温经汤加减治疗痛经46例．湖北中医杂志，2010，32（9）：41.

[23] 高晓俐．加味温经汤治疗原发性痛经80例．陕西中医，2004，25（11）：963.

[24] 齐峰，邱昌龙．当归四逆汤治疗原发性痛经67例．江西中医药，2009（8）：41.

[25] 王向红，刘耀东．当归四逆汤加味治疗原发性青春期痛经疗效观察．中国医药导报，2009，（24）：73.

[26] 黄艳辉，梁雪芳．当归四逆汤加减治疗子宫内膜异位症疼痛疗效观察．中国中医急症，2008，17（6）：768.

［27］吴晓明，李鸿娟.加味当归芍药散治疗原发性痛经45例.辽宁中医药大学学报，2006，8（5）：91.

［28］谢春光，王雪华.当归芍药散治疗痛经的临床疗效观察.中医杂志，1989（8）：33.

［29］黄慧玲，黄谦峰.当归芍药散治疗原发性痛经12例.中医研究，2011，24（3）：42.

［30］郑常军，王平.当归芍药散配合灸法治疗膜样痛经45例.中国民族民间医药，2008（5）：41.

［31］李志敏，陈洪荣.当归芍药散治疗痛经80例.中国民间疗法，2003，11（8）：49.

［32］王振.加味当归芍药汤治疗痛经32例.实用中医药杂志，2011，27（10）：685.

［33］常建文，刘永庆.当归芍药散在妇科的临床应用.中医药临床杂志，2010，22（3）：205.

［34］王慧杰，王丽娜.王丽娜教授运用当归芍药散经验拾粹.光明中医，2010（25）：581.

［35］周永禄，周世清.当归芍药散的药理研究.中成药，1991，13（12）：28.

［36］阿依努尔，任红莉.当归芍药散抗痛经作用的药效学研究.西北药学杂志，2009，24（2）：118.

［37］郭恒林，晏军.当归芍药散水煎醇提取物对大鼠子宫平滑肌的影响.中医药学刊，2002，20（1）：91.

［38］叶靖宇，黄玉芳.当归芍药散及其不同提取部位对离体培养大鼠卵巢颗粒细胞增殖的影响.福建中医药，2009，40（1）：46.

［39］谢春光，杜联.当归芍药散治疗痛经疗效的研究.中成药，1990，12（10）：24.

［40］徐传花.夏桂成治疗子宫内膜异位症所致痛经的经验.中

医杂志, 2003, 44 (11): 814.

[41] 胡文金. 刘云鹏自拟柴枳败酱汤治疗女科痛证的经验. 甘肃中医, 1994, 7 (5): 22.

[42] 卢崇汉. 扶阳温通汤治疗痛经206例. 广西中医药, 2006, 29 (2): 42.

[43] 马世杰. 自拟破血定痛汤治疗原发性痛经56例. 中国中医药现代远程教育, 2011, 9 (12): 79.

[44] 韩亚芳. 藁本细辛四物汤治疗寒湿凝滞型原发性痛经62例. 陕西中医, 2011, 32 (4): 447.

[45] 范春香, 唐芯芯. 经痛宁方治疗原发性痛经103例. 陕西中医, 2011, 32 (3): 275.

[46] 焦敏, 王招秀. 脂芍汤治疗子宫内膜异位症痛经40例. 中国民间疗法, 2010, 18 (11): 34.

[47] 胡群英, 罗娟珍. 补肾活血祛湿法治疗原发性青春期痛经40例. 江西中医药, 2010 (7): 49.

[48] 戴丽莉, 傅正英. 自拟疏经宁痛汤治疗原发性痛经的临床观察. 吉林中医药, 2010, 30 (6): 501.

[49] 张青云, 李彦坤. 温经活血汤治疗原发性痛经125例疗效观察. 河北中医, 2010, 32 (2): 197.

[50] 孟凤云, 金季玲. 温经理气化瘀法治疗原发性痛经28例. 吉林中医药, 2009 (1): 36.

[51] 李安瑜, 郝春梅. 穴位注射治疗痛经124例. 广西中医药, 1996, 19 (2): 35.

[52] 张桂明. 当归穴位注射的临床应用. 中成药, 1995, 17 (3): 18.

[53] 王峙峰. 当归注射液三阴交穴封闭治疗痛经25例. 新中医, 1997, 29 (5): 28.

［54］赵明新，吕连凤.穴位注射治疗原发性痛经的疗效观察.河北中医，2008，30（9）：965.

［55］王敏.穴位注射治疗痛经100例疗效观察.云南中医中药杂志，2002，23（3）：28.

［56］赵百宝.穴位注射治疗痛经41例.中国中医药信息杂志，2008，15（S1）：58.

［57］陈淑鄂.复方丹参注射液治疗痛经的疗效观察.河南中医，2004，24（5）：75.

［58］倪亚.复方丹参注射液治疗32例痛经疗效观察.中国民族民间医药杂志，2004（5）：276.

［59］聂琼嵘.红花黄色素的药代动力及药理作用研究近况.时珍国医国药，2003，14（8）：503.

［60］张利梅，翁双燕.红花注射液穴位注射治疗原发性痛经50例.中国中医急症，2011，20（8）：1332.

［61］韦冰，吴铿.红花注射液治疗原发性痛经90例.中药材，2000，23（7）：430.

［62］魏友胜.散结镇痛胶囊治疗继发性痛经.中国医药指南（学术版），2008，6（12）：89.

［63］刘慧燕，林海红.散结镇痛胶囊治疗继发性痛经疗效观察.中国社区医师（医学专业），2009（15）：172.

［64］刘小娟，徐舜.散结镇痛胶囊治疗85例子宫腺肌症痛经的疗效观察.海峡药学，2010，22（11）：168.

［65］董秀华，尹瑞春.散结镇痛胶囊治疗原发性痛经83例临床观察.河北医学，2010，16（11）：1322.

［66］刁英，向贵琴.散结镇痛胶囊对原发性痛经经期血浆$PGF_{2\alpha}$的影响.贵阳中医学院学报，2010（2）：32.

［67］黄晔.丹莪妇康煎膏对血瘀型痛经的临床研究.医学信息

（中旬刊），2010，5（12）：3446.

［68］朱凤君．丹莪妇康煎膏对子宫内膜异位症患者疼痛症状的治疗．海峡药学，2010，22（4）：105.

［69］唐英．丹莪妇康煎膏治疗气滞血瘀型痛经的临床观察．医学信息（中旬刊），2011，24（9）：4241.

［70］李丽娟．丹莪妇康煎膏治疗原发性痛经的临床疗效观察．中国当代医药，2010，17（33）：59.

［71］杨云，刘颖．丹莪妇康煎膏对原发性痛经患者血液流变学的影响．医学新知杂志，2010，20（6）：572.

［72］常改芝．桂枝茯苓胶囊治疗子宫内膜异位症痛经及对血清CA125 的影响．中国中医急症，2011，20（5）：831.

［73］尹晓雁．桂枝茯苓胶囊治疗原发性痛经60 例临床观察．山西医药杂志，2009，38（7）：628.

［74］李莉，孙聪．陈光亮桂枝茯苓软胶囊治疗痛经的实验研究．安徽中医学院学报，2008，27（3）：35.

［75］李芳，张小丽．桂枝茯苓丸方药半仿生提取液与水提取液的抗痛经作用比较研究．中医药导报，2011，17（5）：101.

［76］邓海霞．王采文治疗原发性痛经的经验．浙江中医杂志，2001，36（3）：117.

［77］宁艳．田七痛经胶囊治疗原发性痛经43 例临床观察．中华实用中西医杂志，2005，18（7）：940.

［78］司徒仪，梁雪芳．莪棱胶囊治疗子宫内膜异位症65 例临床观察．中医杂志，1999，40（11）：680.

［79］黄艳辉，曹立幸．莪棱胶囊治疗气滞血瘀型子宫内膜异位症临床研究．上海中医药杂志，2008，42（3）：46.

［80］程兰，曹立幸．莪棱胶囊防治子宫内膜异位囊肿复发的临床观察．新中医，2008，40（10）：63.

[81] 梁重栋. 藏药独一味的基础与临床研究. 兰州医学院学报, 1987 (2): 47.

[82] 赵士贵. 独一味的药理与临床应用. 时珍国医国药, 2004, 15 (12): 873.

[83] 张俊辉. 独一味胶囊治疗原发性痛经60例. 中国药业, 2007, 16 (15): 54.

[84] 朱崇云, 林海蘋. 独一味胶囊治疗69例原发性痛经临床研究. 中华中医药杂志, 2008 (1): 69.

第五章　刺灸及其他治法

第一节　刺灸等疗法的文献研究

一、针刺法

（一）针刺治疗痛经的介入时期及取穴

1. 介入时期

（1）经前及月经期干预：纵观现代中医治疗痛经的文献，多数选择在月经前 3 ~ 7 天开始用药，用至疼痛结束；也有从月经前 1 ~ 2 天或月经来潮疼痛时开始用药，用至月经干净；也有少数作者选择于月经前 2 周开始用药，连用 15 天。大多数都以 3 个月经周期为一疗程。究竟孰优孰劣，目前尚未定论。李晓泓等观察不同介入时机（即刻、逆针即经前）针刺三阴交，痛经大鼠下丘脑、垂体 β - EP 含量和 HSP70 表达的变化，发现即刻针刺和逆针都有调整痛经模型大鼠中枢 β - EP 的合成与释放，使紊乱的下丘脑 HSP70 表达趋于正常的作用，但逆针的调整作用更显著。

卜彦青的研究则认为，经前及即时针刺十七椎治疗原发性痛经皆有显著疗效，而不同时机针刺无显著性差异。

（2）依子午流注择时治疗：子午流注在我国历史悠久，其理论基础在两千多年前的中医经典《内经》中就已经奠定。子午是指时辰，流是流动，注是灌注，子午流注理论是把一天 24 小时分为 12 个时辰，对应十二地支，与人体十二经脉的气血运行及五腧穴的开阖进行结合，在一日十二时辰之中，人体气血首尾相衔地循环流注，盛衰开阖有时间节奏、时相特性。因时、因病、因人、因地制宜，从而准确、有效地调整患者气血，调理脏腑气血阴阳，恢复患者气血运行的正常时间规律，以达到治疗疾病的目的。

赵天平等将 49 例患者随机分为两组，其中，养子时刻开穴组 27 例、对照组 22 例。养子时刻开穴组按日时干支推算出本日所开穴位，适时开穴，辨明虚实，主穴施以捻转补泻，留针 24 分钟，行针 2 次，配以地机、三阴交等穴；对照组辨证取穴。两组总有效率分别为 100% 及 63.63%，治疗组与对照组总有效率差异显著，提示养子时刻开穴组疗效明显优于对照组。韩冰等根据子午流注纳甲法治疗时先取当日当时所开之穴，得气后根据证候不同选取其他穴位辅助治疗痛经，均取得良好疗效。莫太敏用子午流注法治疗原发性痛经，针刺时间为 9：00~11：00，取三阴交、地机、阴陵泉、公孙、关元、气海，疗效较好。

（3）循灵龟八法按时取穴：灵龟八法又称为"奇经纳卦法"，运用古代哲学的九宫八卦理论，结合人体奇经八脉气血的会合，取其与奇经相通的 8 个穴位，按照日时干支的推演数字变化，采用相加、相除的方法，进行按时取穴的一种刺灸法。

谢感共等将 40 例原发性痛经病人随机分为治疗组和对照组。治疗组予以灵龟八法按来诊时辰选择左、右双侧穴位毫针治疗，用平补平泻法。对照组实证选中极、次髎、地机，用泻法；虚证选命门、肾俞、关元、足三里，用补法。结果：治疗组的疗效优于对照组（$P < 0.05$），说明灵龟八法治疗原发性痛经的疗效优于常规辨证取穴。

（4）顺应月经周期介入治疗：刘爱珍等取穴 6 组：①关元、归来、地机、三阴交；②次髎、中髎、合谷、三阴交；③关元、气海、照海、太溪；④脾俞、肝俞、肾俞；⑤耳穴：子宫、内分泌、交感、肾、肝；⑥八髎、地机、太冲。认为原发性痛经的病机主要是气血运行不畅，故月经来潮前应根据"通则不痛"的原理，以理气活血调经为主，而在排卵期则以益气血、补肝肾、调冲任为主。为了避免穴位出现"疲劳"现象，于月经来潮前 7～10 天至来潮时，交替针刺①②组；于月经周期第 12 天始，交替针刺③④组 6 次；然后用第⑤组耳穴贴压至月经来潮，每周 2 次；正值痛经发作，用第⑥组。

2. 取穴

（1）单穴与多穴选取：陈少宗的研究表明，单刺十七椎、针刺十七椎等多个穴位对原发性痛经患者均有明显的即时止痛作用，针刺多个穴位优于单刺十七椎。

（2）穴位归经的选取：针刺治疗痛经在中医古籍中已有相关论述。如《针灸甲乙经》记载："女子胞中痛，月水不以时休止，天枢主之。"明代杨珣在《针灸集书·卷之上·腧穴治病门类·妇人血气痛》中记载："四满、石关治子脏积冷，或有恶血，内逆满痛；中极、下极、曲泉、阴交并治血结成块。"《针灸则》："经水未行，临经将来作痛，血实郁滞也，针天枢、阴交、关元。"且崔秀琼检索国内现存的针灸专书及中医丛书中有关针灸内容的古医籍205部，将这些文献中治疗痛经的针灸处方进行统计，结果显示，古代医家针灸治疗痛经，多取用的穴位主要集中在任脉和脾经上，依次为任脉、脾经、胃经、肾经、肝经、督脉、膀胱经、大肠经、胆经、心包经、三焦经、肺经、心经。而现代文献中，足厥阴肝经最常用，任脉、脾经居于其后。治疗原发性痛经，现代针灸的分部选穴多取下肢部腧穴。其中，又以小腿部腧穴为主，尤其是膝踝关节部腧穴，特别是三阴交更为古今针灸临床所推崇，其他如血海、地机等也较常选用，但大腿部选用腧穴较少。常取下腹部腧穴，此为局部取穴法，尤其关元、气海、中极、水道、归来、子宫更多被采用，而上腹部腧穴偶尔选用。较常选取腰骶部腧穴，尤其次髎、肾俞、命门、十七椎等腰骶部腧穴更多被采用，而肝俞、脾俞、膈俞、胃俞等背部腧穴选用较少，项部腧穴偶尔选用。其他部位腧穴临床选用较少，且多用为配穴。由此可知，现代针灸分部选穴是以腰骶、少腹部的局部选穴与小腿部的远道选穴为其基本规律。而现代临床治疗痛经的针灸处方分析表明，任脉腧穴占28%，常用腧穴有关元、中极、气海；脾经腧穴占28%，常用腧穴有地机、三阴交、血海；胃经腧穴占10%，常用腧穴有水道、足三里、归来；膀胱经腧穴占 15%，常用腧穴有次髎、肝俞、肾俞。根据这一情况，今后需在治疗方法一致的基础上，选取不同的穴位相对照，选取最佳穴位做到取穴少而精，突出治疗的针对性，形成一套标准化的治疗方案，进一步提高临床疗效。

（二）各类常见针刺方法

1. 体针

经水为血所化，而血又随气运行，若气血充沛，气顺血和，则经行通畅无阻，自无疼痛之患。若情志不舒，或寒客胞宫，致气滞血瘀，经气涩滞不畅，不通则痛，或气血不足，胞宫失养，不荣则痛，均可发生痛经。治疗取穴以任脉、足太阴脾经、足厥阴肝经腧穴为主，各家取穴不同，方法也不同，现将近代研究总结如下。

（1）单穴治疗：史晓林等取三阴交治疗 120 例原发性痛经，用毫针快速提插捻转手法，使局部有麻胀感，以向上传导为最佳。结果：有效 105 例，好转 11 例，无效 4 例，总有效率为 96.7%。贾红玲等针刺至阴穴，强刺激持续捻针 2 分钟左右，留针 20 ~ 40 分钟，治疗痛经 50 例。结果：针刺 1 次痊愈者 42 例，2 ~ 3 次痊愈者 6 例，其余 2 例经 6 次治疗后显效 1 例，总有效率达 98.4%。程宝成针刺单侧或双侧地机穴治疗原发性痛经，疗效满意。石柳芳采用针灸列缺穴的方法治疗原发性痛经 32 例，行平补平泻法，然后用艾条温和灸列缺穴。结果：治愈 22 例，好转 8 例，总有效率为 93.75%。吴海根等采用针刺承山穴治疗 187 例原发性痛经，痊愈率为 93.5%，总有效率为 100%。

胡朝伟等采用针刺膝眼穴治疗痛经患者 60 例, 痊愈 54 例, 有效 3 例, 好转 1 例, 总有效率为 96.7%。苏永立等选双侧次髎穴治疗痛经, 均取得满意效果。张忆平取中冲穴, 毫针刺 0.5 寸, 行泻法, 于经前 1~2 天或经期疼痛时治疗, 连续治疗 2~3 个月经周期, 有效率为 100%。史静针刺十七椎下治疗痛经, 23 例中痊愈 17 例, 占 73.9%; 显效 5 例, 占 21.7%。平均治疗时间为 1.5 个疗程。

（2）多穴位配合治疗：大多在关元、气海、三阴交等 1~2 个主穴的基础上, 结合全身症状进行辨证, 选取不同的配穴。另外, 八髎穴居督脉、冲任及足少阴肾经所过之处, 为痛经乃至妇科之要穴, 也多被现代医家选择作为主穴。

王玉明对 297 例痛经患者针刺三阴交、次髎, 寒凝胞宫者加刺命门, 气滞血瘀者加刺四关（合谷、太冲）, 气血虚弱者加刺足三里、次髎、三阴交。结果：痊愈 235 例, 显效 45 例, 好转 12 例, 无效 5 例, 总有效率为 98.4%。孙舟红对 59 例痛经患者针刺双侧三阴交为主穴, 实证加血海、太冲, 虚证加关元。结果：治愈 31 例, 好转 13 例, 无效 15 例。侯丽君等以针刺"下一穴"为主加辨证治疗痛经 100 例, 气滞血瘀加足三里、气海、三阴交、阿是穴, 寒湿凝滞加肺俞、风门、孔最、关元, 气血两虚加关元、血海、膈俞, 肝肾亏虚加内关、足三里、三阴交。结果：显效 67 例, 有效 32 例, 无效 1 例, 总有效率为 99%。同时, 发现年龄小者较年龄大者效果好。夏艳民等治疗痛经患者 56 例, 取关元、三阴交, 经治疗后痊愈 48 例, 好转 5

例，无效 3 例，有效率为 96.64%。徐立等针刺双侧八髎穴（上髎、次髎、中髎、下髎）治疗原发性痛经 38 例。其中，痊愈 21 例，占 55%；显效 11 例，占 29%；有效 4 例，占 11%；无效 2 例，占 5%。总有效率为 95%。朱英治疗原发性痛经，主穴为次髎、三阴交，寒湿凝滞型加命门，气滞血瘀型加太冲、阳陵泉，肾气虚型加肾俞。结果：寒湿凝滞型有效率为 100%，气滞血瘀型有效率为 92%，肾气虚型有效率为 84.7%。刘宝瑛治疗原发性痛经，取中极、关元调冲任；取双侧足三里止痛并有强壮体质的作用；取双侧三阴交调理肝脾之气。临床可随证加减，如热盛加刺太冲穴用泻法，寒重加艾灸或温针，气滞加刺肝俞，血瘀加刺血海等。在治疗的 39 例患者中，治愈 27 例，其中，1 个疗程治愈 7 例，2 个疗程治愈 15 例，3 个疗程治愈 5 例，有效 11 例，无效 1 例，总有效率为 97.4%。

2. 穴位注射

穴位注射可对穴位产生机械性刺激，且因药物在穴位处滞留一段时间，从而加强和延续对穴位的刺激信号，故能疏通经脉、活血祛瘀而使"通则不痛"以收效。目前，临床上对维生素 K_3 及具有活血化瘀作用的中药制剂（如丹参针、延胡索针剂）穴位注射研究较多。如赵文洁等取三阴交（双），注射维生素 K_3，每穴 4mg，治疗原发性痛经 60 例，显效率 88.34%，总有效率 95.00%。沈红云等则取穴十七椎下，位于第 5 腰椎棘突与骶椎之间的凹陷中，用指压之取最痛点，注射复方丹参注射液 2ml，气滞血瘀型配太冲针刺，寒湿凝滞型予肾俞拔火罐 10 分钟后再温灸 10

分钟，肝肾亏虚型加温和灸关元 10 分钟。以上治疗每周 3 次，3 次为一疗程，共治疗两个疗程，总有效率 80%。李种泰则以延胡索乙素注射液在次髎穴进行穴位注射治疗痛经，取得一定疗效。

3. 电针

电针是在针刺得气的基础上，通过毫针在腧穴上接通适宜的电流刺激穴位以防治疾病的一种疗法。脉冲电针所通的电流是双向脉冲电。电针以针和电两种刺激形式相结合作用于人体，对某些疾病能提高疗效，同时，用电针代替手法运针可节省人力。研究后发现，电针三阴交穴优于血海、悬钟穴，且预先针刺优于即刻针刺。如彭增福一次性电针关元俞治疗原发性痛经，有效率达 97.67%。

4. 耳针

耳与经络、脏腑有着密切的联系。《灵枢》云："十二经脉三百六十五络，其血气皆上于面而走空窍……其别气走于耳。"对特定的耳穴进行刺激，能起到调和气血、疏通经脉、活血化瘀等作用。现代研究表明，对特殊的耳穴进行按压，能提高痛阈，产生镇痛效果。其中，子宫能够调理冲任气血、活血止痛；神门、交感能镇痛；肝能疏肝理气；内分泌则是治疗痛经的经验穴。

夏效云等采用耳穴皮内埋针法治疗原发性痛经 108 例，取穴交感、神门、子宫、皮质下；配穴：气滞加肝，血虚加肾，瘀血加盆腔，郁热加卵巢。结果：108 例病人随访 1～12 个月，治愈 78 例，显效 25 例，无效 5 例，总有效率为 95.37%。罗惠平等用耳针治疗痛经 45 例。主要取子宫区、神门、肾上腺穴。实证加地机、三阴交；伴恶心呕吐加内关；虚证加关元、中极、足三里；伴有面色苍白、头晕、汗出者加照海。用耳针针刺耳穴后接上电针仪，调至连续波，留针 20～30 分钟，治愈 28 例，显效 17 例。卞宜心用耳轮水针（由耳尖处沿皮下注入利多卡因 1ml 后封针眼）治疗各类痛经 40 例。治愈 15 例，好转 24 例，总有效率为 97.5%。郭海燕等用耳针治疗痛经 114 例，选用耳肾穴、肝穴，进针约 0.4 寸，行捻转提插法，予中度刺激，得气后留针 1 小时。结果：显效 89 例，有效 22 例，无效 3 例，总有效率为 97.4%。王铠采用针刺（贴压）耳穴内生殖器、内分泌、肝、肾等穴位，治疗原发性痛经 30 例。近期疗效观察：痊愈 17 例，显效 9 例，有效 3 例，无效 1 例，有效率为 96.17%。韩慧、邢青霞均采用耳穴（神门、子宫、内分泌、皮质下、交感、肾、肝）一次性针刺络放血治疗痛经，并设对照组观察疗效。发现治疗组优于对照组，且治疗组远期疗效优于对照组。王民集等在经前及经期采取耳针治疗痛经，其主穴为内生殖器、交感、内分泌、神门。并随证配穴：寒湿凝滞者配艇中（灸）、脾（灸）；气滞血瘀者配肝、耳中；肝肾不足者配肝、肾；气血虚弱者配脾、胃。采取平补平泻法，均取得较好疗效。

5. 皮肤针

皮肤针法是运用皮肤针叩刺人体一定部位或穴位，激发经络功能，调整脏腑气血，以达到防治疾病目的的方法，有梅花针、七星针、罗汉针之分。李积敏对 254 例痛经患者用梅花针叩打胸、腰背、骶部，重点刺腰背、骶部及腹股沟、气海、三阴交，总有效率为 96.8%。邓燕等用梅花针叩刺背部十五经别中的皮部相应区、带脉区，以及关元、三阴交、中脘、足三里、期门、大包；配合按摩气海、关元、中极、双肓俞、中脘、足三里、阴陵泉、三阴交、命门、肾俞、八髎等穴。共治疗 74 例病例，痊愈 59 例，占 78.7%；显效 13 例，占 17.6%；好转 2 例，占 2.7%。全部有效。

6. 皮内针

皮内针（皮下埋针）是用长约 1 寸的消毒短毫针或揿针，倾斜刺（横刺）入皮下（针柄外露）后，再以胶布固定，在局部不痛及不影响患者肢体活动的前提下，将针在皮下留置 1~7 天。此法多用于治疗慢性或疼痛性疾病。

郑龙妹用腕踝埋针治疗痛经 100 例。取双侧下 1（内踝尖最高点上 3 横指，靠跟腱内缘，略凹陷处）、下 2（内踝尖最高点上 3 横指，胫骨后缘相当于三阴交穴处）埋针 1~3 天。结果：痊愈 88 例，好转 8 例，总有效率为 96%。徐立等用皮内针疗法，以次髎穴为主，根据辨证进行相应配穴，对 45 例原发性痛经患者进行治疗。气滞血瘀型配太冲、血海；寒湿凝滞型配中极、地机；肝郁湿热型配太冲、三阴交；气血亏虚型配足三里、气海。共治疗 45 例，痊愈 26 例，占 58%，随访 3 个月经周期未发作；显效 12 例，占 27%；有效 4 例，占 9%；无效 3 例，占 6%。总有效率为 94%。

7. 头针

头针是针刺头皮的刺激区（大脑皮层功能在头皮上的

相应投射区），以治疗脑源性疾病为主的一种疗法。《素问·脉要精微论》中指出"头者，精明之府"，明代张介宾提出"五脏六腑之精气，皆上升于头"。由于"头为诸阳之会"，人之手足三阳经及督脉均上行头部。因此，针刺头部的有关刺激点，通过经络的传导，可以调整脏腑、躯干和四肢的功能。

孙景涵头皮针针刺生殖区穴可起到活血化瘀、祛瘀生新的作用，以达到理气止痛的效果，治疗3个月，治愈率达100％。牛文民等用头皮发际区微针法治疗原发性痛经，取头皮前后侧发际区下焦穴点共8个穴位，治疗3个月，总有效率为80％。刘兴东则针刺额旁三线配合穴位注射以治疗痛经，有效率达96％。

8. 腹针

腹针是通过刺激腹部的一些特定穴位来调节脾肾冲任和疏通经络，从而达到治疗疾病的目的的一种疗法。腹针治疗痛经有明显疗效，大多数选择引气归元法，取穴气海、关元、中脘、下脘。如金亚蓓用腹针引气归元法为主，配穴取气穴、水道治疗子宫内膜异位症痛经。结果显示，腹针与体针均可有效治疗痛经，但其远期镇痛作用优于体针。林芸及陈丽娜用腹针治疗子宫内膜异位症痛经。治疗组取穴引气归元、中极、外陵、双侧下风湿点，外陵中刺，余穴均深刺至地部。结果显示，腹针止痛效果分别优于桂枝茯苓丸、达那唑。朱志强等用腹针取穴引气归元、腹四关（双侧滑肉门、双侧外陵）、双侧大横，随机可配双侧上、中风湿点，同时配合艾条灸神阙，其镇痛疗效显著优于内服中药组。陈铁民根据腹针标准处方取穴：主穴（君、臣）取气海、关元；辅穴（佐、使）取下风湿点（气海旁开2.5寸，双穴）。根据临床辨证，随证加减配穴：伴血瘀者加中脘，伴寒湿、湿热者加水道，均留针30分钟。同时用艾条雀啄灸神阙穴20分钟。月经来潮前1周左右开始治疗，每天1次，4次为一疗程，月经来潮后停针。次月月经来潮前1周左右开始下一疗程，5个疗程后观察疗效，证实腹针治疗有效。

9. 平衡针

平衡针是通过针灸来调整、完善、修复大脑高级神经中枢，从而激发、调动机体内的物质能量，促进机体在病理状态下的良性转归，将过去"头痛医头、脚痛医脚"，改为"头痛医脚、脚痛医手"的治疗方法，突出了人体信息系统平衡及单穴疗法。其痛经穴位于胸骨柄正中，平第4肋间隙。采取一步到位针刺法，针体进入一定深度后即可出针。针感以患者自觉局部酸、麻、胀为主，并向腹部和下腹部放射即可。

安少华等取痛经穴运用平衡针治疗痛经患者30例，其中，治愈28例（93.4%），显效1例（3.3%），无效1例（3.3%），总有效率为96.7%。证实平衡针对痛经的即时止痛效果好。另有黄琼因痛经穴选取不便，而改取主穴腹痛穴、辅穴胃痛穴和过敏穴治疗痛经亦取得较好效果。

10. 其他针法

刘玲玲火针治疗妇女痛经50例，总有效率为94%。姚军取命门八阵、腰俞八阵等杵针治疗。职良喜临床收集120

例原发性痛经病例，随机分为浮针治疗组（取双侧三阴交穴）和药物治疗组（吲哚美辛肠溶片），其结果为浮针组和药物组总有效率分别为 93.3% 和 75.0%。

在现代文献中，为增加临床治疗效果，仍有众多医家研究采用 2 种或 2 种以上针灸法，并证明其有协同作用。赵敬军观察艾灸配合针刺治疗原发性痛经的临床疗效，选择 87 例痛经病人并分成两组。治疗组 47 例采用针刺和艾灸并用的治疗方法，艾灸取穴关元、足三里、归来，同时根据痛经伴随的不同兼症加减取穴。而对照组 40 例仅用针刺治疗，亦随症取穴。结果：治疗组优于对照组。验证了艾灸、针刺同时用于痛经治疗具有协同作用，其中，对寒湿凝滞型效果尤佳。

二、灸法

（一）灸法的起源

灸法是指用艾绒或其他药物放置在体表的腧穴上烧灼、温熨等，借灸火的温和热力以及药物的作用，通过经络的传导，起到温通气血、扶正祛邪的作用，达到治疗疾病和预防保健的目的的方法。灸法治病在中国有悠久的历史，《说文解字》："灸，灼也，从火，久声。"《灵枢·官能》："针所不为，灸之所宜。"灸法具有温阳起陷、行气活血的作用，多用于阳气衰弱、沉寒痼冷等疾患。目前，在治疗痛经方面尤其是在寒湿凝滞和气血不足证型中运用最多，有单独采用灸法者，有针灸结合者，此外，还有壮医药线点灸等。

（二）各种常见灸法

1. 艾条灸

艾条灸最常用的是温和灸，其次是回旋灸、雀啄灸等。一般月经前 3~5 天开始治疗，每日 1 次，但每穴治疗时间不一。王桂珠等用灸法治疗原发性痛经 120 例，气滞血瘀型取关元、太冲（双）、三阴交（双），气血虚弱型取三阴交（双）、气海、关元、腰阳关。术者手持艾条施温和灸法，每个穴位灸 5 分钟左右，一般患者每日施灸 1 次，疼痛严重者每日可施灸 2 次，治疗期间停用其他疗法，治疗 3 个月经周期。结果：治愈 40 例，显效 56 例，好转 20 例，无效 4 例，总有效率为 96.67%。徐杨青等用悬灸周期疗法治疗痛经 34 例。气滞血瘀型取气海、三阴交（双侧），寒湿凝滞型取关元、三阴交（双侧）。用艾条施以悬灸，每穴灸 15 分钟。月经前 5 天至月经停止为一疗程，每天 1 次，治疗 3 个月经周期。结果：痊愈 24 例，好转 7 例，无效 3 例，总有效率为 91.18%。鞠琰莉等研究艾灸、电针、埋线对痛经大鼠 T 细胞亚群水平的影响。采用己烯雌酚和催产素模拟制作痛经模型，观察痛经大鼠的扭体反应情况和大鼠胸腺、脾脏的变化，检测大鼠血浆 CD_3、CD_4、CD_8 的水平，双侧三阴交、关元悬灸法，灸 20 分钟，每日 1 次，连续 10 天。结果提示：艾灸和电针、埋线一样，不但有很好的止痛或缓解疼痛的作用，而且对原发性痛经大鼠外周血 T 淋巴细胞亚群和免疫器官均有影响，在一定程度上拮抗了原发性痛经出现的免疫功能低下。章海风等用热敏化灸治疗原发性痛经 33 例。用点燃的纯艾条在患者的腹部、腰骶部及小腿内侧等部位施行温和灸，当患者感受到艾热向皮肤深处灌注或出现灸感感传时，此即为热敏化穴。在每个热敏化穴上先行回旋灸 2 分钟温热局部气血，继以雀啄灸 1 分钟加强敏化，循经往返灸 2 分钟激发经气，再施以温和灸发动感传、开通经络。施行温和灸直至透热现象消失为 1 次施灸剂量。施灸时间标准为热敏化穴的透热现象消失。每日 1 次，于月经前 3 天开始治疗，连续治疗 5 天，1 个月经周期为一疗程，共治疗 3 个疗程。结果：痊愈率为 72.73%，总有效率为 96.97%。

2. 隔物灸

（1）隔附子饼灸：取穴以腹部、腰骶部为主，每穴灸 1~5 壮不等，治疗间隔时间不等，但均以 1 个月为一疗程，月经来潮时停止治疗，观察 3 个月经周期。洪钰芳用隔附子饼灸治疗痛经，取穴关元、石门、八髎，每穴灸 1 壮，每周 3 次，结果提示总有效率为 100%。洪钰芳等用隔附子饼灸治疗痛经并观察经血中 $PGF_{2\alpha}$ 含量的变化，取关元、气海及次髎、十七椎，每穴灸 5 壮，两组穴位交替使用，每天 1 次，以 1 个月经周期为一疗程，月经期间停止治疗，共治疗 3 个疗程。结果：总有效率为 92.86%。患者经血 $PGF_{2\alpha}$ 的含量在治疗前明显高于正常水平，治疗后其平均含量趋于正常。且治疗前后的 $PCF_{2\alpha}$ 含量有极显著性差异（$P<0.01$）。

（2）隔姜灸：取穴以关元为主，月经来潮前开始治疗，但疗程与灸量有异。顾小燕等隔姜灸关元治疗原发性痛经，隔姜灸时间为经前 2~3 天起至行经结束，每次 20 分钟，每天 1 次，观察 3 个月经周期。结果：治疗 100 例患者，显效 43 例，有效 46 例，无效 11 例，总有效率为 89.00%。

赵秀萍等用隔姜灸治疗原发性痛经，取穴关元、中极、子宫（双）、三阴交（双）。气滞血瘀型配气海，寒凝血瘀型配归来，肝肾虚损型配脾俞、肾俞、十七椎。于月经来潮前 3～5 天开始施隔姜灸，艾柱如蚕豆或枣核大小，每穴灸 3～5 壮，每次 30 分钟，直至月经来潮后 2 天疼痛停止为一疗程，一般治疗 2～3 个疗程。结果：治疗 15 例患者，治愈 6 例，显效 5 例，有效 3 例，无效 1 例，总有效率为 93.33%。

（3）隔药灸：取穴以神阙为主，依据辨证选药进行隔药灸，每穴 3～5 壮，3～10 次为一疗程。王松梅等观察隔药灸治疗原发性痛经的疗效及机理，用鹿茸、香附、肉豆蔻、补骨脂、木香、当归、川芎、乌药、小茴香、冰片各等分研末填入神阙穴，在药末上放置直径 2.5cm、高 2cm、重约 1.5～2g 的圆锥形艾炷点燃，连续灸 3～5 壮，以感到有热气向脐内渗透并扩散至下腹部为宜，每日灸 1 次，经前 1 周开始治疗，至经期第 3 日停止，10 次为一疗程。结果：治疗组 48 例，治愈 18 例，显效 24 例，好转 6 例，总有效率为 100%，疗效优于对照组（口服月月舒冲剂）。治疗前经血的 $PGF_{2\alpha}$ 含量显著高于正常值，治疗后显著降低，差异有显著性（$P < 0.01$）。治疗前两组患者经期血浆 OT 含量均明显高于正常对照组（$P < 0.01$），且与痛经程度呈显著正相关，提示其与原发性痛经的发病有关；治疗后两组患者血浆 OT 含量较治疗前均显著降低（$P < 0.01$）。治

疗组患者血浆 OT 含量显著降低（$P < 0.05$），且恢复到正常组水平，并与对照组比较差异有统计学意义（$P < 0.01$）。说明隔药灸疗法可能通过调节患者前列腺素的分泌，解除子宫的痉挛性收缩，调整异常的激素水平，缓解子宫过度收缩，改善缺血状态，从而达到治疗目的。尹继霞用隔药灸治疗原发性痛经。取穴次髎（双）、关元、筑宾（双）；药用生熟地各 15g，当归 15g，赤白芍各 12g，丹参 20g，香附 20g，延胡索 15g，肉桂 10g，炮姜 6g，益母草 15g，红花 6g，甘草 6g，酸枣仁 15g，粉碎成细末后用温水调制成药饼，用高约 1cm，重约 1g 的大艾炷行隔药饼灸，每次以艾绒燃尽为度，每穴灸 3 壮，每天灸治 1 次，连续 3 天，月经前 3 天开始，治疗 3 个月经周期。结果：76 例患者，痊愈 39 例，显效 20 例，有效 11 例，无效 6 例，总有效率为 92.11%。徐风荣用隔药灸治疗气滞血瘀型原发性痛经 40 例，取神阙、三阴交穴，将蒲黄、五灵脂、乌药、延胡索、川芎、红花研成细末，再用黄酒调为药饼，在穴位上行隔药饼灸。每穴灸 10 ~ 20 分钟，每日 1 次，6 天为一疗程，每次痛经出现前 2 ~ 4 天进行隔药灸，连续治疗 3 个月。结果：1 个疗程治愈 21 例，2 个疗程治愈 11 例，3 个疗程治愈 7 例，无效 1 例，总有效率为 97.50%。

（4）隔盐灸合隔姜灸：取穴神阙、关元，根据痛经的程度选择不同的灸量。葛建军等研究隔物灸对寒湿凝滞型原发性痛经患者血清 $PGF_{2\alpha}$ 含量的影响。取穴：神阙隔盐、关元隔姜置艾柱（重量 1.5g，直径 2cm，高 2.5cm）施灸。根据痛经的轻重程度，轻度灸 4 壮，中度灸 6 壮，重度灸 8

壮。共治疗 3 个疗程，第 1 个疗程于月经来潮疼痛时开始
治疗，每日 1 次，连续治疗 3 天；第 2、3 个疗程于月经来
潮前 3 天开始治疗，每日 1 次，治疗 6 天为一疗程。结果：
103 例患者中治愈 58 例，显效 37 例，有效 4 例，无效 4
例，总有效率为 96.12%。总有效率与对照组比较有极显著
性差异（$P < 0.01$）。研究表明，痛经患者治疗前血清
$PGF_{2\alpha}$ 含量较正常组明显升高，治疗组可明显降低血清
$PGF_{2\alpha}$ 含量，并恢复到正常水平。余延芬等用隔物灸治疗寒
湿凝滞型原发性痛经 105 例，并观察原发性痛经患者治疗
前后血浆 β－EP 含量的变化。其研究治疗方法同葛氏。结
果：治愈 58 例，显效 37 例，有效 5 例，无效 5 例，总有
效率为 95.24%，优于药物组。实验结果显示，原发性痛经
患者治疗前血浆 β－EP 含量明显降低，隔物灸组治疗后患
者血浆 β－EP 含量明显升高，并基本恢复到正常水平，因
此，认为其作用机制之一可能是通过调节血浆中 β－EP 的
水平而发挥止痛效应。杨继军等对 105 例寒湿凝滞型原发
性痛经患者隔物灸，研究方法同前。结果：艾灸组 105 例，
治愈 58 例，显效 37 例，有效 5 例，无效 5 例，总有效率
为 95.24%，疗效优于药物组。艾灸组和对照组治疗后血浆
ET－1 含量均较治疗前明显下降，治疗后艾灸组 ET－1 含
量明显低于对照组。治疗后两组血清 NO 含量与治疗前比
较均明显升高，并均恢复至正常组水平。说明隔物灸治疗
原发性痛经具有较好疗效，其作用机制之一可能与调节
ET－1 与 NO 失衡有关。

3. 温针灸

温针灸是针刺与艾灸相结合的一种方法，又称针柄灸，即在留针过程中将艾绒搓团捻裹于针柄上点燃，通过针体将热力传入穴位。每次燃烧枣核大艾团 1~3 团，具有温通经脉、行气活血的作用。适用于寒盛湿重、经络壅滞之证，如关节痹痛、肌肤不仁等。温针之名首见于《伤寒论》，但其方法不详。本法兴盛于明代，明代高武《针灸聚英》及杨继洲之《针灸大成》均有载述："其法，针穴上，以香白芷作圆饼，套针上，以艾灸之，多以取效……此法行于山野贫贱之人，经络受风寒者，或有效。"近代已不用药饼承艾，但在方法也有一定改进。其适应证已不局限于以风湿疾患等偏于寒性的一类病症为主（如骨关节病、肌肤冷痛及腹胀、便溏等），而扩大到多种病症的治疗，如痛经等的治疗。郭青用温针灸治疗原发性痛经 56 例，针刺三阴交、温针灸关元穴。直刺关元穴 1~1.2 寸，施搓针手法，使针感向会阴部传导，再刺双侧三阴交 1~1.2 寸，提插结合捻转，使针感向大腿方向传导。选用约 2cm 长度的艾条为 1 壮，在关元穴行温针灸，根据疼痛程度及患者耐受程度选用 2~3 壮，直至痛经缓解为止。从月经前 5~7 天开始治疗至月经来潮第 1 日止，连续治疗 3 个月经周期。结果：治疗组 56 例，治愈 40 例，显效 8 例，有效 6 例，无效 2 例，总有效率为 96.43%，治疗组疗效优于对照组（口服元胡止痛片）。冀健民用温针灸治疗功能性痛经 41 例，选取三阴交（双）、归来（双）、关元，气滞血瘀型加太冲（双）、血海（双），寒凝胞中型加命门、次髎（双），肝肾亏虚型加肾俞（双）、肝俞（双）。针刺得气后留针 30 分钟，针上加灸 20 分钟，于行经前 3 天开始，7 天为一疗程，治疗 5 个月经周期。结果：41 例患者中，治愈 26 例，好转 13 例，未愈 2 例，总有效率为 95.12%。王慧用温针灸治疗寒凝血瘀型痛经 30 例，予针刺三阴交（双）、关元、中极、水道（双）、归来（双），泻法得气后施以温针灸 30 分钟，于经前 7 天开始治疗，连续 7 天为一疗程，持续 3 个疗程。结果：治疗组 30 例，痊愈 21 例，显效 5 例，有效 3 例，无效 1 例，总有效率为 96.67%；对照组（田七痛经胶囊）30 例，痊愈 5 例，显效 12 例，有效 5 例，无效 8 例，总有效率为 73.33%。提示温针灸治疗痛经疗效明显优于田七痛经胶囊。

4. 雷火灸

雷火灸是指利用药物燃烧时产生的辐射能量，通过对人体面（病灶周围）、位（病灶位）、穴形成高浓药区，在热力的作用下，渗透到组织深部来调节人体各项机能的治疗方法。它可激励人体穴位内生物分子的氢键，产生受激相干谐振吸收效应，通过神经体液系统调节人体细胞所需的能量，达到温通经络、祛风散寒、活血化瘀、散瘿散瘤、扶正祛邪等功效以治疗人体疾病。施灸的部位主要选用腹部任脉，任脉起于胞中，同女子胞气血的运行关系密切，灸其相关穴位可起到活血化瘀、散结止痛的功效。李怀宽在经前 7 天开始给予雷火灸神阙、关元、中极、曲骨，并配合中药内服治疗痛经，治疗效果优于单纯内服中药的治疗效果。

5. 壮医药线点灸

宋宁用壮医药线点灸治疗原发性痛经 85 例。取三阴交、足三里、承山、关元、中极、脐周四穴（壮医特定穴，神阙旁开 1.5 寸，上下左右各 1 穴）、梅花穴（壮医特定穴，于疼痛处取之，无疼痛不取此穴）。实证加点灸合谷、太冲，虚证加点灸太溪、复溜。耳穴用子宫、内分泌、交感、肾、皮质下。采用广西中医药大学壮医药学院黄瑾明教授研制的壮医药线及点灸手法，于经前 5 天开始治疗，至经期结束为止，点灸每日 1 次，重者每日 2 次，每穴点灸 1～3 壮，重者采用重手法（火星接触穴位时间较长，刺激量较大），连续 3 个月经周期为一疗程。结果：85 例患者中痊愈 59 例，占 69.41%；有效 25 例，占 29.41%；无效 1 例，占 1.18%。总有效率为 98.82%。杨美春等研究壮医药线点灸对催产素致痛经大鼠血液流变学的影响。结果：药线组抑制率为 36.24%，比模型组、空线组高，差异有显著性（$P < 0.05$），提示壮医药线具有较好的止痛效果。在血液流变学上，正常组、药线组大鼠全血黏度低切率、中切率、高切率均低于模型组（$P < 0.01$）；药线组大鼠全血黏度低切率、高切率比空线组明显降低（$P < 0.01$），全血黏度中切率亦降低（$P < 0.05$）；空线组、药线组大鼠血浆黏度值、红细胞压积均比模型组明显降低（$P < 0.01$）；药线组大鼠血浆黏度值比空线组亦降低（$P < 0.05$）。

6. 灸法与中药结合

徐晓美采用温经汤配合温灸器灸神阙穴治疗原发性痛

经 43 例，并与西药进行比较。两组均在月经来潮前约 5 天开始治疗，连续 5 天，治疗 3 个月经周期为一疗程，1 个疗程后评定疗效。结果：临床疗效及治疗前后痛经积分情况比较均优于西药组（$P < 0.05$）。季向东采用温和灸双侧关元、肾俞及三阴交穴 5 ~ 7 分钟，并中药电熨神阙穴及关元穴 30 分钟，每日 1 次，经前 1 周开始，至经期第 3 日停止。治疗 3 个月后，42 例患者症状积分、疼痛评分及 $PGF_{2\alpha}$ 及 OT 量均较治疗前明显减少。杨星丽在双侧子宫穴、中极穴隔姜灸 10 ~ 20 壮，并配合中药内服（少腹逐瘀汤为主），均于月经前 3 天开始直至月经后 2 天结束，连续治疗 3 个月经周期。结果：痊愈 20 例，有效 8 例，无效 2 例，总有效率为 93.33%。何爱姣经前艾灸联合加味生化汤治疗气滞寒凝血瘀型原发性痛经，共纳入 142 例患者，按就诊顺序随机分为治疗组及对照组，治疗组在经前 5 天开始服用加味生化汤，并取穴位加灸（主穴：中极、太冲、气海、地机、子宫、三阴交，配穴中脘、神阙、脾俞、足三里），而对照组经前不干预，经期疼痛时给予口服布洛芬。结果显示治疗组改善痛经效果皆优于对照组。

7. 灸法结合穴位埋线

毕伟莲用灸法结合穴位埋线治疗原发性痛经 25 例，并与西药对比。取穴十七椎下、关元穴，于月经来潮前 1 周做穴位埋线治疗。艾条灸：取穴双侧至阴、公孙穴，于月经来潮前 1 周开始至月经结束，每日用温和的雀啄灸每穴施灸 15 分钟，以局部皮肤潮红且患者耐受为度，治疗 3 个月经周期统计疗效。结果：治疗组 25 例，痊愈 9 例，好转

13 例，无效 3 例，总有效率为 88%；对照组 25 例，痊愈 1 例，好转 5 例，无效 19 例，总有效率为 24%。两组比较，$P < 0.05$。陈日兰等以穴位埋线配合灸法治疗原发性痛经 52 例，并与西药止痛药对比。穴位埋线法：主穴取关元、合谷、三阴交（均双侧）；配穴：气滞血瘀型取肝俞、气海、血海，肾虚型加肾俞。穴位埋线结束后用温灸盒灸，寒凝型灸关元穴 30 分钟；气滞血瘀型灸次髎穴 15 分钟；肾虚型灸肾俞穴 30 分钟。月经干净后 3 天开始进行穴位埋线，10 天 1 次，连续治疗 3 个月经周期，然后观察疗效。结果：治疗组总有效率为 90.40%，对照组总有效率为 65.40%，两组比较，差异具有统计学意义。

三、刮痧拔罐法

拔罐配合刮痧通过刺激体表相应经络穴位，改善气血流通状态，具有调节阴阳、温经活血、调整内分泌等功效。刮痧拔罐有明显的抑制和解痉作用，能增加血液灌流量，改善微循环，减轻子宫缺血缺氧状态，从而减轻或消除疼痛。多数刮痧拔罐协同针刺或中药以治疗。单独采用刮痧拔罐为治疗方法的文献仅有 1 篇，即乔起民选用任脉气海、关元、中极，肾经穴位气穴，脾经穴位血海、三阴交，膀胱经穴位肾俞、三焦俞、膀胱俞以刮痧，之后在肾俞、气海、关元、中极、血海 5 个穴位上拔罐，留 5 ~ 10 分钟，以局部充血为最佳。以上治疗 3 ~ 4 天后（即痧退后）再行第二次治疗，4 次为一疗程，月经期停止，连续治疗 4 个疗程。其治疗效果优于西药组布洛芬或双氯酚酸、心痛定。

四、推拿疗法

现代文献中指出，推拿治疗原发性痛经效果优于继发性痛经。推拿部位和穴位的选择：治疗部位包括胁部、腹部、腰骶部，以腹部、腰骶部为主，腹部以小腹为重点。先治疗腰骶部，后治疗腹部，符合中医"先阳后阴"的指导思想。应用穴位数量最多的经脉依次是足太阳膀胱经、任脉、督脉（包括夹脊穴）、足少阴肾经、足太阴脾经、足阳明胃经、足厥阴肝经及冲脉。应用最多的穴位依次是八髎、关元、气海、中极、三阴交、肾俞、命门、足三里、地机、阴陵泉等，另外，出现频率较高的穴位有天枢、中脘、十七椎等。这些穴位多位于足太阳膀胱经、任脉、督脉、足太阴脾经、足阳明胃经等，与痛经和肝、脾、肾三脏及督、任、冲三经有关的理论相吻合。推拿手法则以点按法、揉法、摩法、擦法、滚法等最为常用。林丽莉对血瘀型原发性痛经患者 56 例进行推拿手法治疗。具体方法：三指摩法摩关元、气海、脐 5 分钟；一指禅推三阴交、地机各 2 分钟；斜擦肾俞、八髎 2 分钟；双侧腰椎斜扳法。在每个月经周期前 5~7 天开始施治，每日治疗 1 次，至每次月经来潮为止。治疗 3 个月经周期后，患者月经血中 PGF_{2a} 的含量较治疗前显著下降（$P < 0.01$），接近正常组水平，总有效率为 91.07%。尤家军采用推拿手法治疗痛经56 例，推拿治疗时注意取穴要准。分推冲任二脉以调节月经；按揉气海、关元、中极、血海、足三里、合谷等穴以行血化瘀、补益气血；按揉肝俞、肾俞、脾俞、命门、八

髎等穴以疏调经气、开通闭塞；采用推、揉、搓、拿、摩腹法等手法疏通经络、调和气血，加强局部血液循环。每月在月经来潮的前1周隔日治疗1次，每周治疗3次，3个月为一疗程。结果：痊愈32例，显效19例，无效5例，总有效率为91%。江涛等推拿足底反射区和按摩足底治疗痛经36例，治愈27例，有效9例，总有效率为100%。医者用柔和的拿捏法施术于全足，用拇指腹按顺序推擦腹腔神经丛、肾、肝、脾、脑垂体、甲状腺、卵巢、阴道、子宫、上下淋巴结，每穴约1分钟。然后用拇指点按、揉按、推擦以上诸反射区，施以手法，于行经前1周开始治疗，月经来潮时即可停止。张海琴采用经前及经期指压双侧血海、地机、合谷、太冲、三阴交穴，配合少腹逐瘀颗粒治疗原发性痛经3个周期，有效率为92%。

第二节　中医外治法的文献研究

一、直肠纳药法

梁月琴予红藤汤（红藤、败酱草、三棱、莪术、赤芍、桃仁、延胡索各15g，丹参、桂枝、香附各10g）浓煎保留灌肠，治疗子宫内膜异位症痛经72例，总有效率为86.1%。周土凤用中药（三棱、莪术、当归、延胡索、川芎、赤芍、桃仁各9g，红藤12g，牛膝10g等随证加减）慢慢输入直肠内，共治疗痛经48例，总有效率为94%。丛慧芳等用痛经停栓直肠给药治疗原发性痛经30例，痊愈率为 43.4%，总有效率为 90.0%。汪明德等采用痛经宁栓剂（由浙江省杭州市中医院药剂科提供）治疗原发性痛经 30例，每次 1 枚，每日 1 次，直肠给药，于经前 4 天（基础体温上升第 11 天）开始用至经期第 3 天停止。结果：治疗3 个月后患者经期血浆 $PGF_{2\alpha}$、OT 含量降低，总有效率为 86.67%。

二、贴敷疗法

（一）敷脐法

中医外治宗师吴师机在《理瀹骈文》中云："外治之理，即内治之理，外治之药，亦即内治之药。所异者，法耳！"说明脐部给药，用药途径虽与口服相异，但用药机理则完全相同。脐，穴名"神阙"，覆于脐部的药物可通过经络的气血流注而输布，直达病所，既起治病之作用，也可达行气活血、调和阴阳之目的。现代医学研究亦证实，因脐部表皮角质层最薄，屏障功能最弱，药物最易穿透弥散，且皮下无脂肪组织，故脐部皮肤较其他部位皮肤更有利于药物吸收，同时，刺激神阙穴能通过神经体液作用而调节神经、内分泌和免疫系统，从而改善各组织器官的功能活动，促使其恢复正常，达到治疗原发性痛经的目的。王敏用痛经散（熟地黄、益母草各 50g，当归、白芍、香附、丹参各 30g，延胡索、川芎、红花、五灵脂各 20g，木香、青皮、炮姜、肉桂各 15g）敷脐治疗痛经 265 例，总有效率为 92.1%。李仲平等用中药敷脐方（肉桂、当归、延胡索、红花、盐炒小茴香、细辛）治疗原发性痛经 60 例，总有效率为 80%。唐玉秋用愈痛贴（肉桂、乌药、吴茱萸、当归、乳香、没药、香附、五灵脂、血竭）贴于神阙，治疗寒湿凝滞型原发性痛经 90 例，总有效率为 88.9%。吴冬红用肉桂 10g，吴茱萸 20g，小茴香 20g，没药 20g，延胡索 10g，研细末，用益母草膏调成糊状，敷脐治疗原发性痛经 120 例，痊愈率 50%，总有效率 100%。曹雪梅等则自拟痛经 1 号（当归 30g，川芎 30g，红花 15g，延胡索 15g，小茴香 15g，肉桂 15g，细辛 10g 研末），用时取本散 9g 以适量黄酒调匀，制成饼状敷于脐中，上覆伤湿止痛膏，再配合微波治疗 30 分钟。于每次月经前 3 天开始治疗，每日换药 1 次，经行 3 天后止，连续治疗 3 个月，发现疗效明显优于单纯口服布洛芬，差异有统计学意义（$P < 0.05$）。

（二）穴位贴敷法

取穴以任脉下腹部腧穴为主，单选神阙穴的占大多数；其次是关元穴，也有少数文献提到单用气海穴治疗。在联用穴位的文献中，使用神阙穴与关元穴联合治疗的最多。多以行气活血祛湿的药物进行贴敷，但具体药物、贴敷的时间及疗程不一。多数选择在月经前 3～7 天开始用药，用至疼痛结束；也有从月经前 1～2 天或月经来潮疼痛时开始用药，用至月经干净；也有少数作者选用月经前 2 周开始用药，连用 15 天。大多数都以 3 个月经周期为一疗程。

王瑞霞单用失笑贴（失笑散、血竭、乳香、乌药、肉桂、干姜、樟脑、冰片）贴敷于神阙、关元穴上，治疗痛经 118 例，总有效率为 91.53%。董芬用复方香附贴剂（香附、月季花、啤酒花、牛膝、当归各 100g，共研细末，加食醋调为糊状）于月经前 3 天取药糊摊于双层纱布上，分别置于关元穴、曲骨穴、子宫穴，每 2～3 小时取下贴剂按摩 2 分钟，贴敷 24 小时换药 1 次，5 天为一疗程，连用 3 个月经周期，总有效率为 96%。王澍欣等用穴位贴敷法治疗实证痛经，观察其疗效及其对前列腺素的影响。选用活血化瘀、行气化湿的中药（主要药物：制南星、三棱、莪术、冰片，其比例为 3∶3∶3∶1）研成粉末，加上甘油调配制成中药膏剂。取任脉经穴中极、关元、气海用上述膏剂贴敷，大小约 1.5cm×1.5cm，厚度约 2mm。于患者月经来潮前 1 周开始贴敷，每日 1 次，每次 6～8 小时，贴至患者痛经消失而停止（一般于月经来潮后第 3 天停用），3 个月经周期为一疗程。结果：31 例患者中，治愈 6 例，显效 15 例，有效 8 例，无效 2 例，总有效率为 93.55%，明显优于药物组的 73.33%（$P < 0.05$）；贴敷组症状改善程度较药物组显著（$P < 0.01$）；贴敷组可明显降低外周血中 $PGF_{2\alpha}$ 含量及 $PGF_{2\alpha}/PGE_2$ 比值（均 $P < 0.01$）。何杰用当归、党参、白术、乳香、没药、制附子、肉桂、细辛、炙草乌、香附和白芍各 5g，川乌 2g，配樟脑 1g 研成细末，用白酒、姜汁调制成膏糊状，贴敷中极或关元、三阴交、足三里治疗原发性痛经 32 例，治愈率为 93.8%，总有效率为 100.0%。

（三）腹部敷贴法

张慧玲用中药火通疗方（桂枝、三棱、莪术、红花、生川乌、延胡索、乌药等，煎后，汤浸湿毛巾，热敷腹部）治疗原发性痛经 136 例，有效率为 91.18%。

三、足浴法

《内经》中记载：阴脉集于足下，而聚于足心，谓经脉之行，三经皆起于足。足浴方中大多为辛香走窜之品。中药药理学研究显示，许多辛香走窜的中药能"开腠理"，即能开放皮肤的药物渗透通道，具有显著的透皮促渗作用，再加上其本身的功效，使有效成分直达病所，发挥疗效。足浴还可使足部的涌泉、太冲、隐白、昆仑等穴受到热力刺激，促进人体血脉运行，调理脏腑，平衡阴阳，疏通经脉。研究已证实，中药足浴治疗痛经有确切的临床疗效。张海萍采用中药足浴方法治疗原发性痛经 82 例。药物组成：当归 20g，附子 15g，小茴香 15g，吴茱萸 15g，川椒 10g，细辛 10g，柴胡 15g，香附 10g，五灵脂 10g，牛膝 15g，延胡索 15g，鸡血藤 15g，煎煮取汁 1000ml，连用 10 天。总有效率为 97.57%。孙淑慧用中药足浴治疗原发性痛经 40 例。药物组成：益母草、乳香、没药、桂枝各 15g，水煎 2000ml，浸泡双足，月经第 3~5 天开始使用，直到本次月经干净，连用 3 个月经周期为一疗程，总有效率为 90.0%。

四、中药熏蒸法

刘永燕将益母草 30g，姜黄 10g，桑枝 20g，桔枝 20g，干姜 10g，川牛膝 10g 制成粉剂。根据病情的不同，选用相对应的粉剂中药定量，置于全自动熏蒸药浴仪器内，注水 3000ml，熏蒸仪温度调至 43℃~45℃，熏蒸时间 20~30 分钟，每日 1 次，连续 7 日为一疗程。结果证实该疗法对痛经有明显改善作用。

五、穴位埋线法

穴位埋线疗法是针灸的一种延伸和发展，是用特制的一次性医疗器具将人体可吸收的载体羊肠线（15 天左右可自行吸收）植入相应的穴位，埋线后，肠线在体内软化、分解、液化和吸收时，对穴位产生的生理、物理及化学刺激长达 20 天或更长时间，从而对穴位产生一种缓慢、柔和、持久、良性的"长效针感效应"，起到"健脾益气、疏通经络、调和阴阳气血"的作用，从而调整了患者的自主神经和内分泌功能，达到祛病强身、保健美容目的的一种治疗方法。

蒙珊对肝俞、脾俞、肾俞、关元、足三里、三阴交，双侧同时取穴埋线，亦可左右交替轮流取穴。根据辨证的不同，气滞血瘀加合谷、太冲，寒湿凝滞加水道，肝肾亏虚加太溪。其治疗痛经的效果优于口服去痛片。李蔚江以双侧地机为主穴，直刺穴位，得气后推针埋线。湿邪阻络者可以配足三里、阴陵泉；气血不足者可以配气海、关元、归来等；肝肾不足者可配肝俞、肾俞；寒湿凝滞者配阿是穴；湿热凝滞者可配太冲、丰隆。其治疗痛经有效率达100%。孙文善研究微创埋线治疗痛经取得较好效果。主穴取肾俞、中极、关元、三阴交、足三里，气血虚弱者加气海，肾气亏损者加太溪，气滞血瘀者加膈俞，寒凝血瘀者加归来，湿热瘀阻者加血海。其原理为关元、肾俞调补冲任，足三里以温阳益气，中极、三阴交行气活血、化瘀止痛。线体在穴位内产生温和的刺激作用，促进血液运行，经过一定时间的治疗可改变机体内环境，减少痛经的发生。

六、中药离子导入法

离子导入法又称为离子电泳法，是利用连续性直流电流，以同电性相斥的原理，将离子或带电的化学药物驱送至体内的治疗方法。

徐慧等将中药（药物组成：当归、川芎、白芍药、红花、莪术、延胡索、牡丹皮、香附、桃仁等）浸泡于75%的酒精中15天制成酊剂。治疗时，将浸泡有适量酊剂的纱布敷于下腹部，与红外热磁振乳腺检查治疗仪的治疗探头固定在一起，每次治疗30分钟，10次为一疗程。一般治疗1个疗程，重症可治疗2个疗程。结果：共治疗5例，治愈4例，有效1例。王素芳针刺配合中药导入治疗痛经100例，取中极、地机、三阴交，辨证论治配穴加减，并用中药当归、川芎、红花、桃仁等煎汁取液，用离子导入机分别以关元、命门为正负极导入。结果：痊愈72例，显效22例，无效6例，总有效率为94%。

七、砭石法

砭石法，源自《内经》。砭、针、灸、药是我国独立并存的四大医术，古称砭、砭石，现称砭术，是用石制工具进行医疗保健的一种方法。砭石具有能量场，作用于人体可产生红外热像并循经而行，摩擦或敲击砭石可发出丰富的超声波脉冲，可改善血液流动状态。通过使用"感、压、滚、擦、刺、划、叩、刮、拍、揉、振、拔、温、凉、闻、拯"十六种方法（砭术十六法），充分发挥砭石的磁场效应和"无形针"的作用，内病外治，以疏通经络、调理气血为根本，排除经络中阻碍气血运行的，尤其是皮肤深部经脉中的病理产物，标本兼治，在短时间内极大地缓解临床症状。

魏莫愁根据辨证的不同，于经前及经期采用不同穴位给予砭石治疗，取得较好效果。各型均取穴子宫、关元、十七椎下，气滞血瘀型加用三阴交、合谷，寒湿凝滞型加用足三里，气血虚弱型加用足三里、合谷。

八、纳鼻法

刘传太用中药（生川乌 10g，细辛 5g，川芎 15g，冰片 1g）纳鼻治疗痛经 166 例。临用时将药粉 1～2g 以纱布裹成圆柱状或球形，纳入一侧鼻孔中，一般用药 15～30 分钟疼痛即可减轻或停止。若药在鼻中留置 20 分钟其疼痛仍不减者，可取出药团，用同样的方法再置一药团于另侧鼻孔中 10～20 分钟，其疼痛大多可止。总有效率为 92.76%。

九、滴耳法

郭李燕用痛经膏（薄荷、樟脑为主）治疗原发性痛经 26 例，每次用五官科专用的小棉签取约绿豆大小的药膏，对准外耳道外口，逐渐向内伸入约 2cm 后，再轻轻向外耳道四壁均匀涂抹药膏约 30 秒后即取出棉签。用药 30 分钟或 1 小时后评定效果,总有效率为 100%。

十、其他外治法

谢波等用止痛带(新兴中药超细粉末借助现代电热技术装配成带)治疗原发性痛经,总有效率为 91. 11%。芦霞等运用当归片配合刮痧疗法治疗女大学生痛经 28 例,总有效率为 100%,治愈率为 60.7%,疗效明显优于单独口服当归片或刮痧治疗($P < 0.01$)。陈芳等用中药内服配合蒸汽浴治疗痛经 46 例,发现中药内服配合蒸汽浴治疗痛经较单服中药疗效更明显。

第三节 运动及其他疗法的文献研究

一、太极拳

太极拳以动作为基本方式,并通过掤、捋、挤、按、揉、捌、肘、靠 8 种主要动作和进、退、顾、眼、定 5 种主要步法完成。这些动作与人体经络穴位相通,它们分别是会阴、祖窍、夹脊、膻中、性宫、丹田、肩井、玉枕,这些穴位在运动中受到牵动与刺激,有利于肾、心、肝、肺、脾、脑等五脏的健康。经研究后发现,练习太极拳 1 年以上,对缓解痛经有一定的作用。

二、瑜伽

瑜伽运用古老而易于掌握的姿势技巧,改善人们生理、心理、情感和精神方面的能力，是一种达到身体、心灵与精神和谐统一的运动方式。瑜伽运动因其冥想与动作姿势相结合，注重用意念引导动作中身体的感受，能帮助人们保持一个健康的神经系统，较其他运动方式而言，对缓解痛经具有较好的效果，常作为痛经患者运动处方的首选方案。

三、音乐疗法

音乐疗法能使患者全身放松，在艺术享受中进入心旷神怡的意境与松静安定的状态，以达到调整心态的目的，从而减轻精神负担，消除恐惧、紧张、焦虑、忧郁、恼怒等不良情绪，产生一系列正性身心效应，促使病情向好的方向转化。音乐辅助治病，古已有之，如明代名医秦景明曾提出"以戏辅药"的治疗方法。另外，音乐疗法有稳定病人血压、心率、情绪的作用。目前，音乐疗法在国内外已被广泛应用于临床，成为一项新兴的医学心理学治疗方法。王吉占让患者在针灸拔罐过程中欣赏音乐，提高对痛经的治疗效果。

四、食疗法

王美英等认为，妇女痛经有疼痛的时间和部位的不同，并且有血量和经色等不同。因此，用药和食疗的方法也就因人而异。比如月经将行之时，少腹急痛，经来涩少不利者，选用配方 A：泽兰 30g，赤芍 10g，白芍 10g，甘草 5g，肉桂（冲服）2g，大枣 10 枚，干姜 5g，鸡蛋 1 个，黄酒适量。每日 1 剂，按平时煎药方法，水煮两次过滤，合并滤液，另将鸡蛋煎成荷包蛋，煎熟时加入黄酒，倾入药液煮开即可，食蛋服汤，连服 3 天，在月经来潮之前 3 天服用。而在月经将行之时，少腹痛而兼胀者选用配方 B：当归 10g，炒白芍 10g，香附 6g，小茴香 6g，木香 6g，鸡蛋 1 个，黄酒适量。月经将行时，少腹痛明显者选用配方 C：紫石英 30g，炒白芍 15g，木瓜 15g，当归 10g，肉桂（冲服）2g，鸡蛋 1 个，黄酒适量。其他还有经间期痛配方以及经后期痛配方，均按疼痛时间、部位及月经情况立法处方。

近年来，国内外治疗痛经的研究很多，西医治疗强调止痛，多使用镇静及前列腺素抑制剂，取效快捷，但不良反应大，疗效难以持久。而中医药则有药、针、灸等多种手段，疗效可靠，价格低廉，副作用小。近年来，更有各种现代化技术融入传统中医药治疗中，治疗方式更多样化、科学化。如新剂型的应用可以使中药的成分更稳定、配伍更准确、服用更方便；电温灸器、红外线治疗仪、程控经络感传仪等物理治疗仪的发明和使用比传统的治疗方法更安全有效。

但就目前临床报道来看，中医药治疗痛经也存在一些不足之处，如在临床研究方面，辨证施治、疗效判定标准尚无统一规范化的指标，部分作者将原发性痛经与继发性痛经混在一起，影响临床上的可比性；病例数较少，样本小；在研究方法上，缺少大样本多中心随机对照研究；目前，尚少有报道针灸治疗痛经的量与效的关系，因此，在量效关系上应进一步研究，以便更好地推广应用。在治疗时间的选择上也无统一的标准，治疗时机多选择于月经前3~7天开始，每天治疗1次，但疗程不一，有针灸3~5天的，有针灸至月经结束的，有除了月经期不灸外，其余时间每天1次，或每周3次的，而且没有进行疗效的评价。腧穴选择多为关元、神阙、三阴交等，但均没有进行腧穴的特异性研究。针灸法较多，但很少进行对比研究；而且，研究多停留在临床疗效观察上，实验研究、机理研究较少。有些临床研究同时使用3种以上的治疗方式来治疗痛经，从合理利用医疗资源的角度来看，多种方法综合治疗是否有必要还值得商榷。

（向东方　孙红燕　冉青珍）

参考文献

［1］李晓泓，宋晓琳. 不同介入时机针刺三阴交穴对痛经大鼠下丘脑、垂体 β - EP 含量和 HSP70 表达的影响研究. 中华中医药杂志，2010，25（9）：1456.

［2］卜彦青. 不同时机针刺十七椎治疗原发性痛经疗效对比观察. 中国针灸，2011，31（2）：110.

［3］赵天平，仇裕丰. 养子时刻开穴法治疗原发性痛经 27 例——附针灸常规治疗 22 例对照. 浙江中医杂志，2000，35（8）：351.

［4］韩冰，何扬子，弓淑珍. 运用子午流注纳甲法治疗痛经的理论探讨. 陕西中医，2004，25（7）：621.

［5］莫太敏. 择时针刺治疗原发性痛经 20 例. 上海针灸杂志，2007，26（5）：29.

［6］谢感共，谭琳鎏，卢献群，等．灵龟八法治疗原发性痛经临床研究．针灸临床杂志，2003，19（8）：59.

［7］刘爱珍，张春美．针刺与心理治疗痛经的对比研究．中国针灸，1999，19（4）：209.

［8］陈少宗，卜彦青，翟华普，等．针刺单穴、多穴对原发性痛经患者即时止痛作用规律的初步观察．针灸临床杂志，2010，26（1）：1.

［9］陈少宗，丛茜，张秉芬．针刺单穴、多穴治疗中度痛经止痛作用时效规律的比较．中国针灸，2011，31（4）：308.

［10］崔秀琼．痛经的古今针灸处方用穴研究．北京：中国博士学位论文全文数据库，2007.

［11］何建基，黄泳．针灸治疗痛经取穴规律初探．中医药临床杂志，2009，21（5）：467.

［12］史晓林，杨爱民，李凤芝．针刺三阴交治疗原发性痛经120例疗效分析．中国针灸，1994，14（5）：17.

［13］贾红玲，史广云，张永臣．针刺至阴穴治疗痛经50例．中医外治杂志，1996，5（6）：41.

［14］程宝成．针刺地机穴治疗原发性痛经30例．淮海医药，1999，17（9）：77.

［15］石柳芳．针灸列缺穴治疗原发性痛经32例．广西中医药，2000，23（1）：45.

［16］吴海根，郑长庚，胡小荣．针刺承山穴治疗痛经187例疗效观察．江西中医药，2000，31（5）：41.

［17］胡朝伟，张华林．针刺膝眼穴治疗痛经60例．中国针灸，2001，21（11）：670.

［18］苏永立，刘凤娥，和瑞欣．针刺次髎穴治疗痛经．河南中医，2002，22（4）：51.

[19] 张忆平. 针刺中冲治疗痛经. 中国针灸, 2002, 22 (9): 612.

[20] 史静. 针刺十七椎下治疗痛经23例. 上海针灸杂志, 2005, 5 (24): 2.

[21] 王玉明. 针刺三阴交、次髎为主治疗痛经297例. 陕西中医, 1996, 13 (5): 221.

[22] 孙舟红. 针刺治疗原发性痛经59例. 国医论坛, 2000, 15 (4): 34.

[23] 侯丽君, 常庆雪. 针刺下一穴并辨证治疗痛经100例临床分析. 针灸临床杂志, 2000, 16 (10): 48.

[24] 夏艳民, 高英. 针刺加TDP照射治疗痛经. 中国针灸, 2002, 22 (2): 109.

[25] 徐立, 王卫. 针刺八髎穴治疗原发性痛经38例. 天津中医学院学报, 2003, 22 (9): 47.

[26] 朱英. 针灸辨证治疗原发性痛经65例. 四川中医, 2004, 22 (9): 92.

[27] 刘宝瑛. 针灸治疗原发性痛经39例疗效观察. 山西中医学院学报, 2007, 18 (6): 40.

[28] 赵文洁, 翁健儿, 俞瑾. 穴位注射维生素K_3治疗盆腔痛的临床观察. 中国针灸, 2000, 20 (7): 393.

[29] 沈红云, 张文兵. 穴位注射配合辨证针灸治疗原发性痛经30例. 辽宁中医学院学报, 2005, 7 (1): 59.

[30] 李种泰. 穴位贴敷合穴位注射治疗原发性痛经40例. 辽宁中医杂志, 2005, 32 (11): 1187.

[31] 赵雅芳, 李春华. 电针三阴交、血海对痛经模型大鼠子宫微循环的影响. 微循环学杂志, 2011, 21 (2): 4.

[32] 李春华, 赵雅芳. 电针介入对痛经模型大鼠子宫微循环的

影响.针刺研究,2011,36(1):12.

[33] 嵇波,李春华.电针不同介入时机对痛经模型大鼠子宫微循环影响的实验观察.针灸临床杂志,2010,26(11):46.

[34] 彭增福,何燕萍.关元俞一次性电针治疗原发性痛经43例.新中医,2000,32(10):2.

[35] 夏效云,张仁吕,张文臻.耳穴皮内埋针法治疗原发性痛经108例.中医外治杂志,2000,9(3):46.

[36] 罗惠平,曾振秀.耳针治疗痛经45例.湖北中医杂志,2001,23(3):46.

[37] 卞宜心.耳轮水针治疗痛经40例.中医外治杂志,2001,10(5):39.

[38] 郭海燕,王江.耳针治疗痛经114例.中国民间疗法,2002,10(11):17.

[39] 王铠,谨文宁,段颖华.耳针治疗原发性痛经的临床研究.广东医药,2005,26(12):27.

[40] 韩慧,李杰.耳穴为主治疗青春期痛经疗效观察.陕西中医,2011,32(1):84.

[41] 邢青霞.耳穴刺血治疗原发性痛经疗效观察.上海针灸杂志,2011,30(4):235.

[42] 王民集,张磊.耳针治疗原发性痛经88例.光明中医,2011,26(6):1198.

[43] 李积敏.梅花针治疗痛经254例的临床体会.陕西中医函授,1992(2):36.

[44] 邓燕,孙环.梅花针配合按摩治疗原发性痛经.山西中医,1995,11(4):31.

[45] 郑龙妹.腕踝埋针治疗痛经100例.中国针灸,1996,1(7):28.

[46] 徐立，王卫．次髎穴埋针为主治疗原发性痛经45例．四川中医，2003，21（4）：79.

[47] 孙景涵．针刺头皮生殖区穴治疗痛经50例．中国针灸，2005，25（5）：325.

[48] 牛文民，刘智斌．头皮发际区微针法治疗原发性痛经的临床研究．陕西中医学院学报，2008，31（5）：56.

[49] 刘兴东．头针配合穴位注射治疗顽固性痛经50例．上海针灸杂志，2010，29（8）：516.

[50] 林芸，陈丽娜．腹针治疗子宫内膜异位症痛经30例．河南中医，2010，30（5）：500.

[51] 陈丽娜，林芸，袁丽萍．腹针治疗子宫内膜异位症痛经35例．湖南中医杂志，2010，26（6）：75.

[52] 朱志强，吕春燕．腹针治疗子宫内膜异位症所致痛经疗效观察．中国民族民间医药，2010，19（13）：156.

[53] 陈铁民．腹针治疗痛经60例疗效观察．中国实用医药，2011，6（17）：178.

[54] 安少华，岳明明．平衡针对原发性痛经的即时止痛疗效观察30例．新疆中医药，2011，29（1）：25.

[55] 刘玲玲．火针治疗妇女痛经50例临床观察．针灸临床杂志，2001，17（2）：32.

[56] 姚军．杵针治疗痛经98例临床观察．中国针灸，2001，21（6）：357.

[57] 职良喜．浮针疗法治疗原发性痛经的随机对照观察．中国针灸，2007，27（1）：18.

[58] 赵敬军．艾灸配合针刺治疗原发性痛经47例．针灸临床杂志，2011，27（9）：16.

[59] 王桂珠，梅丽，孙得志．灸法治疗原发性痛经120例．中

国民间疗法，1999，8（8）：12.

[60] 徐杨青，陈伟，王井妹．悬灸周期疗法治疗痛经34例．江西中医药，2006，9（37）：49.

[61] 鞠琰莉，王黎，刘金芝，等．电针、艾灸、埋线对痛经大鼠T细胞亚群水平的影响．上海针灸杂志，2007，26（9）：43.

[62] 章海风，付勇，张波．热敏化灸治疗原发性痛经临床研究．河南中医，2008，28（1）：62.

[63] 洪钰芳．隔药灸治疗痛经35例临床观察．针灸临床杂志，1999，15（1）：31.

[64] 洪钰芳，刘坚．隔附子饼灸治疗痛经．中医文献杂志，2001，3：44.

[65] 顾小燕，王静．隔姜灸关元治疗原发性痛经疗效观察．中国全科医学，2006，9（10）：847.

[66] 赵秀萍，张鲁予．隔物灸治疗原发性痛经15例．上海针灸杂志，2009，28（4）：229.

[67] 王松梅，李兴国，张立群，等．隔药灸治疗原发性痛经临床观察．中国针灸，2005，25（11）：773.

[68] 尹继霞．隔药灸治疗功能性痛经临床疗效观察．针灸临床杂志，2006，22（12）：56.

[69] 徐风荣．隔药灸治疗气滞血瘀型原发性痛经40例．四川中医，2009，27（4）：126.

[70] 葛建军，孙立虹，佘延芬，等．隔物灸对寒湿凝滞型原发性痛经患者血清 $PGF_{2\alpha}$ 含量的影响．河北中医药学报，2007，22（4）：33.

[71] 佘延芬，孙立虹，杨继军，等．隔物灸对寒湿凝滞型原发性痛经患者经期血 $\beta-EP$ 含量的影响．中国针灸，2008，28（10）：719.

[72] 杨继军, 孙立虹, 佘延芬, 等. 隔物灸对寒湿凝滞型原发性痛经患者内皮素和一氧化氮含量的影响. 针刺研究, 2008, 33 (6): 409.

[73] 郭青. 温针灸治疗原发性痛经 56 例. 中国中医急症, 2006, 15 (9): 1039.

[74] 冀健民. 温针灸治疗功能性痛经 41 例临床观察. 河北中医, 2007, 29 (6): 539.

[75] 王慧. 温针灸治疗寒凝血瘀型痛经 30 例疗效观察. 长春中医药大学学报, 2008, 24 (6): 718.

[76] 李怀宽, 阎杰. 辨证使用中药联合赵氏雷火灸治疗原发性痛经 27 例临床分析. 四川中医, 2011, 29 (7): 92.

[77] 宋宁. 壮医药线点灸治疗原发性痛经 85 例观察. 中国民族医药杂志, 2008, 7: 22.

[78] 黄瑾明, 林辰. 壮医药线点灸学. 南宁: 广西民族出版社, 2006.

[79] 杨美春, 汤红丽, 方刚. 壮医药线点灸疗法对催产素致痛经大鼠血液流变学的影响. 中国民间疗法, 2009, 17 (6): 40.

[80] 徐晓美. 温经汤配合艾灸神阙穴治疗原发性痛经 43 例. 浙江中医杂志, 2009, 44 (4): 278.

[81] 季向东, 夏娟静, 陈菊娣. 温灸配合中药电熨疗法治疗原发性痛经. 中国康复, 2009, 24 (3): 198.

[82] 杨星丽. 艾灸配合中药治疗原发性痛经 30 例. 中国中医急症, 2009, 18 (7): 1165.

[83] 何爱姣. 艾灸联合加味生化汤治疗原发性痛经临床观察. 湖北中医杂志, 2011, 33 (4): 47.

[84] 毕伟莲. 穴位埋线配合艾灸治疗原发性痛经的疗效观察. 大连医科大学学报, 2007, 29 (2): 168.

[85] 陈日兰，朱英. 穴位埋线配合灸法治疗原发性痛经52例. 甘肃中医，2009，22（6）：39.

[86] 乔起敏，闫庆萍，杜子萍，等. 刮痧拔罐治疗原发性痛经的疗效观察. 长治医学院学报，2007，21（3）：230.

[87] 林丽莉. 推拿治疗血瘀型原发性痛经56例. 福建中医学院学报，2005，15（4）：41.

[88] 尤家军. 推拿治疗痛经56例观察. 实用中医药杂志，2008，24（1）：40.

[89] 江涛，章继生. 足底反射区推拿治疗痛经的临床观察. 中华现代中医学杂志，2009，5（5）：278.

[90] 张海琴. 按压为主结合药物治疗原发性痛经. 青海医学院学报，2011，2：131.

[91] 梁月琴，张丽. 中药灌肠治疗子宫内膜异位症痛经72例. 中国中医药科技，2004，11（4）：252.

[92] 周土凤. 中药灌肠治疗痛经48例观察. 浙江中医学院学报，2005，29（4）：38.

[93] 丛惠芳，王晓滨，巴海燕. 痛经停栓治疗寒凝血瘀型原发性痛经30例临床观察. 中国中医药科技，2005，12（1）：51.

[94] 汪明德，李香萍. 痛经宁栓剂治疗原发性痛经的临床研究. 中国中医药科技，2008，15（1）：52.

[95] 王敏. 痛经散敷脐治疗痛经265例. 辽宁中医杂志，2005，32（4）：326.

[96] 李仲平，张永鹏，田翠时. 中药敷脐法治疗原发性痛经60例. 陕西中医，2005，26（5）：400.

[97] 唐玉秋. 愈痛贴治疗寒湿凝滞型原发性痛经临床研究. 山东中医杂志，2006，10（25）：671.

[98] 吴冬红. 敷脐疗法治疗原发性痛经120例. 中医外治杂

志，2007，10（5）：9.

[99] 曹雪梅，张洛琴. 敷脐疗法治疗原发性痛经 43 例. 中医外治杂志，2011，20（4）：20.

[100] 王瑞霞. 失笑散外治痛经 118 例. 中医外治杂志，2003，12（3）：14.

[101] 董芬，于建光. 复方香附贴剂穴位贴敷治疗原发性痛经. 山西中医，2007，23（1）：79.

[102] 王澍欣，卢德健，李艳慧. 穴位贴敷治疗实证痛经的疗效观察及对前列腺素的影响. 中国针灸，2009，29（4）：83.

[103] 何杰. 中药穴位贴敷治疗原发性痛经 32 例. 人民军医，2009，53（7）：421.

[104] 张慧玲. 中药火通疗法治疗原发性痛经 136 例. 陕西中医，2008，29（3）：268.

[105] 张海萍. 中药足浴治疗原发性痛经 82 例. 中国中医药信息杂志，2003，10（4）：56.

[106] 孙淑慧. 中药外治原发性痛经 40 例. 中医外治杂志，2005，1（3）：38.

[107] 刘永燕，武惠琴. 中药熏蒸治疗原发性痛经的护理体会. 中国民康医学，2011，23（7）：890.

[108] 蒙珊，杜艳. 穴位埋线为主治疗原发性痛经 45 例. 辽宁中医杂志，2006，33（9）：1180.

[109] 孙文善. PGLA 微创埋线治疗痛经. 上海针灸杂志，2011，30（4）：279.

[110] 徐慧，张志英，秦德荣. 中药配合仪器治疗痛经 5 例临床观察. 医学理论与实践，2005，18（1）：59.

[111] 王素芳. 针刺配合中药导入治疗痛经 100 例. 针灸临床杂志，2001，17（3）：7.

[112] 魏莫愁. 砭石疗法治疗原发性痛经 21 例疗效观察. 中国针灸, 2004, 24 (6): 439.

[113] 刘传太. 中药纳鼻疗法治疗痛经 166 例. 中医外治杂志, 1995, 4 (2): 5.

[114] 郭李燕, 陈秀廉, 钱志益. 痛经膏外耳道给药治疗原发性痛经 26 例疗效. 新中医, 2002, 34 (7): 19.

[115] 谢波, 陈小平, 郑洁莉, 等. 止痛带治疗原发性痛经 90 例疗效观察. 新中医, 2006, 38 (9): 35.

[116] 芦霞, 郑磊琦, 刘燕, 等. 当归片配合刮痧治疗大学生痛经 28 例. 中国民间疗法, 2006, 14 (9): 61.

[117] 陈芳, 沈茂平, 陈艳. 中药内服配合蒸汽浴治疗痛经 46 例. 陕西中医, 2008, 29 (11): 1456.

[118] 凌昆. 关于太极拳对大学女生痛经影响的研究. 中医临床研究, 2010, 2 (17): 106.

[119] 陈丽霞. 瑜伽运动处方治疗痛经的疗效评定. 中国临床康复, 9 (4): 164.

[120] 李淑娟, 张立新, 闫清, 等. 音乐疗法在妇科手术中的作用. 中华护理杂志, 2002, 37 (6): 448.

[121] 王吉占, 张世卿. 针刺拔罐配合音乐疗法用于痛经患者的治疗及护理. 中国民间特色疗法, 2010, 18 (7): 26.

[122] 王美英, 刘玮, 王善平. 妇女痛经的药膳食疗. 中药材, 2003, 26 (12): 921.

第六章　名医经验综述

痛经，临床分为原发性痛经与继发性痛经。原发性痛经以功能性痛经为多见，继发性痛经以子宫内膜异位症最为多见。在发病机理方面，原发与继发性痛经既有共同点，又各有特点。许多当代中医妇科专家在痛经的治疗方面具有丰富的临床经验。

第一节　颜德馨经验综述

颜老认为，痛经多因寒因瘀而致，常见的病机有寒入胞宫，气血不畅，冲任失调；寒凝血瘀，冲任失养；寒瘀阻络，不通则痛。治宜温阳散寒，活血逐瘀。临床多用化瘀赞育汤：小茴香3g，干姜24g，肉桂5g，川芎5g，没药5g，生蒲黄12g，五灵脂12g，延胡索9g，赤芍9g，紫石英30g。组方上有以下3大特点。

1. 活而不峻

寒凝血瘀，经脉不通，不通则痛，故治宜活血祛瘀。颜老在用活血药时，没有选用桃仁、红花、水蛭、地龙等活血通络、力猛破血之品。而是选用了作用缓和，治疗诸瘀积滞疼痛效果很好的失笑散，辅以活中兼养的川芎、赤芍，使本方活而不峻，活中有养，祛瘀而不伤正。

2. 温而不燥

寒凝胞宫，治当温阳散寒。但颜老并未一味用附子、细辛等大辛大热之品，因此类药物虽能温阳散寒，却有耗伤阴津之弊。因此，颜老在方中选用小茴香、干姜、官桂以温经散寒，且重用干姜，意在温化寒凝，温中有养，使本方温阳而不伤阴。

3. 药量精妙

全方用药有 3 个侧重：一重用干姜（24g），取其温经散寒，非重不举；二重用紫石英（30g），取其温补冲任，非重无功；三重用失笑散，取其祛瘀止痛，非重瘀血不去，新血不生。余药皆用量轻微，以顺肝体助肝用。

第二节　班秀文经验综述

班老治疗痛经多从调理气血入手。

1. 重理气活血

他认为，经者血也，痛者滞也，治疗痛经重在疏肝理气、活血化瘀。对经将行而胸胁、乳房、小腹胀痛者，常用黑逍遥散加素馨花、佛手花、合欢花、玉兰花、玫瑰花等芳香花类。黑逍遥散为逍遥散加生地或熟地，班老去地黄而用黄精。黄精偏于补脾阴，脾为后天之本，以运为健、以升为和，用黄精易地黄，既可益阴养血，又可防地黄滋腻碍脾。妇人体质柔嫩，用药宜轻清，以平和为贵，选辛平香淡之花类药，防止过燥伤阴。若气滞而导致血瘀，经将行及经行第一天少腹、小腹痛过于胀，经色紫暗而夹瘀块者，以桃红四物汤加味治之。并于治疗痛经方中加入莪术、益母草。莪术辛苦微温，辛能开，苦能泄，温能养，为血中之气药，既能活血又可行气，且不损伤正气，妇人用之尤宜。益母草辛苦微寒，其功在活血化瘀通经，有理血的作用。故为治痛经常用之药。

2. 重温经活血

班老认为，痛经原因多端，但都与瘀有关。瘀血阻滞，不通则痛。班老擅长用温化之法治疗，使瘀血得温而行。《金匮要略》温经汤是其常用方剂。

3. 分阶段调理气血

治疗痛经，班老主张分阶段调治。经前防痛，以活血为主；经期治痛，以调和气血为主；经后调养，以补益气血为主。

第三节　夏桂成经验综述

夏老对子宫内膜异位症所致痛经的治疗积累了丰富的经验。夏老发现，子宫内膜异位症患者大多黄体功能不健，表现为基础体温（BBT）高相不稳定或偏短；并且经量偏多，多夹大块的内膜样组织。他认为，本病是肾阳不足为本，痰瘀互结为标。本病主要是由于肾阳虚弱，经行感寒，或者经期行经不畅，余血蓄积，逆流于子宫之外，蕴结于脉络肌肉之间；或是由于素体正气不足，脾胃虚弱，或者大产流产后，正气虚弱，气虚下陷，痰浊郁结于子宫之外所致。经产瘀血浊液随着肾阴阳的消长转化而变化，行经之时，瘀血痰浊阻于内不得归经而致痛经，日久痛经加剧。

夏老认为，治疗当以活血、化瘀、祛痰治其标，温肾益气治其本。经前期及经期偏重活血化痰，兼以温阳止痛。常用方药为夏老经验方——蜕膜散：肉桂 5g，五灵脂 10g，三棱 10g，莪术 10g，白芥子 10g，续断 10g，杜仲 10g，延胡索 15g，牡丹皮 10g，益母草 30g。经前 3 天开始服至经期结束。小腹冷痛明显者，加艾叶 10g，吴茱萸 3g，甚者加制附子 6g；小腹胀痛明显者，加醋制香附 10g，沉香粉（冲服）3g；小腹坠胀明显者，加黄芪 15g，炙升麻 6g；小腹刺痛、经前黄带多者，加败酱草 15g，薏苡仁 15g，红藤 15g；出血量多者，加血竭（冲服）6g，炒蒲黄（另包）10g；或三七粉（冲服）1.5g；痛甚者，加全蝎粉 1.5g，蜈蚣粉（冲服）1.5g。

平时结合月经周期以治其本。夏老认为，阳气不仅能推动气血的运行，而且有助于瘀血的吸收，同时对水湿津液的运化也有着重要的作用。温补肾阳，提高冲任气血的通畅是抑制子宫内膜异位症发展的有力措施。常用经验方——补阳消癥汤：山药、续断、菟丝子、鹿角片、当归、赤白芍、牡丹皮、茯苓各 10g，白芥子 10g，石见穿 15g，五灵脂 9g，生山楂 10g。小腹与肛门坠胀、神疲乏力、大便易溏，兼有气虚之象者，宜加入黄芪 15g，党参 15g，升麻 6g 升提阳气；伴胸闷烦躁、乳房胀痛、大便艰，夹肝经湿热之征者，加川楝子10g，栀子10g，薏苡仁15g以清热。

第四节 朱南荪经验综述

朱老对痛经的研究颇深，在治疗该病方面形成了自己的特点。

1. 冲任二脉与痛经有密切关系

朱老认为，痛经的病机主要是"内外相因，冲任瘀阻"。在正常情况下，脏腑、经络、气血通过冲任二脉调节着经、孕、产、乳各种生理现象。在病理情况下，各种致病因素，也通过冲任二脉引起妇科疾病，如徐灵胎所说"冲任二脉，皆起于胞中，上循背里，为经络之海，此皆血之所从生，而胎之所由系。明于冲任之故，则本源洞悉，而复所生之病，千条万绪，可以测知其所以起"，充分说明了冲任二脉对女性生理、病理的重要作用，也说明了冲任二脉与痛经这一病症的出现与消失有着密切的关系。

2. 分型论治

其治病原则是根据《内经》"所胜平之，虚者补之，实则泻之，不虚不实，以经取之"及"谨察阴阳所在而调之，以平为期"而定。朱老根据引起痛经的原因，将痛经分为以下几种类型，进行论治。

（1）寒凝血瘀：治宜温经散寒，活血止痛。常用药：炒蒲黄、炒五灵脂、全当归、川芎、陈艾叶、制香附、九香虫、炙乳香、炙没药、淡吴萸、姜半夏、炮姜、紫石英等。

（2）气滞血瘀：治宜理气活血，化瘀止痛。常用药：生蒲黄、炒灵脂、三棱、莪术、乳香、没药、川楝子、延胡索、柴胡、青皮、制香附、刘寄奴、血竭粉等。

（3）气虚血瘀：治宜补气健脾，养血止痛。常用药：炒蒲黄、炒五灵脂、全当归、丹参、乳香、没药、制香附、生白芍、炙甘草、党参、黄芪、白术、川楝子、延胡索、血竭等。

（4）肝肾虚损：治宜补益肝肾，养血止痛。常用药：巴戟天、菟丝子、肉苁蓉、枸杞子、杜仲、山萸肉、生白芍、全当归、丹参、柴胡、广郁金、川楝子、制香附、川芎、炒蒲黄、陈皮、红花、乳香、没药、血竭等。

3. 配对用药

赤芍、白芍：两药合用，一散一敛，一泻一补，尤宜于血虚夹瘀有热之痛经。

柴胡、延胡索：两药皆入肝经，疏肝理气、活血止痛。

刘寄奴、石见穿：两药均具有破血通经、散瘀止痛的作用。两药合用活血止痛作用更强。

青皮、陈皮：两药同用，调和肝脾、消胀除积、理气止痛。

三棱、莪术：两药同为破血祛瘀之品，皆入气分，能消积行气止痛，临床上常相须为用。

蒲黄、五灵脂：活血化瘀止痛，适用于瘀血内阻致经行不畅之痛经。

蒲黄、赤芍：活血凉血、散瘀止痛，常配伍丹参，是治疗痛经必用之品。

乳香、没药：两药皆能活血祛瘀、行气止痛，适用于气滞血瘀之痛经。

延胡索、川楝子：常用于实证痛经。

制香附、广郁金：两药合用后，疏肝理气、活血调经止痛之功更显著。

血竭、三七：两药配合运用，共奏止血、行瘀、止痛之功，对痛经量多、有血块者非常适用。

第五节　刘敏如经验综述

刘老认为，痛经主要为肝郁气滞或寒凝胞中，导致冲任气血不畅使然，定位在胞宫冲任，变化在气血，表现为疼痛。由此提出了疏肝理气、温宫化寒的治疗大法。常用方为逍遥散、温经汤化裁。

刘老提出了"月经周期节律"的推断模式，认为月经周期变化是阴阳消长、气血更替规律的外在表现。这种生理变化，其本在肾，物质基础是天癸，冲任是通道。在这种节律性变化中，天癸随肾气的盛衰由微至盛而泌。冲任气血随之发生周而复始的生理效应，亦由盛而泄，因泄而亏，亏而必复，复极而盛，血海充盈，这种气血盈亏节律性变化的连续与再现，形成了月经的周期性变化。而当这种节律性变化被打破，就会发生相应的月经疾病。若能把握时机，针对病机，调平阴阳，理顺气血，使冲任胞宫功能恢复正常，则其病必愈。

第六节　许润三经验综述

许老认为，痛经中虚证、虚实夹杂证多见，若仔细辨证，合理运用补法治疗痛经，往往收效良好，而且能减少复发。

1. 补肾健脾、养血生精是治疗青春期原发性痛经的重要方法。许老认为，青春期少女生殖系统尚未发育完全，导致痛经发生的原因有子宫颈口狭窄、子宫位置后倾、黄体功能不全等。此属天癸尚不成熟，肾及气血尚未充盛，寒凝、气滞等可以诱发或加重痛经，但脾肾不足、精血亏虚则是痛经发生的根本。许老常用方剂：①党参15g，当归30g，川芎10g，生蒲黄15g，五灵脂10g，益母草20g，枳实15g，赤芍15g，三七粉3g；②生黄芪50g，三七粉3g，赤芍10g，川芎10g，莪术10g，蒲公英20g，白人参30g，鹿角片20g，藏红花3g。

2. 子宫内膜异位症、子宫腺肌症引起的痛经需加用补肾养血药物。许老认为，除血瘀外，肾亏血虚也是本病的重要发病机制。治疗时，活血同时应不忘补肾以充养女性生殖之本、益气养血以扶正祛邪，在活血化瘀药中加用生黄芪、党参、何首乌、白芍、熟地黄等补肾养血、益气扶正之品。经验方：生黄芪30g，当归10g，水蛭10g，丹参30g，泽兰10g，何首乌20g，三七粉（分冲）3g等。方中除活血化瘀止痛之水蛭、活血利水之泽兰外，还有补肾养血之何首乌、益气扶正之生黄芪。全方益气补肾、活血化瘀，寓消于补，寓补于消。痛经伴有癥瘕者，可选用桂枝茯苓丸合消瘰丸（玄参、贝母、牡蛎）以活血化瘀消癥作为主方，常加用生黄芪、鹿角霜等扶正药物。

3. 温补脾肾是治疗膜样痛经的重要方法。西医认为，膜样痛经或膜样月经由黄体功能不全，孕激素分泌不足引起，致子宫内膜分泌欠佳，不能溶解而呈整块排出，子宫异常收缩增强，或不协调收缩引起疼痛。采用黄体酮治疗有效。许老认为，中医学取类比象，子宫内膜好比土地，如果阳气、精血充实，就如同受到良好光照和灌溉的沃土，殷实松软，月经来潮时脱落的内膜也是均匀细碎的；如果阳气、精血不足，子宫内膜就如同胶板地、盐碱地，月经来潮时脱落的内膜就是大块的、发育不良的。有膜样痛经的不孕症或月经失调患者，按黄体功能不足、脾肾阳虚辨证治疗，临床亦收到较好疗效。

第七节　金季玲经验综述

金老认为，原发性痛经的病机主要为"不通则痛"，其中"瘀"是病机的关键。寒凝者，多因经期贪凉饮冷，或冒雨涉水等，或平素过于贪凉，或久居寒冷湿地，致寒凝客于胞脉，血遇寒则凝，胞脉不畅，不通则痛。《傅青主女科》即有"寒湿乃邪气也，妇人有冲任之脉居于下焦……经水由二经而外出，而寒湿满二经而内乱，两相争而作疼痛"之论。气滞血瘀者，多因素性抑郁，精神压力，经期或其前伤于情志，肝气郁滞，郁则气滞，气滞则血瘀，经血运行不畅，而致痛经。诚如《张氏医通》所云："经行之际……若郁怒则气逆，气逆则血滞于腰腿心腹背肋之间，遇经行时则痛而重。"

治疗首重活血化瘀，金老又根据患者临床表现，辨证与辨病相结合，提出兼以"温经散寒，行气止痛"的治疗大法。药用五灵脂 10g，生蒲黄（包煎）10g，延胡索 10g，川楝子 10g，细辛 3g，白芷 6g，没药 6g，乌药 10g，小茴香 6g，土鳖虫 10g，吴茱萸 3g，香附 10g，益母草 15g，白芍 12g，当归 10g。

第八节　欧阳惠卿经验综述

欧阳老认为，子宫内膜异位症引起的痛经，其病因病机可概括为"因瘀成瘕，瘀阻经脉，不通则痛"。治疗以行气活血化瘀为法。

1. 分期论治

在疾病初期以行气活血止痛为主，药用乌药、延胡索、香附、川楝子行气止痛，蒲黄、没药、三七、山楂祛瘀止痛，白芍缓急止痛，败酱草清热利湿，亦能祛瘀止痛。后期疼痛缓解，则着重化瘀散结消癥，药用三棱、莪术、牡丹皮、益母草、夏枯草之类。另外，癥瘕为血结日久而成，需持日以治，但攻邪易伤正气，故宜扶正祛邪并施，有助于加强疗效，可于破血消癥方中少佐黄芪、茯苓、薏苡仁等益气健脾之药。

2. 结合月经周期辨证论治

（1）经前用药促、温、通：此时多选用具有促、温、通作用的药物，如当归、赤芍、红花、益母草、牛膝等。体虚者可酌加山药、熟地、川续断，以健脾补肾，防止温通太过损伤元气。此期禁用苦寒酸涩之品，如黄芩、黄柏、白芍、乌贼骨、乌梅肉之类，此类药物易使气血滞塞，导致各种病理现象的发生，如月经后期、痛经等。

（2）经行通畅及时收：经来 4～5 天，应加助子宫收缩剂，促使子宫内膜脱落和宫腔余血败浊之液迅速外排，使月经按时而净。治法宜逐瘀、缩宫、止血，常用益母草、枳壳、桃仁等。处方：益母草 30g，枳壳 20g，桃仁 10g，当归 15g，川芎 10g，茜草根 15g，甘草 5g，山药 20g。根据患者体质、症状酌情加减，如气虚者加参、芪、术、升麻炭；实热者加生地、丹皮、败酱草；血瘀者重用枳壳，加蒲黄、灵脂、三七粉。此时还应注意调畅情志，禁食生冷及辛辣酸涩之类，起居避风寒湿，不宜剧烈活动。

（3）经后补肾填精血：用药以滋补肝肾、填精血、固冲任为主，佐以调脾胃、滋化源，使失去之气血津液早得复生。临床选药如熟地、白芍、山萸肉、山药等。处方可用定经汤加减：当归 15g，白芍 15g，熟地 20g，柴胡 20g，怀山药 20g，茯苓 20g，菟丝子 20g，荒蔚子 10g，覆盆子 20g，甘草 5g。当禁用破气血攻逐之品，如桃仁、赤芍、川芎、青皮之类，以免克伐人体正气。

第九节　司徒仪经验综述

司徒老治疗子宫内膜异位症痛经，主张首先要明确西医诊断。认为子宫内膜异位症引起的痛经以实证痛经为主，即"不通则痛"。"瘀血"是子宫内膜异位症的致病因素，同时也是病理产物。子宫内膜异位症患者月经来时，气血当泄，而异位内膜所倾泄的离经之血，无脉道可循，瘀积少腹，不通则痛。故治疗上应控制离经之血，以防进一步留瘀。月经期采用化瘀止血止痛法，自拟蒲田胶囊（由蒲黄、田七等组成）化瘀止血止痛。基于气血相关的理论，非月经期用药以理气活血、消癥散结为主。认为月经后由于气血随经血的外排，瘀血的状态当有相对性的改善，在月经后应乘胜追击，应用活血化瘀消癥之品以加速血液黏稠度、凝聚状态的进一步改善。随着月经周期的进展，气血的长盛，壅塞经髓之瘀血阻碍了气血的运行，逐渐加重气滞血瘀的状态，治疗当以抑制瘀血的形成为目标，治疗大法仍以活血化瘀、消癥散结为主，适当增加化瘀之力。非月经期治疗均以莪棱合剂（其组成为三棱、莪术、当归、丹参、郁金等）为基础方，针对月经周期的不同时期加减用药。平素以莪棱合剂为基础针对不同证候求因并斟酌药力以改善血瘀状态，月经前3~5天开始以莪棱合剂为基础加减，去鸡内金等，辨寒热虚实，化瘀调经止痛，常用香附、延胡索、益母草等以加强行气活血之效。同时，又要分清气滞与血瘀的主次关系，而斟酌方中药物剂量比例。亦不乏久病伤气或药过伤正而致虚者，宜补气使得气行血行。

第十节　胥受天经验综述

胥老认为，痛经发生的因素，不外乎情志所伤和六淫为害。其病机包括气血运行不畅，胞宫经血流通受阻，以致"不通则痛"；或冲任、胞宫失于濡养，"不荣而痛"。胥老认为，痛经无论虚实，不离滞和瘀，而滞和瘀的根源在于肾。胥老强调治疗应着眼于"不通"这一主要矛盾，同时结合证候的寒热虚实，或温阳散寒，或益肾养肝，或益气养血，或清热凉血。

胥老治疗痛经强调"防治结合"。多采用"三步疗法"，即经前防，经期治，经后固。经前防，即以上月行经为标准，提前一周开始服用温通气血、暖宫散寒的药物。经期治，即患者在行经期间临床症状表现较重较急，而寒象明显，采用大辛大热、温通阳气的药物使阳气四布，阴霾自散，血海得温，经水畅行。经后固即在月经干净后，腹痛虽已消失，但小腹部仍有空虚感，常常伴有神疲、乏力、腰酸等症，选用养血暖胞、调和营卫的药物使得胞络充养，气血条达。

胥老在选择止痛药物时有以下特点：

1. 用药宜偏温。因经血得温则行，通则不痛，故在经行止痛方中常选用肉桂、艾叶，甚则细辛、附子等一两味。即使属偏热证的痛经，仍需反佐一两味温热药物。

2. 常选既能理气行滞，又可止痛的药物，如乳香、没药、延胡索、五灵脂等。现代药理研究表明，其中有些药物尚有降低子宫内膜前列腺素含量，缓解子宫痉挛收缩的作用，因此止痛作用明显。

3. 常配合使用镇静安神药物。痛经的患者心情紧张、恐惧，或对疼痛敏感，故安定心神亦显得非常必要，可用远志、合欢皮等，可增强止痛之效。

第十一节　王子瑜经验综述

王老认为，子宫内膜异位症的主要病因病机为瘀血内阻，治疗上以活血祛瘀为先。活血化瘀、消癥散结、祛瘀生新，从而达到气血调畅，"通则不痛"的治疗目的。同时，应注意审证求因。瘀血为致病因素，同时又是各种病变过程中的病理产物，如气滞血瘀、寒凝血瘀、热灼血瘀、痰湿血瘀、气虚血瘀、离经之血为血瘀等。在活血化瘀的同时，详审造成瘀血的原因，或疏肝理气，或温经散寒，或清热凉血，或利湿化痰，或健脾益气等，以治病求其本。本病病位多在胞宫胞脉，为肝经所过之处。故临床以气滞血瘀为多见。气帅则血行，气滞则血瘀，方中选用了延胡索、乌药、乳香、没药等行气之品或血中气药以助气行血。另外，血得寒则凝，得温则行，故王老还选用肉桂等温经散寒之品，以促进血液循环，起到温通活血之目的，使气血调达，瘀去痛除。

王老治疗子宫内膜异位症的另一特点是注重月经周期的生理特点。子宫内膜异位症痛经虽以实证为主，但从妇女月经生理的特点上看，冲任血海从满盈到溢泻，而至空虚，故经前和经行初期，治疗以泻实为主。月经后期或经后宜虚则补之，则应配合益气养血之品，此时王老常配用八珍益母丸。服汤剂者，常加用圣愈汤，以扶正祛邪。

总结

综上所述，中医妇科名家以辨证论治、周期治疗为原则治疗痛经。

无论是功能性痛经还是子宫内膜异位症痛经，均以虚实为辨证大纲，痛经可归纳为"不通则痛""不荣则痛"。所谓不通则痛者，即瘀血阻滞为其病机，治疗又当审其具体病因，相应地予以疏肝理气活血、温经活血、清热活血、祛痰活血；不荣则痛者，为脾肾不足，精血亏虚，冲任胞脉失养，治疗当温补脾肾、补肾填精。

月经周期变化是阴阳消长、气血更替规律的外在表现。月经来潮前后冲任血海经历着从满盈到溢泻，而至空虚的变化过程。治疗痛经正是以平调阴阳、理顺气血为目的。因此，在月经前后分阶段治疗，也是许多医家的共识。月经来潮前，或温通气血，或活血祛瘀、引血下行，或益气活血。总之，经血来潮以通畅为顺；经期以活血止痛，或养血止痛为法；经后以补虚调理善后为法。

临床上，在学习名家经验、博采众长的基础上，更应因人因时因地制宜地制定出每一个患者的个性化痛经治疗方案。

（冉青珍　梁凯雯）

参考文献

[1] 高尚社. 国医大师颜德馨教授辨治痛经验案赏析. 中国中医药现代远程教育, 2011, 9 (4): 8.

[2] 卢惠英. 班秀文治疗痛经经验. 中医杂志, 1993, 34 (5): 271.

[3] 徐传花. 夏桂成治疗子宫内膜异位症所致痛经的经验. 中医杂志, 2003, 44 (11): 814.

[4] 叶红. 朱南苏治疗痛经用药经验. 四川中医, 1998, 16 (4): 3.

[5] 刘昭阳. 刘敏如教授治疗月经病举要. 陕西中医学院学报, 1993, 16 (3): 9.

[6] 李仁杰, 经燕, 李力. 许润三教授运用补法治疗痛经经验. 中国中医急症, 2009, 18 (11): 1830.

[7] 赵翠英, 金季玲. 金季玲教授治疗原发性痛经经验. 陕西中医学院学报, 2008, 31(5): 12.

[8] 黄洁明. 欧阳惠卿教授辨治月经病杂证验案 3 则. 光明中医, 2011, 26 (6): 1107.

[9] 王慧颖. 欧阳惠卿教授治疗月经病经验举隅. 广州中医药大学学报, 2002, 19 (3): 226.

[10] 梁雪芳. 司徒仪主任诊治子宫内膜异位症经验. 天津中医, 2002, 19 (3): 71.

[11] 冉青珍, 司徒仪. 司徒仪教授治疗子宫内膜异位症经验举要. 中医药学刊, 2001, 19 (3): 430.

[12] 孙静. 胥受天治疗痛经经验. 山西中医, 2009, 25 (10): 8.

[13] 魏爱平, 贺稚平. 王子瑜教授治疗子宫内膜异位症痛经经验. 河北中医学院学报, 1996, 11 (1): 32.

第七章　名医典型医案

第一节　罗元凯医案

气滞血瘀

谭某，女，28 岁，已婚，技术员。1975 年 6 月 25 日初诊。

患者以往无痛经史。于 1973 年婚后不久即呈渐进性痛经。疼痛时间以经前至经行中期为甚，腰腹和肛门坠痛难忍，痛甚时呕吐、出冷汗，不能坚持上班，月经周期基本正常。从 1975 年 2 月开始，经量增多，经期延长达十余日，血块多，块出痛减。大便溏，有时每日大便 3 次。婚后两年余，同居未孕。曾在多家医院检查，均诊断为子宫内膜异位症，治疗未效。末次月经：6 月 10 日至 24 日。舌淡暗，边有小瘀点，苔薄白，脉弦细数。

检查：外阴、阴道正常，宫颈有纳氏囊肿，白带较多，子宫体后倾，活动受限，较正常胀大，子宫后壁表面可触及几粒花生米或黄豆大的硬实结节，触痛明显。左侧附件增厚，有压痛；右侧附件可触及条索状物，有压痛。

中医诊断：痛经，不孕症。

辨证：气滞血瘀。

治则：活血化瘀，行气止痛。

处方：失笑散加味。五灵脂10g，蒲黄6g，大蓟15g，茜根10g，九香虫10g，乌药12g，广木香（后下）6g，益母草25g，岗稔根30g。3剂，每日1剂。

二诊（9月13日）：近两次月经前服上方数剂，痛经稍减。末次月经：8月30日至9月9日。经后仍有血性分泌物，纳差。治依前法，加强活血化瘀之力。

处方：田七末（冲服）3g，五灵脂10g，蒲黄6g，九香虫10g，橘核15g，干地黄25g，白芍20g，甘草9g。每日1剂。

三诊（9月24日）：服上药十余剂后，痛经明显减轻，舌淡略暗，脉弦细。照上方去干地黄、广木香，加乌药12g，续断15g，首乌25g，党参15g以调理气血。

四诊（10月28日）：末次月经10月24日来潮，现经行第5日，腹痛腰酸大减，经量也减，无甚血块，舌淡暗少苔，脉弦细略数。拟两方予服。

方1：田七末（分2次冲服）3g，五灵脂10g，蒲黄6g，益母草30g，九香虫10g，鸡血藤25g，山楂核20g，续断15g，桑寄生25g，白芍15g，甘草9g。此方在经前2~3日及经期服，每日1剂。

方2：大金不换20g，九香虫10g，当归12g，白芍16g，甘草 9g，乌药 12g，橘核 15g，广木香（后下）6g。此方平时服。此方以调理气血为主，佐以缓急止痛，使气血畅行不致瘀阻积痛。

五诊（1976 年 8 月 7 日）：患者回当地，依上方按月调治半年，诸症渐减。末次月经 7 月 30 日来潮，5 日即净，经期无腹痛腰坠，经量中等，仅觉口干苦，睡眠欠佳，多梦，舌稍淡暗，少苔，脉弦细数。仍拟两方。

方 1：五灵脂 10g，蒲黄 6g，九香虫 12g，香附 12g，丹参 15g，赤芍 12g，怀牛膝 15g。目的是除去积瘀，以巩固疗效。

方 2：女贞子 20g，旱莲草 15g，丹参 16g，干地黄 25g，夜交藤 30g，白芍 15g，九香虫 6g，香附 9g。此方平时服。因久用活血化瘀、行气辛燥之品，必伤阴血，致口干苦、失眠多梦。故邪去八九后，用二至丸加味以滋养肝肾、补益阴血。

六诊（12 月 8 日）：前症悉除，5 个月来无痛经，月经期准，量中等，5 日净。末次月经 11 月 16 日来潮，现仅觉痰略多，色白清稀，舌淡稍暗，脉弦细略滑。

检查：子宫后倾，正常大小，子宫后壁未触及明显结节，无触痛，双侧附件略增粗，无压痛。

处方：因患者较肥胖，痰湿稍重，拟芍药甘草汤合二陈汤加味以调理。白芍 20g，甘草 6g，当归 12g，九香虫 10g，香附 12g，陈皮 6g，法半夏 12g，丹参 15g，茯苓 25g。3 剂。

随访 2 年，无复发。

按语：子宫内膜异位症是妇科常见病之一，除渐进性的剧烈痛经外，常合并月经过多、不孕症，给患者带来极大痛苦。

中医古籍中虽没有子宫内膜异位症的病名，但从其临床症状来看属于痛经、月经过多及癥瘕等范畴。对于其发病机理，多认为是气滞血瘀，阻滞胞中，恶血久积而致痛。气滞血瘀则冲任失调，而致月经过多和积瘀成癥等。处方以失笑散、田七、益母草等活血化瘀止痛药为主，瘀既得化，"通则不痛"。佐以九香虫、乌药、广木香等行气止痛，"气为血之帅"，"气行则血行"，故活血药常与行气药并用。又因血具有"寒则涩而不流，温则消而去之"的特点，结合患者的体质，选用的行气药中的九香虫、乌药还具有温肾的作用，使之温运通达。木香善调肠胃滞气，兼治肛门坠痛、便溏不爽，大便调畅，也有利于子宫直肠陷窝结节的吸收。同时，常配伍张仲景之芍药甘草汤以缓急止痛。待瘀消痛止后，扶脾养血以善其后，使气调血旺而无留瘀之弊。

从西医学角度来看，异位的子宫内膜在卵巢内分泌的影响下，也发生充血、渗血、出血及剥脱等月经样变化。这些变化对周围组织相当于异物刺激，能引起纤维性反应等。现代药理研究表明，活血化瘀药物可以通过改善微循环从而使增生或变性的结缔组织复原，并有调整某些内分泌功能的作用。本例经用活血化瘀法为主治疗后，不但使痛除经顺，而且宫体的结节和增厚的附件也得以软化吸收。应用本法治疗数例，均获得较满意的疗效。

第二节　刘云鹏医案

脾虚血瘀，痰热中阻

吴某，女，20 岁，未婚。1983 年 6 月 24 日初诊。

自月经来潮至今，每于经期腹痛甚剧，已达 7 年，平时经常头昏倦怠，纳差浮肿，腰酸痛，白带多。14 岁月经初潮，周期为 26 ~ 60 天，经期 7 天，量多，开始呈淡红色，以后呈咖啡色，有瘀块，经前两天胸乳腰腹痛。上月用逍遥散加味数剂，经前诸症得解。就诊时正值经期，此次月经提前 5 天，于 6 月 22 日来潮，量多色暗有血块，腹痛腰痛，下肢酸痛，伴头昏倦怠、心慌气短、恶心呕吐、纳差心烦、渴不欲饮。舌红苔白厚腻，脉软滑数（100 次/分）。

中医诊断：痛经。

辨证：脾虚血瘀，痰热中阻。

治则：活血化瘀，清热化痰益气。

处方：生化汤加味。当归 15g，川芎 9g，桃仁 9g，炙甘草 6g，姜炭 6g，益母草 15g，牛膝 9g，陈皮 9g，丹皮 9g，炒栀子 9g，竹茹 9g，茯苓 15g，艾叶炭 9g，半夏 9g，太子参 15g。

二诊（6 月 27 日）：服前方后，经血减少，色转淡红，腹痛呕吐已止，仍头昏倦怠胸闷，腰痛腿软，口干心慌。口唇苍白，舌红苔转薄黄，脉沉软。继守上方加减。

处方：藿香 9g，川芎 9g，桃仁 9g，甘草 6g，姜炭 6g，牛膝 9g，续断 9g，杜仲 9g，当归 15g，郁金 9g。3 剂。

三诊（7 月 6 日）：月经已净 1 周，纳食转佳，仍头昏倦怠，目眩耳鸣，心悸气短，嗜睡多梦，渴不欲饮，眼睑及下肢轻度浮肿，腰酸痛，带下色白量多。舌红苔薄，脉沉软，尺弱（90 次/分）。此属脾肾两虚，水湿不化。治宜健脾除湿，补肾止带。

处方：陈皮 9g，白术 12g，茯苓皮 15g，大腹皮 9g，党参 12g，甘草 3g，生姜皮 9g，煅牡蛎 30g，杜仲 12g，续断 9g，桑寄生 15g，桑白皮 9g。5 剂。

四诊（7 月 20 日）：服上方后，浮肿渐愈，头昏气短，目眩耳鸣未作，月经提前 3 天，于 7 月 19 日来潮，量较前为少，色红有小块，腰腹仅有微痛，小腹略有坠胀，伴倦怠心慌。舌红苔薄，脉沉弦。治以益气升阳，活血调经。

处方：当归 15g，川芎 9g，桃仁 9g，姜炭 6g，炙甘草 6g，党参 15g，柴胡 9g，白术 9g，陈皮 6g，升麻 9g，黄芪 24g，地黄炭 9g。

1 年后随访，自述服药后未请他医诊治，7 年痛经未再复发。

按语：痛经有虚有实。既有痛证，则必见瘀滞，通则不痛，痛则不通。经期宜活血，故以活血通瘀为要，再结合形体气质之虚实，辨证用药。

本例患者属脾虚血瘀，痰热中阻之证。初诊正值经期，用加参生化汤以活血止痛。合二陈汤、竹茹、栀子、丹皮以清热化痰降逆。佐艾叶炭、姜炭温经止血止痛，守中有通，以治其虚滞。经来量多，加牛膝行瘀消肿，治其腰酸腿软。犹见胸闷腰痛，继续以生化汤活血化瘀，清其瘀滞，加藿香、郁金芳香化浊，续断、杜仲、牛膝兼调肝肾。三诊时经净1周，仍身肿、腰痛、头昏耳鸣、心悸气短、白带多。经后宜调补正气，以异功散合五皮饮加续断、杜仲、寄生、牡蛎等健脾除湿兼固冲任。四诊时月经仅提前3天来潮，经量已减少，腰腹仅有微痛，小腹略胀，继续以生化汤养血活血调经，合补中益气升阳而愈。

　　本例是脾虚导致血瘀的痛经，本着经期宜活血、经后宜扶正的原则，遣方用药恰当，使7年沉疾两月而愈。

第三节　施今墨医案

肝郁脾虚

　　郝某，女，16岁。1951年8月4日初诊。

　　去年月经初行，量甚少，经来腹痛，食欲减退，两胁窜痛，情志不舒，时生烦躁，形体瘦弱，面色少华。舌苔腻，脉细缓。

　　中医诊断：痛经。

　　辨证：肝郁脾虚。

　　治则：调冲任，理肝脾。

　　处方：醋柴胡5g，春砂仁5g，酒川芎5g，杭白芍10g，生熟地各6g，酒当归10g，醋蕲艾5g，阿胶珠10g，炒枳壳5g，香附米6g，延胡索6g，炙甘草3g，厚朴花5g，月季花5g，紫苏梗5g，玫瑰花5g，代代花5g，苦桔梗5g。3剂。

二诊：服药 3 剂，食欲增，精神好，两胁已不窜痛，月经尚未及期，未知经来腹痛是否有效。嘱于经前 3 日再服前方，以资观察。

三诊：每届经前均服前方 3 剂，已用过 4 个月，均获效，月经量较前多，血色鲜，经期准及经期腰腹不觉酸痛，精神好，食欲强，面色转为红润，拟用丸方巩固。

处方：每届经前 1 周，早晚各服艾附暖宫丸 1 丸。

按语：施老治痛经，每用胶艾四物汤为主方，调经止痛而取效。痛经以寒者为多，热者为少，故四物、艾叶、延胡索均用酒炒，以助温通药力。川楝子、延胡索相配，是金铃子散，行气活血止痛。香附、乌药、苏梗、砂仁、青皮、陈皮，酌选之，以与温通血脉药物配合，气行则血行。若有肝气不疏者，酌加柴胡、枳壳，即为四逆散疏肝理气之义。施老在调经方中每以月季花、玫瑰花和血，厚朴花、代代花理气，可作佐使之用。又，痛经病在少腹，故常参入荔枝核、橘核、山楂核，此是引经药，出于丹溪治疝气方（见《医方集解》）。川楝子、巴豆同炒，出自天台乌药散，吴茱萸黄连水炒又来自左金丸之法。

此类治法不仅可用于治痛经，还可用于治疗子宫附件炎症。施老云："现代医学诊断之盆腔炎、子宫附属器官之炎症，以中医论之多属寒证，其痛为寒结之痛，用四物汤加香附、艾叶、吴萸、茴香、橘核、延胡索、乳香、肉桂（桂枝）、九香虫、蛇床子、公丁香、菟丝子、肉苁蓉、血竭等药。此外，丹参、川楝子性虽寒，但祛瘀止痛之力强，用于一群温性药中亦不显其寒也。盆腔炎急性期有发热者，多属湿热内蕴，应予清热利湿解毒诸药。"如曾治一例子宫附件炎患者，症见少腹胀满、两侧疼痛、时下白带、经期不准。用橘核、荔枝核、柴胡、川楝子、延胡索理气止痛，胶艾四物汤调经和血，苍术、黄柏（二妙散）清热利湿治白带，又加香附、乌药、青皮、陈皮加强理气药力，即是其例。

第四节　颜德馨医案

寒入胞宫

董某，女，30 岁。

素有痛经史，结婚 3 年不孕，且痛经加剧，经来量少不畅，色紫夹块，伴有乳房胀痛、恶心呕吐，痛甚则汗出肢冷，服止痛药无效。曾做诊断性刮宫，显示子宫内膜正常，其夫精液检查亦属正常。患者面色黧黑，眼圈色暗，脉沉迟，舌质紫，苔薄腻。

中医诊断：痛经。

辨证：寒入胞宫，气血不利，冲任失调。

治则：温阳活血。

处方：化瘀赞育汤。小茴香 3g，干姜 20g，官桂 5g，川芎 5g，没药 5g，生蒲黄 12g，五灵脂 12g，延胡索 9g，赤芍药 9g，紫石英 30g。每月于经前连服 7 剂，每日 1 剂，水煎服。药后痛经及乳房胀痛均见减轻，4 个月后随即怀孕，生育一子。

按语：《素问·调经论》曰："血气者，喜温而恶寒，寒则泣不能流，温则消而去之。"寒凝血瘀证有虚实之分，虚者多因气虚日久，累及于阳，阳虚失其温煦之力，无力推动血行；实者系于感触寒邪，病久入络，阳气被困不达，血液稽留脉道。两者均宜温阳药与活血药同用，以温阳散寒、活血逐瘀。所不同者在于佐药的配伍，虚寒血瘀证宜佐补气药，以助温补之力，方如急救回阳汤（附子、干姜、人参、白术、炙甘草、红花、桃仁），功能补气回阳、活血救逆，用于休克诸症，疗效满意；实寒血瘀证多佐理气药，以增散寒之力，方如少腹逐瘀汤，功效温经散寒、活血止痛。临床喜取此方加入紫石英以温补冲脉，治疗宫寒血凝之不孕者，每能奏功。

第五节　班秀文医案

肝郁肾虚，寒凝血滞

廖某，女，28岁。1992年7月7日。

经行腹痛十余年，月经错后4年余。15岁初潮，月经周期尚规则，但经前经中小腹剧痛。近4年来出现月经延期，常2~3个月行经一次，痛经未减。末次月经为1992年6月2日来潮，量中，色红，夹块，经中因小腹剧痛不能坚持工作。现无任何不适，表情抑郁，舌淡红，苔薄白，脉细缓。结婚两年，近1年来未避孕亦未孕。实验室检查示雌激素水平偏低。子宫输卵管碘油造影示鞍形子宫，输卵管通畅。

中医诊断：痛经，月经后期。

辨证：肝郁肾虚，寒凝血滞。

治则：疏肝解郁，温肾化瘀，调理冲任。

处方：柴胡 6g，白芍 10g，当归 10g，白术 10g，茯苓10g，素馨花 6g，仙茅 6g，淫羊藿 15g，莪术 10g，益母草10g。3 剂，水煎服，每日 1 剂。

二诊（7 月 16 日）：药后自觉小腹作胀，大便溏烂，经水未行。舌淡红，苔薄白，脉弦细紧滑。证属阳虚寒凝，血气非温不行，拟温化通行之法。

处方：肉桂（后下）6g，香附 10g，紫石英（先煎）20g，仙茅 10g，当归 10g，淫羊藿 15g，川芎 6g，白芍 10g，熟地 15g，莪术 10g，益母草 10g。7 剂，水煎服。

三诊（7 月 17 日）：药后有内热感，少腹隐痛，停药后自行消失。舌淡红，苔薄白，脉弦紧滑。恐过用温燥伤阴，转用疏肝理气化瘀法。

处方：丹皮 10g，栀子 6g，柴胡 6g，当归 10g，赤芍 10g，怀山药 15g，茯苓 10g，麦冬 10g，凌霄花 10g，红花 3g。

四诊（8 月 4 日）：药后于 7 月 21 日经行，量少，色暗，夹块，腹痛消失。现带下量多，舌淡红，苔薄稍黄，脉细缓。仍拟温补肝肾、调理冲任为法。

处方：艾叶 6g，香附 10g，肉桂（后下）5g，小茴香 6g，莪术 10g，茺蔚子 10g，菟丝子 20g，紫石英 15g，炙甘草 6g。

五诊（8 月 11 日）：8 月 10 日经行，量仍偏少，色暗，伴小腹胀痛、口干便秘。舌尖边红，苔微黄，脉细缓。此乃瘀阻胞宫，血行不畅。宜因势利导，疏通胞络。

处方：桃仁 10g，红花 6g，当归 10g，川芎 6g，熟地 15g，艾叶 6g，柴胡 6g，郁李仁 10g，玄参 15g，麦冬 10g，益母草 10g。3 剂，水煎服。

六诊（8 月 14 日）：药后经量增多，血块消失，腹痛未作。舌淡红，苔薄黄，脉弦细。拟调补肝肾以善其后。

处方：熟地 15g，怀山药 15g，山萸肉 6g，当归 10g，白芍 10g，菟丝子 20g，川杞子 10g，芜蔚子 10g，丹皮 6g，茯苓 6g，炙甘草 6g。

半年后随访，痛经消失，月经正常，雌激素水平已恢复正常。

按语：肾藏精血，为水火之脏，肝藏血而主疏泄，肝肾子母相生，精血同源。肾阳不足，肝阳不振，阳虚寒凝，血行不畅，故经行小腹剧痛；肝肾阳虚，生发无能，冲任失养，血海不充，月经稀发；阳虚宫寒，则难以摄精成孕。治拟温肾补肾与疏肝养肝交替进行，补中寓养，温中有通，使瘀滞消散，气血舒畅，何痛之有？

第六节　王绵之医案

肝郁血虚

贺某，女，21 岁。

患痛经数载。主诉：经前 2 天即出现心烦易怒、胸胁胀满、乳房胀痛；月经来潮的第 1~2 天，经行不畅，腹痛难忍，经色暗红有块，痛剧则伴呕吐、腹泻，并伴腰痛。每次均需服用止痛片方能略缓解，曾服用中药汤剂治疗，效果不显。舌质淡红，苔薄白，脉细而弦。

中医诊断：痛经。

辨证：肝郁血虚。

治则：养血疏肝，调经止痛。

处方：柴胡 3g，炒白芍 18g，当归 18g，制香附 12g，桑寄生 18g，怀牛膝 10g，川续断 6g，杜仲 9g，茺蔚子 12g，川楝子 9g，制半夏 12g，生姜 5 片。7 剂，水煎服，每日 1 剂。

于经前 5 天开始服用，并忌生冷、辛辣。患者服药第 6 天，月经来潮，经行通畅，未见腹痛。届时，正值王老外出，余遂按原方又开数剂，嘱患者继续服用至经期结束。患者自此以后痛经消失，随访至今未复发。

按语：王老宗前贤观点，认为妇人之月经主要与肝、脾、肾三脏关系最为密切。肾为先天之本，主藏精，精化为血，只有肾精充盛才能不断化生阴血，血海充盈，则月经如期来潮；脾为后天之本，为气血化生之源，且主统血，因而脾之健运与否亦同月经来潮有密切关系。然上二者主要为月经的来潮奠定了物质基础，而月经是否条畅，则与肝最为密切。王老认为，肝藏血，主疏泄，喜条达，恶抑郁，其体为血，其用为气。肝气条达则疏泄有权，血行通畅，若肝气不疏，则血行不畅，"不通则痛"。因而痛经最常见的原因为肝气不疏，故调经止痛，则首当疏肝。肝郁之病因可因情志不遂所致，亦可因脾虚生化无源而致血虚，肝血不足则失其条达之情，疏泄失常，而见肝气不疏之证；另外，肝郁又最易横逆乘脾，而导致脾虚，气血化生之源不足，终致血虚。因而，临床上肝郁血虚常同时出现，且肝脏体阴而用阳，故在治疗时，王老多疏肝养血并用，常以逍遥散合四物汤加减治疗。在具体用药上，王老亦独具特色，虽以疏肝为主，但方中疏肝药仅用 1~2 味，且用量亦小，如柴胡仅用 3~5g，而当归、白芍用量则较大，其意在顺肝体阴而用阳之性，以大量养血之品养其体，少量疏肝之药以顺其性，则肝血充、肝气条达而月经调畅，痛自愈。

第七节　何炎燊医案

阴虚内热

黎某，16 岁，中学生。

自 14 岁初潮以来，每月汛期必腹痛腰酸，不能耐受，初以为此乃少女常事，不以为意。近半年来，因学习紧张，痛经渐甚，以致呻吟床席，寝食不安。妇检未发现异常，注射止痛针药，仅能暂减。1996 年 3 月 10 日，汛期第 1 天，脐腹绞痛甚剧，两胁、腰尻亦拘急酸痛，已用各种止痛药未效，第 2 天便来诊。询知经来不畅，量少，色深红带暗，但无瘀块，伴随心烦少寐、口干、头痛、便秘。脉弦细略数，舌正红，苔薄稍干。

中医诊断：痛经。

辨证：阴虚内热。

治则：和阴清火止痛。

处方：生地 25g，全当归 15g，白芍 20g，川楝子 15g，延胡索 15g，黄芩 12g，竹茹 15g，丹皮 12g，益母草 15g。2剂，每日 1 剂。

二诊：谓服药 1 剂经畅，痛止大半，2 剂痛全止。现已经期第 4 天，将净。此时，不需服药，仅以西洋参 15g，三七 5g，炖服两天，以调和气血。嘱其下月汛期第 1 天即来就诊。

三诊（4 月 4 日）：此女月经刚至，腰腹有拘痛感，但较前略轻，恐第二天加重，即来就诊。脉舌如前，于前方稍加行气活血药（三七 5g，郁金 10g），连服 3 剂，遂一切正常，眠食均好。继用一贯煎加减以治本。

处方：生地 25g，当归 15g，川楝子 15g，北沙参 20g，麦冬 15g，白芍 25g，西洋参 15g，女贞子 15g，旱莲草 15g。

嘱其每月经前 1 星期煎服 3 剂（隔天 1 剂），连服 3 个月，病根遂除，至今健康状况良好。

按语：痛经论治，古今医家虽持论不同，然各具卓识，方药繁多，亦皆有所本。惟是世易时移，古之成法，本必适用于今时也。

室女无胎产、流、堕、上环、结扎等因素，痛经之病因不如经产妇复杂。然今日之室女，其生活方式与古之闺女迥然不同，故不可不细究。古之少女，闭处深闺，受三从四德之束缚，精神大受压抑，故经痛多因肝郁血瘀，脾虚气滞。而今日之少女，其在大中学校就读者，功课繁重，夜以继日，犹感不足；其在社会服务者，昼则工作，夜则交游，通宵达旦。此两者皆致情绪紧张，烦劳过度。烦劳则肾阴伤，肾阴伤则肝木失涵而火亢，肝脉络阴器，肝苦急则经痛作矣。故余治此例，乃不拘成法而获效者。首剂用金铃子散止痛，黄芩、竹茹清火，合四物汤去川芎之温，加丹皮、益母草于养血之中寓凉血，虽曰治标，亦合病机。

治本所用之一贯煎，乃魏玉横治胁脘疼痛，取乙癸同源，柔可制刚，甘能缓急之义。余借用之，去杞子之温，加白芍平肝、二至滋肾、西洋参益气安神，则补而不燥，滋而不腻，颇切情。太史公作《史记》，谓"欲以究天人之际，通古今之变"，医亦当如是也。

第八节　蔡小荪医案

寒凝血瘀

虞某，女，26 岁，未婚，公安人员。1977 年 7 月 5 日初诊。

患者 18 岁癸水初潮，经来即痛，甚至昏厥，下瘀块后较舒，临前 2 天腰酸乏力。1975 年，左侧卵巢囊肿扭转，曾施手术，右少腹时感吊痛。昨又值期（周期 29 天），量少不畅，近且外感寒热，急诊后方退，余邪未清，腹部剧痛，又致昏厥，伴纳呆泛恶、心悸、便溏。脉细数，苔薄白质微红。

中医诊断：痛经。

辨证：寒凝瘀滞。

治则：温经止痛。

处方：炒当归9g，丹参9g，赤芍9g，制香附9g，淡吴萸2.4g，木香5g，小茴香3g，延胡索9g，五灵脂9g，制没药4.5g，炮姜2.4g。3剂。

二诊（7月26日）：发热渐退，略有低热，经期将届，脉弦，苔属薄白。予以温通。

处方：炒当归9g，川芎9g，赤芍9g，制香附9g，延胡索9g，川牛膝9g，红花4.5g，制没药4.5g，丹皮9g，淡吴萸2.4g，失笑散（包煎）12g。6剂。

三诊（8月1日）：今经行准期，量适中，腹痛较前轻减，略胀，腰酸，脉弦，苔薄。拟理气调治。

处方：炒当归9g，白芍9g，丹参9g，川芎6g，制香附9g，川楝子9g，延胡索9g，川续断肉9g，狗脊9g，川牛膝9g，失笑散（包煎）12g。3剂。

四诊（8月23日）：上次经痛见减，量不多无块，又将届期，大便不畅，脉细，苔薄质红，边有齿印。再为通调。

处方：炒当归9g，川芎9g，赤芍9g，丹参9g，制香附9g，延胡索9g，川牛膝9g，红花9g，桃仁泥9g。失笑散（包煎）15g。5剂。

五诊（8月30日）：经水将临，略有腰酸，近有胃痛，大便色深，脉细，苔薄白质红。仍宗前法出入，嘱验大便隐血，如为阳性则暂停服。

处方：炒当归9g，川芎9g，赤芍9g，川牛膝9g，制香附9g，乌药9g，制没药3g，丹参9g，延胡索9g，川续断肉12g，失笑散（包煎）12g。4剂。

六诊（9月24日）：上月药后翌日经临，量较畅，下块色深且多，腹痛显减，仅感脘疼，通气较舒，脉细，苔薄白，又将临期，再当兼顾。

处方：炒当归9g，川芎9g，川牛膝9g，赤芍9g，制香附9g，乌药9g，木香3g，延胡索9g，制没药6g，鸡血藤12g，失笑散（包煎）12g。4剂。

七诊（9月20日）：调治以来，痛经月见好转，昨又临期，腹痛完全消失，纳食如常，便溏次多显见轻减，临前腰酸乏力，右腹吊痛均除，苔薄质红。方虽应手，未许根治，再从原议，以冀全效。

处方：予八珍丸90g。分10日服。

按语：该女患原发性痛经已近8年，初潮较迟；1975年2月，右侧卵巢囊肿扭转手术切除并伴有肠粘连、肠炎、胃窦炎等症。体质虚羸，在所难免。经来瘀滞，排出困难，疼痛剧烈。体力不支，每致昏厥。加以脾阳不振，肠胃失健，平素易泻。经来辄溏，纳差泛恶，腰酸乏力，中气不足，诸症毕现。经期虽准，通运受阻，体虚证实，两者间杂。鉴于病员每次来诊，均在经期前后，主要矛盾属瘀滞经痛，脾虚有寒，当予温通经脉。初诊因隔宵寒热达38.5℃，急诊后方退，余邪未清，故于祛瘀理气、温中止痛方中避川芎而用丹参。因川芎下行血海，当时发热虽退未尽，恐引热入里。药后有所好转，复诊又值发热渐退已3天，略有低热是为体虚不足，营卫不和。经期将届，予以温通，拟四物汤去地黄，增牛膝、红花下行通经，延胡索、没药、失笑散化瘀止痛，香附理气调经，吴茱萸温中止吐泻，丹皮助赤芍清热行血。因便溏见减，此次未用炮姜。经痛见轻，量不多无块，四诊又临经前，大便不通，宗前法增桃仁泥，以资通调，并润肠。五诊经犹未至，兼发胃痛，大便色深，恐有胃出血之变，故嘱注意大便，有隐血即暂停上药。诊后第 2 天即经转量畅，下块色深且多，腹痛显减，当从原法处理，调治后第 3 次经行，腹痛已完全消失，原每行纳差、泛恶，及临前腰酸乏力、右腹吊痛均除，便溏次多亦显著改善。宗前议，另处八珍丸常服以巩固之。8 年痛经基本治愈，惟体质尚未恢复，仍当继续调理，以杜反复。

第九节　傅方珍医案

虚寒型

王某，女，21 岁，未婚。

经行腹痛 7 年。月经 14 岁初潮，周期 30 天，持续 6天，色暗质清稀，经前及经期腹痛持续 10 天，小腹呈绞痛、胀痛，痛时不能坚持学习，喜暖喜按，痛甚于胀，伴有少腹发凉、恶寒腹泻、手足不温。舌质淡，边有齿痕，脉沉小。

中医诊断：痛经。

辨证：虚寒型。

治则：温经散寒，理气止痛。

处方：当归 10g，桂枝 10g，川芎 6g，白芍 10g，炙甘草 10g，炮姜 3g，肉桂 6g，艾叶 3g，柴胡 10g，延胡索 10g，川楝子 10g，小茴香 6g，香附 10g。经前 1 周开始服药，经后停药。以此方加减治疗数月，已痊愈。

按语：本例为原发性痛经，患病日久，从经质清稀、腹痛喜按、少腹发凉、恶寒腹泻、手足不温、舌质淡、脉沉小等症来看，属虚寒型，用经验方归麻辛芍散寒汤加减。因患病已久，以虚寒为主，风、寒、湿等实邪不明显，故去麻黄、细辛等发表散寒之药，而用肉桂、艾叶、小茴香加强温经散寒作用。寒则血凝，气亦不畅行，故加川芎、延胡索活血止痛，柴胡、香附疏肝行气，以助温经散寒之效。

第十节　丁光迪医案

寒凝脉络，少阳厥阴俱病

周某，女，22 岁，纺织工人。

14 岁初潮，月经一直正常。但 18 岁开始进入工厂，由于经常值夜班，故出现痛经。月经周期尚准，但经前一两天即开始腹痛，胃寒欲暖。腹痛从脐周开始，拒按，痛甚其气上逆，欲作呕吐。乳胀，胸胁亦痛，不欲饮食，食入作胀，常欲太息。经转之初，血量很少，其色紫暗，一两日后，经量增多，腹痛亦缓，从此转入正常，二三日向愈。

至下月经行，再如此发作。多方治疗，不见好转。诊时正在经前 1 周，面色暗滞，形体较瘦。脉细而弦，舌色暗，苔腻。

中医诊断：痛经。

辨证：寒凝脉络，气滞血瘀，少阳厥阴俱病。

治则：温经散寒止痛。

处方：小柴胡合当归四逆汤加味。柴胡 7g，姜半夏 10g，陈皮 7g，茯苓 10g，当归 10g，白芍 10g，桂枝 10g，炙甘草 4g，吴茱萸 4g，细辛 4g，川芎 7g，红花 10g，生姜 3 片，大枣 5 个。7 剂。

服药法：经前 4 天开始服药，连续服完 7 剂，停药。下月再如此服法，连服 2 个月。

二诊：据述，第 1 个月服药即见效，腹痛势缓，其气亦不再上逆，亦不作呕吐。第 2 个月，经血量亦较前为多，乳胀亦减轻。此乃肝气见和，气和则血亦自行，为佳兆。上方出入再进。原方去细辛，加醋炒延胡索 10g。如上服法，再服两个月。

三诊：腹痛大缓，经量亦较多，经色亦稍转红。畏寒之象已解除，亦不妨饮食二便。惟脉气尚细，舌色未全转红。营气尚弱，重视温经。上方再去姜、枣、半夏；加陈艾叶 10g，炒阿胶珠 10g。如上服法，再服两个月。

四诊：腹痛几平，经量经色进一步改善，气色亦转润泽，精神亦见活泼，脉有滑象，舌色亦转红。病情大有改进，巩固之。上方再服两个月，服法同上，仍是每月服药 7 剂。

五诊：一切转为正常，形体亦见丰盛。患者毕竟年轻，康复较快。停服煎药，改用养血归脾丸收功。

第十一节 哈荔田医案

案一 气血两虚夹瘀

任某，女，28 岁，已婚。1977 年 1 月 21 日初诊。

经期错后，行经小腹坠痛，上连腰背，持续两年余，服药虽得小效，未获痊愈，常复发。现值经期，量多色淡，间有小块，腹痛阵作，甚汗出，喜得温按，心慌气短，头晕无力，面白神疲，夜寐不安。舌润苔薄，脉象沉缓、两尺较弱。

中医诊断：痛经。

辨证：气血两虚，兼有瘀滞。

治则：益气养血，调经止痛。

处方：野党参 15g，秦当归、杭白芍、川续断、炒杜仲、桑寄生各 12g，远志、醋柴胡、刘寄奴各 9g，川楝子 12g，延胡索 4.5g，台乌药、荜茇、粉甘草各 6g。4 剂，水煎服。

二诊（1 月 26 日）：前投益气养血调经之剂，腹痛已止。但腰酸似折，心悸气短，寐不安和。此乃心脾未充，精损未复，宜调养心脾为治。

处方：野党参 15g，秦当归、杭白芍、广寄生、炒杜仲、川续断各 12g，远志肉、柏子仁、首乌藤、香附米各

9g, 威灵仙、金狗脊（去毛）各 15g, 醋柴胡、粉甘草各 6g。6 剂，水煎服。

三诊（2 月 3 日）：药后体力渐增，睡眠改善，精神渐振，偶有腰酸。此精血渐复之象，拟依前意予丸剂缓缓调理。每日上午服八珍益母丸 1 丸，下午服六味地黄丸 1 丸，连服 15 天。

四诊（2 月 20 日）：今晨月事如期而至，色淡量可，微感腰酸，腹痛未作，但觉坠胀，面睑微肿，脉虽沉，但已较前有力，舌苔薄白。治拟补脾胃以振元气，培肝肾以养营阴，稍参辛温宣通下焦，意在标本兼顾也。

处方：野党参 15g, 云茯苓 12g, 炒白术、川续断、杭白芍各 9g, 秦当归、金狗脊（去毛）、女贞子各 12g, 刘寄奴、香附米各 9g, 川芎片、台乌药各 6g。4 剂，水煎服。

按语：本例痛经乃由气血虚弱，运行迟滞，冲任不畅所致。正如《医学心悟·妇人门·月经不调》所说"血少色淡者，血不足也……既行而腹痛，喜手按者，气虚血少也"。其经来量少色淡，腹痛喜得温按，正为虚之特征；而经期错后，间有血块，则是兼有瘀滞之象。他如血虚不能奉心荣面，故见心悸少寐、头晕面白，气虚不能助肺固表，故有气短自汗等，均为气血虚弱之佐证。初诊适在经期，治宜通补兼施，标而本之，方用参、归、芍、远志等益气血、养心脾；川断、寄生、杜仲等补肾气、填精血；刘寄奴破瘀通经；川楝子、延胡索活血止痛；柴胡、乌药疏肝理气。全方既疏且调，亦补亦行，共奏补气养血、理滞定痛之功。俟后则补脾胃以振元气，培肝肾而益精血，俾血旺精充，冲任通盛，胞宫得养，以冀巩固。

案二　脾胃虚寒兼血瘀

车某，女，22 岁，未婚。1977 年 6 月 3 日初诊。

16 岁月经初潮时，即发作痛经，迄今已 7 年，每用止痛药物缓解症状，但病未根除。月经周期尚准，惟量少色淡，有小血块，经中小腹痛胀，按之益甚，伴泛恶纳呆、大便不实。经后白带清稀，腰酸乏力。苔白滑，脉沉细。就诊时周期迫近，腰腹坠痛。

中医诊断：痛经。

辨证：脾胃虚寒兼有血瘀。

治则：温中健脾，兼调气血。

处方：炒白术 9g，怀山药、云茯苓各 12g，姜厚朴 6g，炮姜炭 9g，广木香、炒甘草各 4.5g，川萆薢 9g，川楝子、杭白芍、刘寄奴各 12g，延胡索 4.5g，制附片 3g。3 剂，水煎服。

二诊（6 月 8 日）：昨日经至，量少色淡，小腹痛楚较上月为轻，仍不喜按揉。脉沉涩，舌质淡。据"通则不痛"意，予活血化瘀之剂。

处方：秦当归 12g，香附米、赤芍药、醋柴胡各 9g，五灵脂、刘寄奴各 12g，净苏木、川萆薢各 9g，川芎片 6g，延胡索 4.5g，台乌药 6g，淡吴萸、制附片各 4.5g。3 剂，水煎服。

三诊（6 月 14 日）：腹痛已瘥，现已经净，脉亦缓和，舌薄白。嘱每日上午服温经丸 1 丸，下午服用二陈丸半丸，至经潮前 3 天，改服下方，连服 4 剂。

处方：香附米 9g，延胡索 4.5g，川楝子、五灵脂、赤芍药、全当归各 9g，广木香 4.5g，刘寄奴 12g，川萆薢、川芎片、台乌药、炒白术各 9g。

按语：本例经期小腹胀痛，泛恶纳少，大便溏薄，乃脾胃虚寒，升降失司之候。脾阳虚不能温运经脉，气血运行迟滞，故经来量少、色淡、夹有血块，腹痛拒按；寒气生浊，故白带清稀；脾虚及肾，故腰膝酸软。初诊予术、苓、朴、姜、附子、木香、萆薢等温阳散寒、健脾和胃，治其本；延胡索、川楝子、刘寄奴等理气活血、调经止痛，顾其标；再加山药利腰肾，芍药舒肝郁，使肾水得滋，肝木条畅，自能脾胃升降有度。二诊正值经期，则专事理气化瘀、养血调经，使血调经顺，腹痛自止。

第十二节　　徐志华医案

瘀热内阻，肝郁肾亏

汤某，女，31 岁，干部，已婚。1976 年 3 月 4 日初诊。

经行腹痛 3 年，同居未孕。患者月经尚规则，25 日一潮，7 日干净。病起于 3 年前自然流产后行清宫术，术后摄生不慎，其后出现经行腹痛，平时带下量多色黄、质稠，且腥臭，伴腰酸，经前乳房胀痛，伴低热、心烦易怒、便干。末次月经于 2 月 15 日来潮，量多，色紫有块，经人介绍来诊。西医妇检：宫颈轻糜；宫体后位，正常大小；附件左侧片状增厚、压痛（±），右（－）。Bus 检查：左卵巢 4cm×3cm×2cm 大小。其爱人精液常规检查正常。诊脉弦细，舌尖红、苔薄黄。

中医诊断：痛经。

辨证：瘀热内阻，肝郁肾亏。

治则：分阶段治疗，经期清热逐瘀，经前疏肝解郁，经后补肾养冲。

经前处方：柴胡 10g，白芍 10g，佛手 10g，香橼皮 10g，玫瑰花 15g，绿萼梅 5g，刺蒺藜 10g，无花果 10g，青皮 10g，木贼草 10g，木蝴蝶 3g，甘草 5g。5 剂。

经期处方：当归 16g，丹皮 15g，白芍 15g，柴胡 10g，黄芩 10g，香附 10g，郁金 10g，白芥子 10g，山栀子 10g，延胡索 10g，川楝子 10g，甘草 5g。5 剂。

经后处方：熟地 10g，山药 10g，菟丝子 10g，枸杞 10g，关沙苑 10g，覆盆子 10g，补骨脂 10g，何首乌 10g，玉竹 10g，阿胶 10g，女贞子 10g，旱莲草 10g。5 剂。

二诊（6 月 2 日）：上述方药共服 3 个月，经量减少，痛经症状明显减轻，月经周期正常，26～28 日一潮，5 日干净，带下量少，乳房胀痛、低热消失。仍按原方再服 3 个月，巩固疗效。

三诊（8 月 1 日）：仅服 2 个月，痛经消失，无不适主诉，测基础体温双相明显，指导排卵同房，3 个月后即妊娠，嘱注意休息，禁房事。予寿胎丸加味治疗 1 个月，后足月分娩。

按语：宣郁通经汤出自《傅青主女科》，其功可补肝之血而解肝之郁、利肝之气而降肝之火，主治经水未来腹先痛。

徐老崇尚傅青主"清热凉血以通经止痛"的观点，选用宣郁通经汤，认为历代医家治痛经多用理气行滞、散寒之剂，但临床因瘀热内阻所致痛经颇常见，宣郁通经汤用于临床，只要辨证准确，每获良效。其辨证要点：①多痛在经前，以灼痛、刺痛为主；②疼痛较剧，经色紫暗有块或有血块；③伴带下黄稠臭秽或心中烦热、小便黄赤；④舌红、苔黄腻，脉弦数。经过多年临床总结，徐老认为，单纯选用宣郁通经汤，止痛效果欠佳，故加用川楝子、延胡索以活血散瘀、理气止痛。现代研究表明，延胡索单味有镇痛作用，取其"急则治其标"之意。选用古方时切不可拘泥，若病情复杂（如上例），也可分阶段治疗，临床有些子宫内膜异位症患者，主证以瘀热内阻为主，也可用本方调治。

第十三节　李可医案

寒凝胞宫

马金枝，女，25岁。

婚后5年不孕。室女时即患痛经，经多人医治，服药数百剂不效。其症：经前3日，少腹开始坠胀绞痛，日甚一日，辗转床第，冷汗淋漓，肢厥如冰，头痛而呕涎沫，如害一场大病，至第4日经行始减。经量少，色黑多块。面色乌暗，眼圈、山根、环唇色黑。诊脉沉紧搏指，舌左边尖布满瘀斑。且病程已达10年以上，久治不愈，深入血络，已成痼疾。

中医诊断：痛经。

辨证：证属寒凝胞宫。

治则：开冰解凝，逐瘀通经。

处方：当归四逆汤加吴茱萸生姜汤合少腹逐瘀汤合方化裁。当归45g，炙草、赤芍各30g，肉桂、细辛、吴茱萸（洗）各15g，通草、川芎、没药、炮姜各10g，桃仁（研）20g，红花、土元、炒小茴香各10g，失笑散（包）20g，柴胡15g，丹参20g，炮甲珠（研粉，热黄酒冲服）6g，鲜生姜10大片，大枣12枚。

上药，经前服3剂，出现月经前兆即连服3剂，共连服2个月。

二诊（1980年1月3日）：两个月共服上药12剂，当月月经畅行，下黑血块甚多，痛减其半。次月经前痛止，经临胀痛轻微，已能耐受。刻诊：面部红润光泽，山根、环唇之黑色均退净；惟牙龈棱起处仍见淡黑；腰痛如折，不耐坐立，脉中取和缓，舌上瘀斑少有淡痕。原方桃仁减为10g，加肾四味120g，每月经来潮连服3~5剂，经净停药，连服2个月。次年春，路遇其婆母，知上药又服10剂后已愈，现已怀孕。

第十四节 刘奉五医案

脾胃虚寒，冲任受阻

田某，女，26岁。1988年5月5日初诊。

患者自月经初潮时始发经期少腹及腰痛，因疼痛剧烈难忍而产生畏惧感，并见四肢发凉，甚或晕厥。经期基本正常，婚后两年多未孕。西医检查：子宫略小、后倾位，原发性痛经。现症：前几天因不慎过食寒凉，此次行经（5月3日）前两天即发脐周及少腹部阵阵剧烈绞痛，月经色紫、量少不畅，恶心吐清水，大便稀，不思饮食，畏寒怕冷，已立夏时节仍着大衣等冬装，时口禁、战栗，疼痛难忍，甚至不能静坐诊脉。脉沉细，舌暗淡、苔薄白，面色苍白。

中医诊断：痛经。

辨证：脾胃虚寒，冲任受阻。

治则：温中散寒。

处方：附子理中汤加减。党参15g，干姜9g，云苓12g，白术10g，熟附子10g，煨木香10g，沉香面（冲服）1g。5剂后脐周及少腹疼痛大减，无畏寒怕冷，思食饮，余症均好转。继服原方7剂。

二诊（6月2日）：行经腹痛减轻，仅隐隐作痛，饮食正常，无吐泻、战栗等，尚能从事家务。

改方调理如下：当归10g，白芍10g，川芎4g，益母草

12g，延胡索 10g，制香附 10g，党参 15g，白术 10g，肉桂 6g。嘱其每次经后服 5 剂。1 年后随访，经期诸症消除，基本正常。并已怀孕，后顺产一女。

按语：患者痛经以脐周、少腹部为主，伴恶心吐清水，便稀，不思饮食，畏寒，面色苍白，脉沉等，属脾胃虚寒。刘老认为，"脾胃虚寒是痛经最重之证型，其症状特点一是痛泄，一是脐周痛甚（脐周属太阴脾经）。患者平素基本正常，行经时疼痛难忍（曾见患者满地打滚），伴上吐下泻、手足发冷甚或晕厥"，此为中焦虚寒，气血化源不足，冲任失调。宗刘老经验，以附子理中汤为主方，温中散寒治其本，用沉香取其辛香温化之性，以延胡索、香附等温经舒气，共收温通降气止痛之功效。

第十五节　金东明医案

阳虚血虚，寒湿凝滞

刘某，女，20 岁。2005 年 3 月 24 日初诊。

经期全身疼痛 7 年，乏力 4 年。平素头、腰、腿疼痛沉重，手足冰凉，失眠，大便多日一行，饮水即尿频，月经量大。既往患"贫血"。查体：体温 35.2℃，脉搏 54 次/分，律不齐，血压 83/57mmHg。神疲声低，面色苍白，舌淡，脉沉细弱，指甲色淡，十指无甲印。

中医诊断：痛经。

辨证：阳虚血虚，寒湿凝滞。

治则：回阳救逆，益气补血，胜湿止痛为主。

处方：制附子 15g，制川乌 5g，干姜 10g，细辛 5g，淫羊藿 10g，煅龙骨 30g，玄参 30g，麦冬 30g，火麻仁 10g，郁李仁 10g，大黄 10g，芒硝 5g，瓜蒌 5g，五味子 10g，合欢花 10g，夜交藤 15g，炒枣仁 15g，当归 30g，阿胶 10g，党参 30g，生甘草 15g。7 剂，日 1 剂，水煎服。

二诊（3 月 31 日）：正值月经初至，疼痛程度较以往减半，手足冰冷、全身乏力有所缓解。此方加减调治至 6 月 19 日，每值经期身体稍有不适，手足冰凉明显减轻，余症消失。查：体温 36.0℃，脉搏 66 次/分，律齐，血压 112/67 mmHg。神爽善谈，舌淡红，脉和缓，指甲红润，甲印左右各 2。改用附子理中丸和阿胶补血颗粒善后。同年底介绍其他患者来诊，知未复发。

按语：金老擅长治疗月经病。本例患者主要由于素体阳虚，寒湿凝滞而发病。阳气虚衰，寒湿不化，湿性重浊滞留于筋脉，经脉不通，故头腰腿痛且沉重；阳虚寒凝，腑气不通，故便秘突出；阳虚不能温煦四末，故手足冰凉；气血亏虚不能上荣于面，故神疲乏力、面色㿠白；阳气虚弱，脾肾不足，生阳之气陷而不举，所以脉沉细弱。因此，治以回阳补血、除湿止痛、润肠通腑之法，而选用制附子、制川乌、当归、瓜蒌等药。

本案辨治特色：①辨证把握阳虚寒湿关键症状，如经期疼痛、乏力、头腰腿痛沉重，手足冰凉；②用药选用刚柔之极而量之有度，如附子为"回阳救逆第一品"，酌加川乌以辛热之极而能破寒湿凝滞。金老认为，虽"回阳必用乌附",为免辛热伤阴之弊,首先在剂量上把握住以附子不超15g和川乌不超过5g为宜;然后用玄参、麦冬、当归等滋阴补血要药,且量为30g,在确保滋阴补血之效的同时,足以制乌附阳刚之弊;酌加瓜蒌,除其另有润肠通便之用外,通痹开结之功更为重要;火麻仁、郁李仁润肠通便,阿胶补血安神,甘草调和诸药,以此配伍,虽附子、乌头、瓜蒌同用,但相反相成,相得益彰,也是本病案的点睛之处。③金老没有拘泥"十八反",而是结合自己的临证经验,勇于创新,所以才收效迅捷且安全。

(樊荫萍 梁雪芳 冉青珍)

参考文献

[1] 罗颂平,张玉珍. 罗元恺妇科经验集. 上海:上海科学技术出版社,2005.

[2] 刘云鹏. 中国百年百名中医临床家丛书——刘云鹏. 北京:中国中医药出版社,2001.

[3] 施小墨,陆寿康. 中国百年百名中医临床家丛书——施今墨. 北京:中国中医药出版社,2001.

[4] 颜德馨. 补益活血法运用举隅. 黑龙江中医药,1986(5):5.

[5] 李莉. 中国百年百名中医临床家丛书——班秀文. 北京:中国中医药出版社,2011.

[6] 李岩. 王绵之教授治疗妇科疾病经验. 北京中医药大学学报,1994,17(5):37.

[7] 何炎燊,马凤彬. 何炎燊医著选集. 广州:广东高等教育出版社,2002.

[8] 黄素英. 中国百年百名中医临床家丛书——蔡小荪. 北京：中国中医药出版社，2002.

[9] 黄坤强. 中国百年百名中医临床家丛书——黄坚白，傅方珍. 北京：中国中医药出版社，2003.

[10] 丁光迪. 中国百年百名中医临床家丛书——丁光迪. 北京：中国中医药出版社，2001.

[11] 哈孝贤，谷金红，哈小博. 中国百年百名中医临床家丛书——哈荔田. 北京：中国中医药出版社，2003.

[12] 梁文珍. 中国百年百名中医临床家丛书——徐志华. 北京：中国中医药出版社，2001.

[13] 李可. 李可老中医急危重症疑难病经验专辑. 太原：山西科学技术出版社，2004.

[14] 任占敏. 刘奉五妇科经验临证心得. 北京中医杂志，1992，5：41.

[15] 徐太生，金东明. 金东明教授伍用乌附萎治疗顽固性痛经验案. 吉林中医药，2011：31（7）：673.

下　篇

痛经文献汇编

第八章 痛经古代文献汇编

第一节 隋唐以前文献汇编

一、《内经》

著者佚名，约成书于战国时期

《素问·上古天真论》："女子七岁，肾气盛，齿更发长；二七而天癸至，任脉通，太冲脉盛，月事以时下，故有子；三七，肾气平均，故真牙生而长极；四七，筋骨坚，发长极，身体盛壮；五七，阳明脉衰，面始焦，发始堕；六七，三阳脉衰于上，面皆焦，发始白；七七，任脉虚，太冲脉衰少，天癸竭，地道不通，故形坏而无子也。"

《素问·举痛论》："寒气客于脉外则脉寒，脉寒则缩踡，缩踡则脉绌急，绌急则外引小络，故卒然而痛，得炅则痛立止。因重中于寒，则痛久矣。寒气客于经脉之中，与炅气相搏，则脉满，满则痛而不可按也。寒气稽留，炅气从上，则脉充大而血气乱，故痛甚而不可按也。寒气客于肠胃之间，膜原之下，血不得散，小络急引，故痛。按之则血气散，故按之痛止。寒气客于挟脊之脉则深，按之不能及，故按之无益也。寒气客于冲脉，冲脉起于关元，随腹直上，寒气客则脉不通，脉不通则气因之，故喘动应手矣。寒气客于背俞之脉，则脉泣，脉泣则血虚，血虚则痛。其俞注于心，故相引而痛。按之则热气至，热气至则痛止矣。寒气客于厥阴之脉，厥阴之脉者，络阴器，系于肝，寒气客于脉中，则血泣脉急，故胁肋与少腹相引而痛矣。厥气客于阴股，寒气上及少腹，血泣在下相引，故腹痛引阴股。寒气客于小肠膜原之间，络血之中，血泣不得注于大经，血气稽留不得行，故宿昔而成积矣。寒气客于五脏，厥逆上泄，阴气竭，阳气未入，故卒然痛死不知人，气复反则生矣。寒气客于肠胃，厥逆上出，故痛而呕也。寒气客于小肠，不得成聚，故后泄腹痛矣。热气留于小肠，肠中痛，瘅热焦渴，则坚干不得出，故痛而闭不通矣。”

《素问·平人气象论》：“欲知寸口太过与不及，寸口之脉中手短者，曰头痛。寸口脉中手长者，曰足胫痛。寸口脉中手促上击者，曰肩背痛。寸口脉沉而坚者，曰病在中。寸口脉浮而盛者，曰病在外。寸口脉沉而弱，曰寒热及疝瘕少腹痛。寸口脉沉而横，曰胁下有积，腹中有横积痛。寸口脉沉而喘，曰寒热。脉盛滑坚者，曰病在外。脉小实而坚者，病在内。脉小弱以涩，谓之久病。脉滑浮而疾者，谓之新病。脉急者，曰疝瘕少腹痛。脉滑曰风。脉涩曰痹。缓而滑曰热中。盛而紧曰胀。脉从阴阳，病易已；脉逆阴阳，病难已。脉得四时之顺，曰病无他；脉反四时及不间藏，曰难已。"

《素问·阴阳应象大论》："病之始起也，可刺而已；其盛，可待而衰也。故曰：因其轻而扬之，因其重而减之，因其衰而彰之。形不足者，温之以气；精不足者，补之以味。其高者，因而越之；其下者，引而竭之；中满者，泻之于内。其有邪者，渍形以为汗；其在皮者，汗而发之；其慓悍者，按而投之；其实者，散而泻之。审其阴阳，以别柔刚，阳病治阴，阴病治阳。定其血气，各守其乡。血实宜决之，气虚宜掣引之。"

《灵枢·五色》："雷公曰：五官之辨奈何？黄帝曰：明堂骨高以起，平以直，五脏次于中央，六腑挟其两侧，首面上于阙庭，王宫在于下极，五脏安于胸中，真色以致，病色不见，明堂润泽以清，五官恶得无辨乎！雷公曰：其不辨者，可得闻乎？黄帝曰：五色之见也，各出其色部，色部骨陷者，必不免于病矣，其色部乘袭者，虽病甚，不死矣。雷公曰：官五色奈何？黄帝曰：青黑为痛，黄赤为热，白为寒，是谓五官。"

《灵枢·百病始生》："忧思伤心；重寒伤肺；忿怒伤肝；醉以入房，汗出当风伤脾；用力过度，若入房汗出浴，则伤肾。此内外三部之所生病者也。察其所痛，以知其应，有余不足，当补则补，当泻则泻，毋逆天时，是谓至治。"

二、《华佗神方》

东汉·华佗，约成书于东汉时期

《华佗神方·卷六·华佗治痛经神方》："腹痛如绞，谓之痛经。其症有郁热与虚寒之异，郁热者宜用黄连（酒煮）八两，香附（炒）六两，五灵脂（半炒半生）三两，当归尾二两。上捣筛，粥为丸，空腹汤下三四钱，服久自愈。若系虚寒，则用人参、黄芪、当归、白术各一两，肉桂一钱，附子（炮）一枚。水煎，服至二三十剂当愈。"

三、《伤寒论》

东汉·张仲景，约成书于公元 3 世纪初

《伤寒论·辨太阳病脉证并治》："脉浮自汗出，小便数，而恶寒者，阳气不足也。心烦脚挛急者，阴气不足也。阴阳血气俱虚，则不可发汗。若与桂枝汤攻表，则又损阳气，故为误也。得之便厥，咽中干，烦躁吐逆者，先作甘草干姜汤，复其阳气，得厥愈足温。乃与芍药甘草汤，益其阴血，则脚胫得伸。""甘草干姜汤方：甘草四两（炙），干姜二两。上二味，以水三升，煮取一升五合，去滓，分温再服。芍药甘草汤方：白芍药、甘草各四两（炙）。上二味，以水三升，煮取一升五合，去滓，分温再服。"

四、《针灸甲乙经》

晋·皇甫谧，撰于 259 年

《针灸甲乙经》："内女子胞中痛，月水不以时休止，天枢主之（《千金》云：腹胀肠鸣，气上冲胸，刺天枢）。小腹胀满，痛引阴中，月水至则腰脊痛，胞中瘕，子门有寒，引髌髀，水道主之（《千金》云：大小便不通，刺水道）。"

五、《诸病源候论》

隋·巢元方，撰于 610 年

《诸病源候论·卷之三十七·妇人杂病诸候·月水来腹痛候》："妇人月水来腹痛者，由劳伤血气，以致体虚，受风冷之气，客于胞络，损冲任之脉，手太阳、少阴之经。冲脉、任脉皆起于胞内，为经脉之海也；手太阳小肠之经，手少阴心之经也，此二经共为表里，主下为月水。其经血虚，受风冷，故月水将下之际，血气动于风冷，风冷与血气相击，故令痛也。"

六、《备急千金要方》

唐·孙思邈，约成书于 652 年

《备急千金要方·卷三 妇人方中·杂治·温经汤》："温经汤，治妇人小腹痛。方：茯苓六两，土瓜根、芍药各三两，薏苡仁半升。上四味㕮咀，以酒三升渍一宿，旦加水七升，煎取二升，分再服。"

《备急千金要方·卷三十 针灸下·妇人病》："女子疝瘕，按之如以汤沃两股中，小腹肿阴挺出痛，经水来下，阴中肿或痒，漉青汁如葵羹，血闭无子，不嗜食，刺曲泉，在膝内辅骨下大筋上小筋下陷中，屈膝乃得之。刺入六分，灸三壮。疝瘕按之如以汤沃股内至膝，飧泄，阴中痛，少腹痛坚，急重下湿，不嗜食，刺阴陵泉，入二分，灸三壮，在膝下内侧辅骨下陷中，伸足乃得之。""胞中痛、恶血，月水不以时休止，腹胀肠鸣，气上冲胸，刺天枢，入五分，灸三壮，去肓俞一寸半。小腹胀满，痛引阴中，月水至则腰背痛，胞中瘕，子门寒，大小便不通，刺水道，入二寸半，灸五壮，在大巨下三寸。"

七、《千金翼方》

唐·孙思邈，约成书于682年

《千金翼方·卷第八·妇人·月水不利》："治妇人产生余疾，月水时来，腹中绞痛方：朴硝、当归、薏苡仁、桂心各二两，大黄四两，代赭、牛膝、桃仁（去皮尖两仁，熬）各一两。上八味，捣筛为末，炼蜜和丸如梧桐子。先食，酒服五丸，日三服，不知稍增之。""治妇人月事往来，腰腹痛方：䗪虫四枚（熬），女青、芎（各一两），蜀椒（去目及闭口，汗）、干姜、大黄各二两，桂心半两。上七味，捣筛为散。先食，酒服一刀圭。服之十日，微去下，善养之佳。"

第二节　宋金元时期文献汇编

一、《医心方》

（日）丹波康赖，撰于984听

《医心方·卷第二十一·治妇人月水腹痛方》："《病源论》云：月水来腹痛者，由劳损血气，体虚受风冷，故令痛也。《耆婆方》治妇人月节来腹痛血气方：防风二两，生姜六两，厚朴三两（炙），甘草二两，术二两，枳实二两

（炙），桔梗一两。七味，切，以水六升，煮取一升半，去
滓，分为三服。""《百病针灸》治月水来腹痛方：灸中极
穴，在脐下四寸。"

二、《针灸资生经》

宋·王执中，刊于 1220 年

《针灸资生经·卷第七·妇人血气痛》："四满（又主
胞中有血）、石门，主子脏有恶血内逆，满痛。（千）四
满，治妇人血脏积冷。阳跷，疗妇人血气。（明）阴交，治
产后恶露不止、绕脐冷痛（见血崩）。涌泉，治心痛不嗜
食，妇人无子，女子如妊娠，五指端尽痛（见虚损），妇女
本脏气血癖走刺痛（灸法见肾虚）。阴交，治血块腹痛
（余见月事）。"

三、《太平圣惠方》

宋·王怀隐等，约刊于 992 年

《太平圣惠方·卷第七十一·治妇人八瘕诸方》："治
妇人血瘕，攻刺腹胁时痛，导药方：川大黄半两，当归半
两，山茱萸一两，皂荚一两（去皮，子炙黄焦），细辛一
分，戎盐一分。上件药，捣罗为末，以香脂丸如指大，每
以绵裹内阴中，正坐良久瘕当下，养如产妇之法。"

《太平圣惠方·卷第七十二·治妇人月水来腹痛诸方》：
"夫妇人月水来腹痛者，劳伤血气，致令体虚。风冷之气，
客于胞络，损冲任之脉。手太阳少阴之经，冲脉任脉皆起
于胞内，为经脉之海也。手太阳，小肠之经也；手少阴，

心之经也。此二经为表里，主下为月水，其经血虚则受风冷。故月水将下之际，血气动于风冷，风冷与血气相击，故令痛也。治妇人月水每来，不得快利，于脐下疼痛不可忍，熟干地黄散方：熟干地黄二（一）分，庵蔄子、延胡索、当归（锉，微炒）、木香、京三棱（微煨，锉）、蓬莪术、桂心、赤芍药，以上各半两。上件药，捣粗罗为散。每服二（三）钱，以水一中盏，入生姜半分，煎至六分，次入酒二合，更煎三两沸，去滓，食前稍热服。治妇人月水每来，脐下疒刺，四肢烦疼。芎劳散方：芎、桂心、桃仁（汤浸去皮、尖、双仁，微炒）、吴茱萸（汤浸七遍，焙干微炒）、当归（锉，微炒），各三分，厚朴一两（去粗皮，涂生姜汁，炙令香熟）。上件药，捣筛为散，每服三钱，以水一中盏，煎至六分，去滓，食前稍热服。治妇人月水每来，绕脐疼痛，上抢心胸，往来寒热，桃仁散方：桃仁（汤浸去皮、尖、双仁，麸炒微黄）、薏苡仁、代赭、赤茯苓、牛膝（去苗）、川大黄（锉，微炒），以上各一两，桂心一两，䗪虫一两（微炒）。上件药，捣细罗为散。每于食前，以温酒调下一钱。治妇人月水每来，腰腹疼痛。䗪虫散方：䗪虫四枚（微炒），芎劳半两，女青一分，川大黄一分（锉，微炒），川椒一分（去目及闭口者，微炒去汗），干姜一分（炮裂，锉），桂心半两。上件药，捣细罗为散。每于食前，以温酒调下一钱。治妇人胞络夙夹风冷，每至月事来时，脐腹多痛，蓬莪术散方：蓬莪术一两，当归一两（锉，微炒），桂心半两，芎劳半两，川大黄一两（锉，微炒），牡丹半两，木香半两，延胡索半两，赤芍药

半两，桃仁三分（汤浸去皮、尖、双仁，麸炒微黄）。上件
药，捣细罗为散。每于食前，以温酒调下一钱。治妇人月
信来时，脐腹痛如锥刀所刺，麒麟竭散方：麒麟竭、芫花
（醋拌炒令干）、芎、桂心、延胡索、当归（锉，微炒）、
琥珀，以上各半两，麝香一分（研入）。上件药，捣细罗为
散。每于食前，以热酒调下一钱。治妇人月水每来，心间
刺痛，腹内疙结，琥珀散方：琥珀三分，芫花一分（醋浸，
炒令干），牛膝三分（去苗），当归三分（锉，微炒），赤
芍药三分，没药半两。上件药，捣细罗为散。每服于食前，
以温酒调下一钱。治妇人月水每来，脐腹㽲痛，时发寒热，
面色萎黄，䗪虫散方：䗪虫十枚（微炒），芎藭一两，当归
一两（锉，微炒），女青一两，赤芍药一两，川大黄半两
（锉，微炒），川椒一分（去目及闭口者，微炒去汗），桂
心半两。上件药，捣细罗为散。每于食前，以温酒调下一
钱。治妇人夙有滞血，至月水来时，脐腹疼痛，干漆丸方：
干漆一两（捣碎，炒令烟出），桃仁三分（汤浸去皮、尖、
双仁，麸炒微黄），木香半两，槟榔半两，芫花三分（醋拌
炒令干），赤芍药三分，硇砂半两，当归三分（锉，微
炒），桂心三分。上件药，捣罗为末，以醋煮面糊和丸，如
梧桐子大，每服不计时候，以生姜酒下七丸。治妇人月水
每来，脐下疙痛，如锥刀所刺，及腰背疼痛，当归丸方：
当归二两（锉，微炒），琥珀一两，庵䕡子一两，益母草半
两，吴茱萸一两（汤浸七遍，炒令黄），桂心一两，秦椒一
两（去目及闭口者，微炒去汗），牛膝一两（去苗），水蛭
半两（炒微黄），芎藭一两，延胡索一两，没药一两。上件

药，捣罗为末，炼蜜和捣三五百杵，丸如梧桐子大。每于食前，以温酒下十五丸。治妇人夙有积血，月水来时，腹中疠痛，宜下之，朴硝丸方：川朴硝、当归（锉，微炒）、薏苡仁、川大黄（锉，微炒），以上各二两，代赭、牛膝（去苗）、桃仁（汤浸去皮、尖、双仁，麸炒微黄），各一两。上件药，捣罗为末，炼蜜和捣三二百杵，丸如梧桐子大。每于食前，以温酒下十丸。治妇人久积虚冷，四肢羸瘦，饮食微少，月水来时，脐腹疼痛不可忍，硇砂丸方：硇砂二两（以浆水一升熬如膏），当归（锉，微炒）、琥珀、附子（炮裂去皮脐）、没药、桂心、木香，以上各一两。上件药，捣罗为末，以枣肉并硇砂膏，同和，捣三五百杵，丸如梧桐子大。每于食前，以温酒下十三（五）丸。治妇人夙血积滞，每至月水来时，脐下疠痛，金漆丸方：金漆一两，硫黄一两，水银半两（与硫黄结为砂子细研）、硇砂半两（细研），没药一两（细研），鬼箭羽一两，当归一两（锉，微炒，捣平），狗胆四枚（干者捣末），巴豆一分（去皮心，研，纸裹压去油）。上件药，先将水银砂子及巴豆同研令匀，以酽醋一升半，熬金漆令稠，下诸药末和丸，如绿豆大。每于食前，以温酒下五丸。治妇人血海风冷，月水每来，攻刺脐腹疼痛，面色萎黄，四肢无力，朱砂丸方：朱砂二两（细研水飞过），硇砂二两（细研），半夏一两（汤洗七遍去滑），木香一两，当归一两（锉微炒），巴豆一分（去皮、心，用纸裹压去油）。上件药，捣罗为末，都研令匀，先以酽醋一升，和狗胆汁一枚，煎如稀饧，和丸如绿豆大。每于食前，以醋汤下二丸。"

四、《太平惠民和剂局方》

宋·太平惠民合剂局，约初刊于 1078 年

《太平惠民合剂局方·卷之九·治妇人诸疾·逍遥散》："治血虚劳倦，五心烦热，肢体疼痛，头目昏重，心忪颊赤，口燥咽干，发热盗汗，减食嗜卧。及血热相搏，月水不调，脐腹胀痛，寒热如疟。又疗室女血弱阴虚，荣卫不和，痰嗽潮热，肌体羸瘦，渐成骨蒸。甘草（微炙赤，半两），当归（去苗，锉，微炒）、茯苓（去皮，白者）、芍药（白）、白术、柴胡（去苗），各一两。上为粗末，每服二钱，水一大盏，烧生姜一块切破，薄荷少许，同煎至七分。去渣热服，不拘时候。"

《太平惠民合剂局方·卷之九·治妇人诸疾·温经汤》："治冲任虚损，月候不调，或来多不断，或过期不来，或崩中去血过多不止。又治曾经损娠，瘀血停留，少腹急痛，发热下利，手掌烦热，唇干口燥。及治少腹有寒，久不受胎。阿胶（蛤粉碎炒）、当归（去芦）、芎藭、人参、肉桂（去粗皮）、甘草（炒）、芍药、牡丹皮各二两，半夏（汤洗七次），二两半，吴茱萸（汤洗七次，焙，炒）三两，麦门冬（去心）五两半。上为粗末，每服三钱，水一盏半，入生姜五片，煎至八分。去渣，热服，空心，食前服。"

《太平惠民合剂局方·卷之九·宝庆新增方·暖宫丸》："治冲任虚损，下焦久冷，脐腹疙痛，月事不调，或来多不断，或过期不至，或崩中漏血，赤白带下，或月内再行，淋漓不止，带下五色，经脉将至，腰腿沉重，痛连脐腹，

小便白浊，面色萎黄，肢体倦怠，饮食不进，渐至羸弱。及治子宫久寒，不成胎孕。生硫黄六两，禹余粮（醋淬手拈为度）九两，赤石脂（火煅红）、附子（炮，去皮、脐）、海螵蛸（去壳）各三两。上为细末，以醋糊和丸，如梧桐子大。每服十五丸至二十丸，空心，食前，温酒下，或淡醋汤亦得。"

《太平惠民合剂局方·卷之九·治妇人诸疾·四物汤》："调益荣卫，滋养气血。治冲任虚损，月水不调，脐腹疼痛，崩中漏下，血瘕块硬，发歇疼痛，妊娠宿冷，将理失宜，胎动不安，血下不止，及产后乘虚，风寒内搏，恶露不下，结生瘕聚，少腹坚痛，时作寒热。当归（去芦，酒浸，炒）、川芎、白芍药、熟干地黄（酒洒，蒸）各等分。上为粗末，每服三钱，水一盏半，煎至八分。去渣，热服，空心，食前。若妊娠胎动不安，下血不止者，加艾十叶，阿胶一片，同煎如前法。或血脏虚冷，崩中去血过多，亦加胶、艾煎。"

五、《圣济总录》

宋·赵佶等，成书于 1111～1118 年间

《圣济总录·卷第一百五十一·妇人血气门·妇人月水不断》："妇人月水来腹痛，论曰月事乃经血之余，和调则所下应期，无过与不及之患，若冲任气虚，为风冷所乘，致气脉不顺，所下不调，或前或后，或多或少，风冷之气，与月事相击，故因所下而腰背拘强脐腹刺痛也。治妇人月水不调，腰腹疼痛，茯苓饮方：白茯苓（去黑皮）、当归

（微炙）、芍药、甘草（炙）各一两，桂（去粗皮）一两半。上五味，粗捣筛，每服三钱匕，水一盏，煎七分，去滓，空心温服。治妇人月水不调，及欲来脐下痛，肢体烦热，当归饮方：当归（微炙）、肉豆蔻（去壳）、厚朴（去粗皮，生姜汁炙烟出）、甘草（炙）、芍药、枳壳（去瓤，麸炒黄）、白茯苓（去黑皮）、人参各半两。上八味，粗捣筛，每服三钱匕，水一盏，煎至七分，去滓，空心温服。治妇人月水来，腹痛脐下坚硬，积血不下，大黄汤方：大黄（锉碎，微炒）、朴硝、当归（微炙）、芍药各一两，芎一两一分，桂（去粗皮）二两半，厚朴（去粗皮，生姜汁炙烟出，如此七遍）一两一分。上七味，粗捣筛，每服三钱匕，水一盏，生姜三片，煎至七分，去滓温服，血行即止服。治妇人月水来，腹内疠痛，或脐下如盘，当归汤方：当归（微炙）、生干地黄（微炒）、防风（去叉）、山茱萸、黄芪（微炙，锉）、牛膝（去苗，酒浸焙）各一两，枳壳（去瓤，麸炒黄）、白术（炒）、人参、甘草（炙微赤，锉）、羚羊角屑、芍药各三分。上一十二味，粗捣筛，每服三钱匕，水一盏，煎七分，去滓温服，食前。治妇人月水来，腹内疠痛，不可忍，温经汤方：白茯苓（去粗皮）半两，芍药、土瓜根、牡丹（去心）各一两半，丹砂（别研如粉）、薏苡仁各一两。上六味，除丹砂研外，粗捣筛，即以丹砂和匀，每服三钱匕，水七分，酒三分，共一盏，同煎七分，去滓温服，不计时候。治妇人月水来不利，攻脐腹痛不可忍，牡丹汤方：牡丹（去心）、芎、甘草（炙，锉）、黄芩（去黑心）、人参、桂（去粗皮）、干姜（炮

裂）、吴茱萸（汤浸三遍，焙干，微炒）各一两半，桃仁
八十枚（汤浸去皮、尖、双仁，麸炒黄色），白茯苓（去
黑皮）、当归（切，焙）、芍药各一两。上一十二味，粗捣
筛，每服三钱匕，水一盏，煎七分，去滓温服，不计时候。
治妇人月水来，腹痛烦闷体热，芍药汤方：芍药、人参、
厚朴（去粗皮，生姜汁炙烟出）各一两，肉豆蔻（去壳）
半两，甘草（炙）、当归（微炙）、枳壳（去瓤麸炒）各三
分。上七味，粗捣筛，每服三钱匕，水一盏，煎七分，去
滓温服，不拘时候。治妇人月事欲下，腰腹刺痛，或多或
少，或月内再来，或如清水，或似豉汁，心下坚满，沉重
虚乏，日渐黄瘦，干地黄丸方：生干地黄（微炒）、桃仁
（汤浸去皮、尖、双仁，麸炒黄）各一两一分，芎、白芷、
蒲黄各一两，当归（微炙）、牛膝（酒浸去苗，切焙）、甘
草（炙）、芍药、牡丹、干姜（炮裂）、人参、桂（去粗
皮）各三分，水蛭（以糯米少许同炒，米熟为度）、虻虫
（去翅足，微炒）各三十枚。上一十五味，捣罗为末，炼蜜
和丸，梧桐子大，每服三十丸，温酒下，米饮亦得。治妇
人月水不利，脐腹疼痛，大黄汤方：大黄（锉碎，微炒）、
人参、牛膝（去苗，酒浸，切焙）各一两，桂（去粗皮）、
羌活（去芦头）、枳壳（去瓤，麸炒黄）、当归（微炙）、
芎、瞿麦穗各三分，槟榔（锉）三枚，芍药、吴茱萸（微
炒）半两。上一十二味，粗捣筛，每服三钱匕，水一盏，
生姜一分拍破，同煎至六分，去滓，下硝石半钱，温服，
如人行三五里再服。治妇人月水来，腰腹刺痛，不可忍，
或多或少，来如清水，或似豉汁，虚乏黄瘦，芎劳丸方：

芎、白芷各一两，生干地黄（锉碎）、桃仁（汤浸去皮、尖、双仁，炒黄）各一两一分，干姜（炮）、甘草（炙）、蒲黄（微炒）各半两，芍药、牡丹（去心）、桂（去粗皮）、牛膝（去苗，酒浸切焙）、人参、当归（切焙）各三分。上一十三味，捣罗为末，炼蜜和，更捣匀熟，丸如梧桐子大，每服二十丸，米饮或温酒下，空心食前，日三。治妇人虚冷，月水凝涩不利，腹内疼痛，四肢烦热，皮肤瘾疹，饮食减少，琥珀丸方：琥珀（别研）、木香、禹余粮（煅，醋淬）、白术、芍药、鳖甲（去裙襕，酒浸，炙令香）、桂（去粗皮）、附子（炮裂，去皮脐）、羌活（去芦头）、蓬莪术（炮，锉）、细辛（去苗叶）、牡丹（去心）、肉豆蔻（去壳）、人参、京三棱（炮，锉）、黄芪（锉）各一两，当归（微焙）、槟榔（锉）、枳壳（去瓤，麸炒）各一两半，柴胡（去苗）、芎、桃仁（汤浸去皮、尖、双仁，炒黄色）各二两，安息香半两（研）。上二十三味，捣罗为末，以生地黄自然汁一碗，与药末同拌，次用酒煮面糊为丸，如梧桐子大，每服二十丸，空心温酒下。治妇人月事欲下，脐腹撮痛不可忍，吴茱萸丸方：吴茱萸（汤浸七遍，焙干）三分，当归（微炙）、桃仁（去皮、尖、双仁，麸炒黄）各一两一分，大黄（锉碎，微炒）、朴硝、桂（去粗皮）、牛膝（去苗，酒浸，切焙）、芎、黄芪（锉）、人参各一两。上一十味，捣罗为末，炼蜜和捣令匀熟，丸如梧桐子大，空心酒下三十丸，加至四十丸，日三服，或为散子，温酒调服一钱匕，亦得。治月事欲下，腹疼痛，苦参丸方：苦参（洗，锉碎）、牡丹（去心）、赤茯苓（去黑皮)、赤芍药、当归(微炒)、大黄(锉碎,微炒)各一两,吴茱萸、延胡索、五味子、荷叶(微炙)各半两,槟榔五枚(生用,锉)、桂(去粗皮)三分。上一十二味,捣罗为末,炼蜜和捣令匀熟,丸梧桐子大,每日空心酒下三十丸,加至四十丸,以瘥为度。治月水不利,或将下少腹痛,桃仁汤方:桃仁(汤浸去皮、尖、双仁,炒黄)十五枚,干姜(炮裂)、木香(炮)、芍药、吴茱萸(微炒)、当归(微炙)各一两,甘草(炙)半两,桂(去粗皮)一两半,大黄(锉碎,炒熟)二两。上九味,粗捣筛,每服三钱匕,水一盏,煎至七分,去滓,入芒硝少许,更煎一两沸,温服。治妇人月水欲来,腰腹先痛,呕逆不食,三棱汤方:京三棱(炮,锉)、芎、天雄(炮裂,去皮脐)、桑根白皮(锉)、地榆、黄连(去须)、代赭(煅,醋淬)、当归(切,焙)、白术各一两,厚朴(去粗皮,生姜汁炙,锉)、黄芩(去黑心)、桂(去粗皮)各半两,肉豆蔻(去壳)一枚。上一十三味,㕮咀如麻豆,每服五钱匕,水一盏半,入生姜五片,煎取八分,去滓温服,不拘时。"

《圣济总录·卷第一百五十一·妇人血气门·室女月水来腹痛》:"论曰室女月水来腹痛者,以天癸乍至,荣卫未和,心神不宁,间为寒气所客,其血与气两不流利,致令月水结搏于脐腹间,疠刺疼痛,治法宜顺血气,无令蕴滞,则痛自愈。"

六、《素问病机气宜保命集》

金·刘完素，撰于 1186 年

《素问病机气宜保命集·卷下·妇人胎产论》："治妇人气充经脉，月事频并，脐下痛，宜芍药六合汤。四物内倍加芍药。治妇人经事欲行，脐腹绞痛，宜服八物汤。四物内，加玄胡、苦楝各一两，槟榔、木香各半两。"

七、《女科百问》

宋·齐仲甫，约成书于 1220 年

《女科百问·卷上·第八问 经水欲行先身体痛或腹痛》中提到"答曰：经脉者，行血气，通阴阳，以营卫周身者也。血气盛，阴阳和，则形体适平。或外亏卫气之充养，内乏营血之灌溉，血气不足，经候欲行，身体先痛也。或风冷之气，客于胞络，损伤冲任之脉，及手太阳手太阴之经，故月水将下之际，血气与风冷相击，所以经欲行而腰痛也"。也强调了风冷寒邪内客胞络凝结血气，不通则痛，如"温经汤，治风寒客搏经络，小腹作痛。当归、川芎、白芍、官桂、丹皮、莪术各半两，人参、甘草、牛膝各一两。上为粗末，每服五钱，水二盏煎八分，食前服"。

八、《妇人大全良方》

宋·陈自明，撰于 1237 年

《妇人大全良方·卷之一·调经门·室女月水不通方论》："论曰：夫冲任之脉起于胞内，为经脉之海。手太阳小肠之经、手少阴心之经也，二经为表里。心主于血，上为乳汁，下为月水也。女子十四而天癸至，肾气全盛，冲任流通，经血既盈，应时而下，名之月水。常以三旬而一见，谓之平和也。若愆期者，由劳伤血气壅结，故令月水不通也。治妇人、室女月候不通，疼痛或成血瘕。通经丸：桂心、青皮、大黄（煨）、川椒、莪术、川乌（泡去皮）、干漆（碎之，炒令烟尽）、当归、桃仁（去皮尖、双仁，麸炒）、干姜各等分。上为细末，分为四份，用一份以米醋熬成膏，和余份药末成剂，臼中治之，丸如梧桐子大。每服二十丸，淡醋汤下至三十丸，温酒亦得，空心，食前服。治室女月水不通（出《圣惠方》）。雄鼠屎一两，烧存性，为细末。空心，温酒调下一钱，神效。"

《妇人大全良方·卷之一·调经门·月水行或不行心腹刺痛方论》："若经道不通，绕脐寒疝痛彻，其脉沉紧，此由寒气客于血室，血凝不行，结积血为气所冲，新血与故血相搏，所以发痛。譬如天寒地冻，水凝成冰。宜温经汤及桂枝桃仁汤、万病丸。"

《妇人大全良方·卷之一·调经门·月水行或不行心腹刺痛方论》："治妇人月经壅滞，每发心腹脐疞痛不可忍。及治产后恶露不快，血上抢心，迷闷不省，气绝欲死（出《本事方》）。三棱、莪术、赤芍药、牡丹皮、刘寄奴、当归、熟地黄、桂心、甘菊、真蒲黄（炒，各一两，细锉）。上前五味，用乌豆一升，生姜半斤切片，米醋四升同煮，豆烂为度，焙干，入后五味，同为细末。每服三钱，空心，食前温酒调下。"

《妇人大全良方·卷之一·调经门·月水行或不行心腹刺痛方论》："桂枝桃仁汤：桂枝、芍药、生地黄各二两，桃仁（制）五十个，甘草一两。上为粗末，每服五钱。水二盏，姜三片，枣一个，煎至一盏，去滓温服。若经候顿然不行，脐腹痛，上攻心胁欲死。或因不行，结积渐渐成块，脐下如覆杯，久成肉症，不可复治。由惊恐，忧思，意所不决，气郁抑而不舒，则乘于血，血随气行，滞则血结。以气主先之，血主后之，宜服桂枝桃仁汤。不瘥，宜地黄通经丸。已成块者，宜万病丸。"

《妇人大全良方·卷之一·调经门·月水行或不行心腹刺痛方论》："治妇人无时月水来，腹痛。荜茇（盐炒，去盐为末）、蒲黄各一两（炒）。上为细末，炼蜜丸如梧桐子大。每服三四十丸，食后用盐、米饮吞下。"

《妇人大全良方·卷之二·众疾门》："夫人将摄顺理，则血气调和，风、寒、暑、湿不能为害。若劳伤血气，则风冷乘虚而干之。或作之于经络，或循入于腹中，内受风邪，脾胃虚弱，故不能消于饮食也。食既不充，荣卫凝涩，肌肤黄燥，面不光泽。若大肠气虚，则变为下利。若流入关元，致绝子嗣，随其所伤而变成疾。医经云：凡妇人三十六种病，皆由子脏冷热，劳损而挟带下，起于胞内也。是故冲任之脉，为十二经之会海。妇人之病，皆见手少阴、太阳之经而候之。"

《妇人大全良方·卷之七·妇人血气心腹疼痛方论》："妇人血气走作疼痛不可忍者，及月水不调，面色萎黄，吃食减少；及产后诸疾，并皆治之。延胡索（生）、三棱

（生）、当归（去芦，酒浸）、莪术（醋浸少时）各等分。
上为末，每服二钱。空心，温酒调。如血气发甚者及月水
不调，并皆童子小便、酒、红花同煎调下。"

九、《脾胃论》

金·李杲，约刊于 1249 年

《脾胃论·卷中·补中益气汤》："黄芪（病甚、劳役
热者一钱）、甘草以上各五分（炙），人参（去节）三分
（有嗽去之）。以上三味，除湿热、烦热之圣药也。当归身
三分（酒焙干，或日干，以和血脉），橘皮（不去白）二
分或三分（以导气，又能益元气，得诸甘药乃可，若独用
泻脾胃），升麻二分或三分（引胃气上腾而复其本位，便是
行春升之令），柴胡二分或三分（引清气，行少阳之气上
升），白术三分（降胃中热，利腰脐间血）。上件药㕮咀。
都作一服，水二盏，煎至一盏，量气弱气盛，临病斟酌水
盏大小，去渣，食远，稍热服。如伤之重者，不过二服而
愈；若病日久者，以权立加减法治之。"

十、《仁斋直指方论》

宋·杨士瀛，约成书于 1264 年

《仁斋直指方论·卷之二十六·妇人》："经水未行，
临经将来作痛者，血实也，一曰瘀血郁滞也。以四物汤加
桃仁、香附、黄连、红花，或加延胡索、莪术、木香，有
热加柴胡、黄芩。""大温经汤（《和剂方》）：治冲任虚损，

月候不调，或未多不已，或过期不行，或崩中去血过多，或经损娠，瘀血停留，小腹急痛，五心烦热。阿胶（碎，炒）、芎䓖、当归（去芦）、人参（去芦）、肉桂（去皮）、甘草（炒）、芍药、牡丹皮各一两，半夏二两半，吴茱萸二两（各汤洗七次），麦门冬（去心）五两半。上咬咀。每服三钱，水一盏，姜五片，煎八分，空心热服。"

十一、《兰室秘藏》

金·李杲，约刊于 1336 年

《兰室秘藏·卷下·疮疡门·圣愈汤》："治诸恶疮，血出多，而心烦不安，不得睡眠，亡血故也，以此药主之。生地黄、熟地黄、川芎、人参各三分，当归身、黄芪各五分。上咬咀，如麻豆大，都作一服。水二大盏，煎至一盏，去渣，稍热无时服。"

十二、《世医得效方》

元·危亦林，约刊于 1345 年

《世医得效方·卷第十五·调经·撞气阿魏丸、大圣丸》："治经行腹痛不可忍者，立效。红丸子亦效。"

十三、《丹溪心法》

元·朱震亨，约成书于 1347 年

《丹溪心法·卷五·妇人》："妇人经水过期，血少也，四物加参、术；带痰，加南星、半夏、陈皮之类。经水不及期而来者，血热也，四物加黄连。过期，紫黑有块，亦血热也，必作痛，四物加香附、黄连；过期，淡色来者，痰多也，二陈加川芎、当归。过期而来，乃是血虚，宜补血，用四物加黄芪、陈皮、升麻；未及期先来，乃是气血俱热，宜凉气血，柴胡、黄芩、当归、白芍、生地黄、香附之属。经不调而血水淡，宜补气血，参、芪、芎、归、香附、白芍。腹痛，加胶珠、艾叶、延胡索。经候过而作痛者，乃虚中有热，所以作痛；经水将来作痛者，血实也（一云气滞），四物加桃仁、黄连、香附；临行时腰疼腹痛，乃是郁滞，有瘀血，宜四物加红花、桃仁、莪术、延胡索、香附、木香。发热，加黄芩、柴胡。紫色成块者，热也，四物加黄连、柴胡之类。痰多占住血海地位，因而下多者，目必渐昏。肥人如此，用南星、苍术、川芎、香附，作丸子服之。肥人不及日数而多者，痰多血虚有热，亦用前丸，药中更加黄连、白术丸服。血枯经闭者，四物加桃仁、红花。躯脂满经闭者，以导痰汤加黄连、川芎，不可服地黄，泥膈故也，如用，以姜汁炒。肥胖饮食过度之人，而经水不调者，乃是湿痰，宜苍术、半夏、滑石、茯苓、白术、香附、川芎、当归。临经来时肚痛者，四物汤加陈皮、延胡索、牡丹、甘草。痛甚者，豆淋酒；痛缓者，童便煮莎，入炒条芩末为丸。经水去多不能住者，以三补丸加莎根、龟板、金毛狗脊。阴虚，经脉久不通，小便涩，身体疼痛，以四物加苍术、牛膝、陈皮、生甘草。又用苍莎丸加苍耳、酒芍药为丸，就煎前药吞下。""经行微少，或胀或疼，四肢疼痛，加延胡索、没药、白芷与本方等，淡醋汤调下末子。经候不调，心腹痛，只用芎、归二味，名君臣散。气

冲经脉，故月事频并，脐下多痛，加芍药；经欲行，脐腹
绞痛，加延胡索、槟榔、苦楝，炒木香减半；经水涩少，
加葵花、红花；经水适来适断，或有往来寒热，先宜服小
柴胡汤，后以四物和之；经候过而作痛，血气俱虚也，宜
本方对四君子汤服之。""红花当归散：妇人血脏虚竭，或
积瘀血，经候不行，时作痛腰胯重疼，小腹坚硬，及室女
经水不行。红花、当归尾、紫葳（即凌霄花）、牛膝、甘草
（炙）、苏木各三两，白芷、桂心一两半，赤芍九两，刘寄
奴五两。上为末，空心热酒调三钱服。一名凌霄花散。"

第三节　明清及民国时期文献汇编

一、《养生类要》

明·吴正伦，成书年份不详

《养生类要·后集·济阴类·蒸脐法》："治妇人月经
不通，或癥瘕血块，脐腹作痛，此方神效。乳香、没药、
血竭、沉香、丁香各三钱，麝香一钱（上六味各另研）。青
盐、食盐、五灵脂、两头尖各六钱（四味共为末）。上各末
和匀，外用麝香少许安入妇人脐内，次将面作条方圆一寸，
绕脐围住，安药末于内，令满，以槐树皮方圆一寸盖上皮，
上钻三孔，用大艾炷灸之，月经即通，血块即消，累用
神效。"

二、《保命歌括》

明·万密斋，撰于 1549 年

《保命歌括·卷之二十七·积聚》："按：丹溪先生分痰积在中，血积在左，食积在右之论，亦语其大略如此。盖脾胃在中，主痰涎；肝在左，主血；肺在右，主气与食也。大抵积块者，皆因一物为之根，而血涎裹之乃成形，如杯如盘，按之坚硬也。食积败血，脾胃有之；痰涎之积，左右皆有之也。只论其所在之部，心上、肾下、肝左、肺右、脾中，如动气之类，则可谓中是痰，属脾；左是败血，属肝；右是食积，属肺，似太拘矣。""凡攻其积块者，以辛散之，以苦泄之，以咸软之，以坚削之，未有不愈者也。"

三、《女科证治准绳》

明·王肯堂，初刊于 1602 年

《女科证治准绳·卷之一·调经门·经候总论》："〔戴〕经事来而腹痛者，经事不来而腹亦痛者，皆血之不调故也。欲调其血，先调其气，四物汤加吴茱萸半钱，香附子一钱。和气饮加茱萸半钱亦可用。痛甚者延胡索汤。然又恐感外邪、伤饮食致痛，痛不因血，尤宜详审。和气饮却能兼治，因冷而节，因节而痛，宜大温经汤；冷甚者，去麦门冬不用。"

四、《校注妇人良方》

明·薛己，初刊于 1547 年

《校注妇人良方·卷一·调经门·月水行止腹痛方论》："妇人经来腹痛，由风冷客于胞络冲任，或伤手太阳、少阴经，用温经汤、桂枝桃仁汤。若忧思气郁而血滞，用桂枝桃仁汤、地黄通经丸。若血积而成块，用万病丸。愚按：前症若风寒伤脾者，六君加炮姜；思虑伤血者，四物加参、术；思虑伤气者，归脾加柴、栀；郁怒伤血者，归脾、逍遥兼服。余参前后论治之。"

五、《慎斋遗书》

明·周慎斋，成书于 1573 年

《慎斋遗书·卷十·妇人杂证·经水》："经行腹痛，愈痛而经愈多，至于痛死者，系火之搏击。宜行血散火，令脾能统血；然不兼之以破，则火不散，血无由而止也。用黄芩、芍药，所以敛血；用归身、川芎、白术、茯苓，理脾益血；益母草破气中血；延胡索行血中气；香附开郁热；虚则加人参。盖理脾则血能统，散火则血可止。气滞加砂仁、木香，勿用生地、熟地。调理经水，莫过八珍加益母、香附、延胡索。"

六、《竹林女科证治》

清·竹林寺僧人，约成书于 1786 年

《竹林女科证治·卷一·调经上·经前腹痛》："经水

303

将来，而脐腹绞痛，此血涩不行以作痛也，宜服通经汤。通经汤：熟地黄、当归、川芎、白芍、川楝子（炒）、小茴香、槟榔、延胡索、木香各七分，水煎食前服。"

《竹林女科证治·卷一·调经上·经来腰腹痛》："经来腰腹痛而气滞血实者，宜服桃仁汤。桃仁汤：当归尾、赤芍、生地黄、香附（童便制）、牡丹皮、红花、延胡索、桃仁（另捣如泥，冲服），水煎，临服时入桃仁泥，空心服。形瘦有火，加条芩、黄连；形肥多痰，加枳壳、苍术、半夏。"

《竹林女科证治·卷一·调经上·经来未尽腹痛》："经来一半，余血未尽，腹中作痛，或发热或不发热，乃气血俱实也，宜服红花当归汤，破其余血，而热自止。红花当归汤：红花、当归、牛膝、苏木各一钱，川芎五分，枳壳六分（麸炒），莪术、赤芍、三棱、芫花各八分，水煎临卧服。"

《竹林女科证治·卷一·调经上·经来尽后作痛》："经尽作痛，手足麻痹，乃腹中虚冷也。血虚衰甚者，宜服四物汤加吴茱萸（滚汤泡炒）一钱。四物汤：熟地黄、当归各三钱（酒炒），白芍二钱（酒炒），川芎一钱，姜枣为引，水煎服。"

《竹林女科证治·卷一·调经上·经后腹痛》："经后腹痛，此虚中有滞也，宜服加味八物汤。加味八物汤：人参、白术（蜜炙）、茯苓、甘草（炙）、熟地黄、当归、白芍、川芎、木香、香附（童便制）、青皮、姜枣为引，水煎食前服。"

七、《玉机微义》

明·徐彦纯，约成书于 1396 年

《玉机微义·卷四十九·妇人治法·通经之剂》："加味四物汤（严氏名六合汤），治妇室经事不行，腹中结块疼痛腰痛。""红花当归散，治妇人血脏虚竭，或积瘀血经候不行，时作腹痛，腰胯重疼，小腹坚硬，及室女经不通。红花、当归尾、紫葳、牛膝、甘草、苏木（锉）各三两，白芷、桂心各一两半，赤芍九两，刘寄奴五两。上为细末。空心，热酒调三钱。一名凌霄花散。""逍遥散，治血虚烦热，月水不调，脐腹胀痛，痰嗽潮热。甘草（炙）半两，当归、茯苓、白芍、白术、柴胡各一两。上咬咀，每半两入姜薄荷叶煎服。按：此足三阳三阴药也，散血中湿热之剂。"

八、《针灸大全》

明·徐凤，约刊于 1439 年

《针灸大全·卷之四·窦文真公八法流注·八法主治病证》："食积血瘕，腹中隐痛。胃俞二穴、行间二穴、气海一穴。""五积气块，血积血癖。膈俞二穴、肝俞二穴、大敦二穴、照海二穴。"

九、《古今医鉴》

明·龚信，约成书于 1589 年

《古今医鉴·卷之一·病机·病机抄略》："室女病多，

带下赤白，癥瘕癫疝，气血为病。经闭不行，或漏不止，经过作痛，虚中有热。行而痛者，血实之证，如不及期，血热乃结；过期血少，闭或血枯。淡者痰多，紫者热故。热极则黑，调荣降火，调理妊娠，清热养血。"

十、《济阴纲目》

明·武之望，初刊于 1620 年

《济阴纲目·卷之一·调经门·论经水异色》："叶氏曰：血黑属热，丹溪之论善矣。然风寒外乘者，十中常见一二，何以辨之？盖寒主引涩，小腹内必时常冷痛，经行之际，或手足厥冷，唇青面白，尺脉或迟或微或虚，或虽大而必无力；热则尺脉或洪或数或实，或虽小而必有力，于此审之，可以得其情矣。"

《济阴纲目·卷之一·调经门·论经病疼痛》："《良方》云：妇人经来腹痛，由风冷客于胞络冲任，或伤于太阳少阴经，用温经汤、桂枝桃仁汤。若忧思气郁而血滞，用桂枝桃仁汤、地黄通经丸。若血结而成块，用万病丸。丹溪云：经水将来作痛者，血实也，一云气滞，四物汤加桃仁、香附、黄连。临行时腰疼腹痛，乃是郁滞有瘀血，四物汤加红花、桃仁、莪术、延胡索、木香，有热加黄芩、柴胡（有加香附、青皮、桃仁、乌药、丹皮、小茴、五灵脂者）。经行后作痛者，血气俱虚也，以八珍汤加减服。戴氏曰：经事来而腹痛者，经事不来而腹亦痛者，皆血之不调故也。欲调其血，先调其气，四物汤加吴茱萸半钱，香附子一钱；和气饮加吴茱萸半钱亦可。痛甚者，延胡索汤

（格致工夫，更进一层）。然又恐感外邪，伤饮食致痛，痛不因血，尤宜详审，和气饮却能兼治。因冷而积，因积而痛，宜大温经汤，冷甚者，去麦门冬不用。"

《济阴纲目·卷之一·调经门·治经病疼痛》："越痛散，治血气虚寒，身体作痛（此身痛，故其立法如此，要知身痛腹痛，自是不同）。虎骨五钱，当归、芍药、白术、茯苓、甘草、续断、防风、白芷、藁本、附子各三钱。上为粗末。每服五钱，水二钟，生姜五片，枣三枚，煎至一盏，不拘时服。此治身痛之剂。八物汤，治经事将行，脐腹绞痛者，气滞血涩故也。当归、川芎、芍药、熟地黄、延胡索、苦楝（碎，炒）各一钱，木香、槟榔各五分。上作一服，水煎，食前服（前四味是血，后四味是气，而川芎血中有气，延胡索气中有血，不可不知）。加味四物汤，治经水将来，作疼不止（此方又有破血破气、活血行气药，凡将来作痛均可服）。当归（酒洗）、川芎各一钱半，芍药（炒）、熟地黄、延胡索、蓬术（醋煮）、香附（醋煮）各一钱，砂仁八分，桃仁（去皮尖）七分，红花（酒炒）五分。上锉，水煎服。乌药汤，治血海疼痛（此方治气多）。乌药二钱半，香附二钱，当归一钱，木香、甘草（炙）各五分。上锉，水煎服。加味乌药汤，治妇人经水欲来，脐腹绞痛。乌药、缩砂、木香、延胡索各一两，香附（炒去毛）二两，甘草（炙）一两半。""姜黄散，治血脏久冷，月水不调，及瘀血凝滞，脐腹刺痛。姜黄、白芍药（炒）三两，当归、牡丹皮、延胡索各二两，川芎、蓬术（煨，切）、官桂、红花各一两（此与加味四物小异，其妙又在去地黄，而加官桂、姜黄）。上锉，每服一两，水二盏，酒少许同煎，食前服。琥珀散，治妇人月经壅滞，每发心腹脐绞痛不可忍，及治产后恶露不快，血上抢心，迷闷不省，气绝欲死者（别方琥珀散有琥珀，本方无之，亦赞其功而借名耳）。京三棱、蓬莪术、赤芍药、刘寄奴、牡丹皮、熟地黄、真蒲黄（炒）、当归、官桂、菊花各一两。上前五味，用乌豆一升，生姜半斤切片，米醋四升，同煮至豆烂为度，焙干，入后五味，同为细末，每服二钱，温酒调下，空心食前服。""柴胡丁香汤，治妇人年三十岁，临经预先腰脐痛甚，则腹中亦痛，经缩二三日。柴胡一钱半，羌活、当归各一钱，生地黄一分，丁香四分，全蝎一个（洗）。上锉，作一服，水四盏，煎至一盏，去渣，稍热，食前服。小温经汤，治经候不调，脏腑冷痛（重在冷痛）。当归、附子（炮）各等分。上咬咀，每服三钱，水煎，空心服。"

十一、《景岳全书》

明·张景岳，刊于 1636 年

《景岳全书·卷之三十八·妇人规（上）·经脉类·经期腹痛》："经行腹痛，证有虚实。实者，或因寒滞，或因血滞，或因气滞，或因热滞；虚者，有因血虚，有因气虚。然实痛者，多痛于未行之前，经通而痛自减；虚痛者，于既行之后，血去而痛未止，或血去而痛益甚。大都可按可揉者为虚，拒按拒揉者为实。有滞无滞，于此可察。但实中有虚，虚中亦有实，此当于形气禀质，兼而辨之，当以意察，言不能悉也。""凡妇人经期有气逆作痛，全滞而不虚者，须顺其气，宜调经饮主之，甚者如排气饮之类亦可用。若血瘀不行，全滞无虚者，但破其血，宜通瘀煎主之。若气血俱滞者，宜失笑散主之。若寒滞于经，或因外寒所逆，或素日不慎寒凉，以致凝结不行，则留聚为痛而无虚者，须去其寒，宜调经饮加姜、桂、吴茱萸之类主之，或和胃饮亦可酌用。若血热血燥，以致滞涩不行而作痛者，宜加味四物汤，或用保阴煎去续断加减主之。以上五证，但察其有滞无虚，方是真实；若或兼虚，弗得任行克伐。凡妇人经行作痛，夹虚者多，全实者少，即如以可按拒按及经前经后辨虚实，固其大法也。"

《景岳全书·卷之三十八·妇人规（上）·经脉类·经期腹痛》："调经饮（见《新方八阵·因阵》）治妇人经脉阻滞，气逆不调，多痛而实者。当归三五钱，牛膝二钱，山楂一二钱，香附二钱，青皮、茯苓各一钱半。水二钟，煎七分，食远服。如因不避生冷而寒滞其血者，加肉桂、吴茱萸之类；如兼胀闷者，加厚朴一钱，或砂仁亦可；如气滞者，加乌药二钱，或痛在小腹者，加小茴香一钱半。排气饮（见《新方八阵·和阵》）治气逆食滞胀痛等证。陈皮一钱五分，木香七分或一钱，藿香一钱五分，香附二钱，枳壳一钱五分，泽泻二钱，乌药二钱，厚朴一钱。水一钟，煎七分，热服。如食滞者，加山楂、麦芽各二钱；如寒滞者，加焦干姜、吴茱萸、肉桂之属；如气逆之甚者，加白芥子、沉香、青皮、槟榔之属；如呕而兼痛者，加半夏、丁香之属；如痛在小腹者，加小茴香；如兼疝者，加荔枝核，煨熟捣碎用二三钱。若血瘀不行，全滞无虚者，但破其血，宜通瘀煎主之。通瘀煎（见《新方八阵·因阵》）治妇人气滞血积，经脉不利，痛极拒按，及产后瘀血实痛，并男妇血逆血厥等证。归尾三五钱，山楂、香附、红花（新者炒黄）各二钱，乌药一二钱，青皮钱半，木香七分，泽泻钱半。水二钟，煎七分，加酒一二小钟，食前服。兼寒滞者，加肉桂一钱，或吴茱萸五分；火盛内热，血燥不行者，加炒栀子一二钱；微热血虚者，加芍药二钱；血虚涩滞者，加牛膝；血瘀不行者，加桃仁三十粒，去皮尖用，或加苏木、延胡索之类；瘀极而大便结燥者，加大黄一二三钱，或加芒硝、蓬术（即蓬莪术）亦可。若气血俱滞者，宜失笑散主之。失笑散（见《妇人规古方》）治妇人心痛气刺不可忍，及产后儿枕蓄血，恶血上攻疼痛，并治小肠气痛。五灵脂（净者）、蒲黄等分（俱炒）。上为末，每服二三钱，用酒煎，热服。一方用好醋一杓熬成膏，再入水一钟，煎至七分，热服。一方用醋糊和丸龙眼大，每服一丸，以童便和水各半钟，煎七分，温服。按：此方若用以止痛，蒲黄宜减半，若用止血，则宜等分，或灵脂减半亦可。若寒滞于经，或因外寒所逆，或素日不慎寒凉，以致凝结不行，则留聚为痛而无虚者，须去其寒，宜调经饮加姜、桂、吴茱萸之类主之，或和胃饮亦可酌用。若胸腹有滞而兼时气寒热者，加柴胡。若血热血燥，以致滞涩不行而作痛者，宜加味四物，或用保阴煎去续断加减主之。以上五证，但察其有滞无虚，方是真实，若或兼虚，弗得任行克伐。凡妇人经行作痛，夹虚者多，全实者少。即如以可按、拒按，及经前、经后辨虚实，固其大法也。然有气血本虚，而血未得行者，亦每拒按。故于经前亦常有此证。此以气虚血滞，无力流通而然。但察其形证脉息，凡涉虚弱不足，而经滞作痛者，惟用决津煎、五物煎加减主之，其效如神。或用四神散之类亦可。决津煎（见《新方八阵·因阵》）治妇人血虚经滞，不能流畅而痛极者。当以水济水，若江河一缺，而积垢皆去，宜此汤随证加减主之。此用补为泻之神剂也。如气虚者，宜少用香附、陈皮之类，甚者不用亦可。当归三五钱或一两，泽泻一钱半，牛膝二钱，肉桂一二三钱，熟地二三钱或五七钱或不用亦可，乌药一钱（如气虚者不用亦可）。水二钟，煎七八分，食前服。如呕恶者，加焦姜一二钱；如阴滞不行者，非加附子不可；如气滞而痛胀者，加香附一二钱，或木香七八分；如血滞血涩者，加酒炒红花一二钱；如小腹不暖而痛者，加吴茱萸七八分；如大便结涩者，加肉苁蓉一至三钱，或者以山楂代之。四神散治痛在经后者，多由血虚，当用大、小营煎随宜加减主之，或四物、八珍俱可用。然必察其寒热虚实，以为佐使，自无不效。其有余滞未行者，惟决津煎为妙。凡妇人但遇经期则必作痛，或食则呕吐，肢体困倦，或兼寒热者，是必素禀气血不足，止宜八珍汤、大营煎之类。若虚而寒甚者，宜理阴煎渐加培补，久必自愈。有因带浊多而虚痛者，亦宜大、小营煎，随其寒热，加佐使主之。"

《景岳全书·卷之三十八·妇人规（上）·经脉类·血热经早》："保阴煎（见《新方八阵·寒阵》）治男妇带、浊、遗、淋，色赤带血，脉滑多热，便血不止，及血崩、血淋，或经期太早。凡一切阴虚内热动血等证。生地、熟地、芍药各二钱、山药、川续断、黄芩、黄柏各一钱半，生甘草一钱。水二钟，煎七分，食远温服……""大营煎（见《新方八阵·补阵》）治真阴精血亏损及妇人经迟血少，腰膝筋骨疼痛，或气血虚寒，心腹疼痛等证。当归二三钱或五钱，熟地三五七钱，枸杞二钱，炙甘草一二钱，杜仲二钱，牛膝一钱半，肉桂一二钱。水二钟，煎七分，食远温服。如寒滞在经，气血不能流通，筋骨疼痛之甚者，必加制附子一二钱方效；如带浊腹痛者，加故纸一钱炒用；如气虚者，加人参、白术；中气虚寒呕恶者，加炒焦干姜一二钱。"

《景岳全书·卷之三十八·妇人规（上）·经脉类·血寒论外方》："五物煎（见《新方八阵·因阵》）治妇人血虚凝滞，蓄积不行，小腹痛急，产难经滞，及痘疮血虚寒滞等证，神效。此即四物汤加肉桂也。当归三五七钱，熟地三四钱，芍药二钱（酒炒），川芎一钱，肉桂一二三钱。水一钟半，煎服。兼胃寒或呕恶者，加干姜炮用；水道不利，加泽泻或猪苓；气滞者加香附或丁香、木香、砂仁、乌药；阴虚疝痛者，加小茴香；血瘀不行，脐下如覆杯，渐成积块者，加桃仁或酒炒红花；痘疮，血虚寒胜，寒邪在表者，加细辛、麻黄、柴胡、紫苏之属。"

《景岳全书·卷之三十八·妇人规（上）·经脉类·血虚经乱》："小营煎（见《新方八阵·补阵》）治血少阴虚。此性味平和之方也。当归二钱，熟地二三钱，芍药（酒炒）二钱，山药（炒）二钱，枸杞二钱，炙甘草一钱。水二钟，煎七分，食远温服。如营虚于上而为惊恐、怔忡、不眠、多汗者，加枣仁、茯神各二钱；如营虚兼寒者，去芍药加生姜；如气滞有痛者，加香附一二钱，引而行之。"

《景岳全书·卷之三十八·妇人规（上）·经脉类·经不调》："《局方》八珍汤（见《古方八阵·补阵》）治气血两虚，调和阴阳。人参、白术、茯苓各二钱，炙甘草一钱，熟地黄、当归各三钱，川芎一钱，芍药二钱。加姜、枣，水煎服，或加粳米百粒。《局方》四物汤（见《古方八阵·补阵》）治血虚营弱，一切血病当以此为主。"

《景岳全书·卷之三十八·妇人规（下）·癥瘕类·血癥》："妇人久癥宿痞，脾肾必亏，邪正相搏，牢固不动，气联子脏则不孕，气联冲任则月水不通。内治之法宜如前，外以阿魏膏贴之，仍用熨痞方，或用琥珀膏亦可，然必须切慎七情及六淫、饮食、起居，而不时随证调理，庶乎可愈。""阿魏膏（见《外科钤古方》）治一切痞块，更服胡连丸。羌活、独活、玄参、官桂、赤芍药、穿山甲、生地黄、两头尖、大黄、白芷、天麻、红花各半两，木鳖十枚（去壳），乱发一团，槐、柳、桃枝各半两。上用麻油二斤四两，煎药黑去渣，入发再煎，发化，仍去渣，入上好真正黄丹，煎收软硬得中，入后细药，即成膏矣。阿魏、芒硝、苏合油、乳香、没药各五钱，麝香三钱。上，凡贴膏药，须先用朴硝随患处铺半指厚，以纸盖，用热熨斗熨良久，如硝耗，再加熨之，二时许方贴膏药。若是肝积，加芦荟末同熨之。""熨痞方（见《古方八阵·攻阵》）：一层用麝香二三分掺肉上，二层阿魏一二钱，三层芒硝一二两铺盖于上。上，先用荞麦面和成条，量痞大小围住铺药于内，以青布盖之，随烧砖四五块，轮流布上熨之，觉腹中气行宽快，即是痞消之兆。以手烘热摩之亦妙。内须服调养气血之药。"

十二、《济生集》

清·王上达，成书年份不详

《济生集·卷三·论月经诸症》："桃仁四物汤：归尾、赤芍、川芎、生地、香附各二钱，丹皮、红花、延胡索各一钱，桃仁十一粒（临服研入）。空心服。"

十三、《通俗伤寒论》

清·俞根初，成书于1776年

《重订通俗伤寒论·六经方药》："惟妇女情欲不遂，经闭或经痛经乱者，左脉弦出寸口，加制香附二钱，泽兰三钱，鲜生地五钱，广郁金三钱（杵），以和肝理脾、清心开郁。"

十四、《笔花医镜》

清·江涵暾，成书于1824年

《笔花医镜·卷四·女科证治》："气虚血少，而或痛或热者，四物汤加人参、白术。"

十五、《删补名医方论》

清·吴谦等，刊于 1742 年

《删补名医方论》卷一："朱震亨曰：四物皆阴，行天地闭塞之令，非长养万物者也。故四物加知柏，久服便能绝孕，谓嫌于无阳耳。此方取参、芪配四物，以治阴虚血脱等证。盖阴阳互为其根，阴虚则阳无所附，所以烦热燥渴；气血相为表里，血脱则气无所归，所以睡卧不宁。然阴虚无骤补之法，计培阴以藏阳，血脱有生血之机，必先补气，此阳生阴长，血随气行之理也。故曰：阴虚则无气，无气则死矣。此方得仲景白虎加人参之义而扩充者乎？前辈治阴虚，用八珍、十全，卒不获效者，因甘草之甘，不达下焦；白术之燥，不利肾阴；茯苓渗泄，碍乎生升；肉桂辛热，动其虚火。此六味皆醇厚和平而滋润，服之则气血疏通，内外调和，合于圣度矣。"

十六、《胎产指南》

清·张曜孙，成书年份不详

《胎产指南·调经章·经将行腹痛》："凡经水将行，腰胀腹痛者，此气滞血实也，桃仁四物汤主之。归尾、川芎、赤芍、丹皮、香附（醋炒）、延胡索各一钱，生地五分，红花五分，桃仁二十五粒（研泥）。水煎，入桃仁服。如瘦人责其有火，加黄连一钱，黄芩一钱；如肥人责其有痰，加枳壳一钱，苍术一钱；凡经水过多，腹中痛者，此虚中有滞也，加减八物汤主之；人参一钱，白术一钱，白茯一钱，归身一钱，白芍一钱，生地一钱，炙甘五分，木香五分，青皮七分，香附一钱（醋炒），加姜枣。"

十七、《王九峰医案》

清·王之政，约成书于 1813 年

《王九峰医案·副卷二·妇人》曰："（案十二）痛经症缘阴不济阳，气血两损，加以痼冷沉寒，则月信不独作痛，亦且愆期。经者，常也。气血反常，宜阴阳两固，拟八珍汤佐以温里达下，久服自可获效。八珍汤加熟附子、丹参、黑姜炭。"

十八、《临证指南医案》

清·叶天士，刊于 1760 年

《临证指南医案·卷九·调经》："先腹痛而后经至，气滞为多，晨泄腹鸣，亦脾胃之病，与下焦瘕泄则异。川芎、当归、香附、煨广木香、楂肉、茯苓。"

十九、《妇科心法要诀》

清·吴谦等，刊于 1742 年

《妇科心法要诀·调经门》："腹痛经后气血弱，痛在经前气血凝，气滞腹胀血滞痛，更审虚实寒热情。"

《妇科心法要诀·调经门》："经后腹痛当归建，经前胀痛气为殃，加味乌药汤乌缩，延草木香香附榔。血凝碍气疼过胀，本事琥珀散最良，棱莪丹桂延乌药，寄奴当归芍地黄。胞虚寒病大温经，来多期过小腹痛，归芎芍草人参桂，吴丹胶半麦门冬。不虚胞受风寒病，吴茱萸汤更加风，薬细干姜茯苓木，减去阿胶参芍芎。"

二十、《急救广生集》

清·程鹏程，成书年份不详

《急救广生集·卷十·防病预诀》："夏月单衣，不可坐冷石。寒气侵外肾，多患疝气偏坠。女人寒气入血室，则经不如期，或经行腹痛。"

二十一、《女科经纶》

清·萧埙，初刊于 1684 年

《女科经纶·卷一·月经门》："朱丹溪曰：经水过后作痛，是气血俱虚也，宜八珍汤。亦有虚中有热，经后亦作痛，宜逍遥散。亦有经行过后，腹中绵绵走痛者，是血行而气滞未尽行也，四物加木香。《准绳》按：经后腹痛为虚，明甚。若脉不数，证不显热，未可断其为热也，八珍为宜。有热，方以逍遥散主之。慎斋按：以上八条，序经行腹痛，有寒热虚实之分也。主于风冷寒湿者，经文与良甫、伯仁之论是也。主于血涩气滞者，海藏、丹溪之论是也。若经行后腹痛，是有虚无实，有寒无热矣。而丹溪则又兼热与气滞论病机，不可不审。"

《女科经纶·卷一·月经门》："戴元礼曰：经事来而腹痛，不来腹亦痛，皆血之调故也。欲调其血，先调其气，四物加香附、吴萸，或和气饮加吴萸。痛甚者，加玄胡索汤。"

二十二、《沈氏女科辑要》

清·沈尧封，刊于 1850 年

《沈氏女科辑要·卷上·辨色及病》："沈尧封曰：经前腹痛，必有所滞。气滞脉必沉，寒滞脉必紧，湿滞脉必濡，兼寒兼热，当参旁证。至若风邪由下部而入于脉中，亦能作痛，其脉乍大乍小，有时隆起。叶氏用防风、荆芥、桔梗、甘草，虚者加人参，各一钱，焙黑，取其入血分，研末酒送，神效。"

二十三、《贯唯集》

清·通意子，成书年份不详

《贯唯集·调经》："杨，女。平昔肝脾失畅，气机不调，渐延冲任两经，以致经行腹痛，趦前不准。刻诊：脉濡数而弱。急宜调理八脉，以和肝脾，俾得循行按度，方许怀麟。生地、归身、丹皮、香附、延胡、乌药、条芩、炙草、茯苓、杞子、乌贼骨、茜草、沉香、枳壳。又，大凡坤体地道失疏，每每经来不准，一有愆期，诸恙丛集，或为头晕呕恶，或为腹痛结瘕，其病不可名状。今诊脉细涩带数，舌滑无苔。阴虚而寒凝气滞也，调之非易。生地、归身、白芍、麦冬、紫石英、乌贼骨、茜草、半夏、沉香、青陈皮、玉竹、香附、延胡、炙草、竹二青、玫瑰花。"

二十四、《医学见能》

清·唐宗海，成书于 1873 年

《医学见能·卷三·妇人调经》："经前腹痛，以及行经不利者，血分有瘀滞也，宜加味香苏散。当归三钱，白芍三钱，陈皮二钱，延胡索二钱，桃仁三钱，香附三钱，苏梗三钱，柴胡二钱，丹皮三钱，甘草一钱。歌曰：经前腹痛血瘀停，归芍延胡破血灵。再入桃丹香附草，柴陈苏梗善调经。"

二十五、《医学摘粹》

清·庆云阁，成书年份不详

《医学摘粹·杂证要法·妇人科》："如经后腹痛者，缘经后血虚，肝木失荣，枯燥生风，贼伤土气，是以腹痛也，以归地芍药汤主之。"

二十六、《医法圆通》

清·郑寿全，撰于 1869 年

《医法圆通·卷二·经水行后而腹痛》："按经水行后腹痛一证，诸书皆云虚中有滞也，统以八珍汤加香附治之，亦颇近理。予思经后腹痛，必有所因。非外寒风冷之侵，必因内阳之弱，不得概以气血两虚有滞为准，又当留心审察。如系外寒风冷，必有恶风畏寒、发热身痛，仍宜发散，如桂枝汤是也。若系内阳不足，则寒从内生，必有喜揉按、热熨之情，法宜温里，如附子理中加丁香、砂仁之类。予常治经后腹痛，其人面白唇淡者，以甘草干姜汤加丁香、官桂治之，或以补血汤加安桂治之，必效。"

二十七、《张爱庐临证经验方》

清·张爱庐，成书年份不详

《张爱庐临证经验方·痛经》中提及医案："邵，痛经数年，不得孕育，经来三日前必腹痛，腹中有块凝滞，状似癥瘕伏梁之类，纳减运迟，形瘦神羸，调经诸法，医者岂曰无之，数载之中，服药亦云无间，何以漠然不应。询知闺阁之时无是痛，既嫁之后有是疾，痛之来源，良有以也。是症考古却无，曾见于《济阴纲目》中载及，姑勿道其名目，宗其意而立方，不必于平时服，俟其痛而进之，经至即止，下期再服。"

二十八、《女科切要》

清·吴本立，刊于 1773 年

《女科切要·卷一·经行腹痛》："妇人经水适行，小腹作痛者，气血涩滞也，用四乌汤。经行而腹痛者，或属虚寒，然气亦能作痛，恐有血瘀气滞，不必骤补，先用四物加陈皮、香附，次用八物汤加香附。如泻者，先止其泻，而痛自止矣。有每遇经行，辄头痛心忡，饮食减少，肌肤不润泽者，宜加减吴茱萸汤。亦有冲任虚衰，小腹有寒，月水过期，不能受孕者，大温经汤主之。有经水过而作痛者，血虚有寒也，法当温经养血，宜四物加桃仁、香附、肉桂。有经行著气，心腹腰胁疼痛者，血瘀气滞也，当顺

气消瘀，青皮、归、芍、桃仁、红花、川芎、乌药，水煎
服。有经水过期而来作痛者，血虚有热也，宜生血清热，
四物加桃仁、香附、丹皮、甘草、延胡索。有经水行后而
作痛者，气血虚而空痛也，法当调养气血，宜八珍汤加姜
枣。有经水过多，久不止而腹痛者，乃脾经血虚也，治宜
补血健脾，四物加白术、茯苓、木香、厚朴、香附、陈皮、
干姜、甘草，水煎。"

《女科切要·卷一·经水过期而来》："凡妇人女子，
月事过期而来，其说有三：有血虚者，有血寒者，有湿滞
者。血虚腹不痛，身微热，然亦有腹痛者，乃空痛也。宜
服生气补血之药，八物汤加香附。血寒者，归附丸。以脉
辨之，若浮大而无力，微濡芤细，皆虚也，沉迟弦紧，皆
寒也。王肯堂云：经水过期而至，血虚也，其色必淡，治
宜补血为主，以四物加香附、艾叶、五味、麦冬之类，倍
加当归、熟地。血淡而稠黏者，以化痰为主，二陈汤加香
附、生姜、砂仁。如经水将来而腰腹痛者，以行气为主，
宜君以木香，佐以枳壳、香附，同四物煎服。如经水止而
复腰腹痛者，以补血为主，君以熟地，佐以归、芍、参、
术、芎、苓、香附、陈皮、甘草之类。或一月两至，数日
一至者，以补血凉血为主，宜八物汤加黄连、山栀、龟板、
炒蒲黄之类。或止或来无定期者，以调气为主，君以香附，
佐以陈皮、乌药、砂仁、艾叶之类，与四物同煎服。经数
日不止者，以凉血为主，君以炒黑山栀，佐以炒蒲黄、地
榆炭、牡蛎、侧柏、香附之类。经正后，过二三四日复见
微血者，以四物汤为主，加香附、陈皮、甘草之类煎服。

然此不足为病，即不服药，亦无害也。八物汤：熟地、白芍、川芎、当归、白术、人参、广皮、半夏。"

《女科切要·卷二·血癖》："又有经水不调，小腹时痛，赤白带下，乃子宫虚寒，治宜艾附暖宫丸。亦有行时气血虚弱，血海寒冷，经水不调，心腹疼痛，带下如鱼脑，或如泔，错杂不分，信期淋漓不止，面黄肌瘦，四肢无力，头晕眼花者，宜补经汤。艾附暖宫丸：艾叶、香附（四制）、元胡、熟地、甘草。共为末，醋糊丸，如桐子大，每服八十丸，米汤下。"

二十九、《女科要旨》

清·陈修园，约成书于 1803 年

《女科要旨·卷一·调经》："盖脾者，太阴之湿土也，不得阳明燥气以调之，则寒湿盛；而阴独胜，阴道常虚，即《内经》"卑监"之旨也。胃者，阳明之燥土也，不得太阴之湿气以调之，则燥热盛；而阳独胜，阳道常实，即《内经》"敦阜"之旨也。至于用方，以四物汤加香附、茯神、炙草为主，阴胜加干姜、桂、附、吴萸及桃仁、红花之类，阳胜加知、柏、芩、连、门冬之类，平平浅浅中，亦不可废。"

三十、《医方集解》

清·汪昂，刊于 1682 年

《医方集解·和解之剂·芍药甘草汤》："治腹中不和而痛（此阴阳气血不和，肝木乘脾之故也。腹痛有寒、有热、有虚、有实、有食积、有湿痰、有死血、有虫。寒痛者，痛无增减，或兼吐利；热痛者，时痛时止，腹满坚结；实痛者，痛甚胀满，手不可按；虚痛者，按之即止；食痛者，痛甚则利，利后痛减；死血痛者，痛有常处；湿痰痛者，脉滑，痰气阻碍，不得升降；虫痛者，时作时止，面白唇红。大抵胃脘下大腹痛者，多属食积外邪；绕脐痛者，属痰火积热；脐下小腹痛者，属寒，或瘀血，或溺涩）。仲景用治误表发厥，脚挛吐逆，与干姜甘草汤以复其阳，厥愈足温者，更作此汤以和其阴，其脚即伸（酸甘相合，用补阴血。王海藏曰：稼穑作甘，甘者己也，曲直作酸，酸者甲也，甲己化土，此仲景妙方也）。白芍药、甘草（炙）各四两。脉缓伤水，加桂枝、生姜；脉洪伤金，加黄芩、大枣；脉涩伤血，加当归；脉弦伤气，加芍药；脉迟伤寒，加干姜。此足太阳、阳明药也。气血不和故腹痛，白芍酸收而苦泄，能行营气；炙草温散而甘缓，能和逆气。又痛为木盛克土（诸痛皆属肝木），白芍能泻肝，甘草能缓肝和脾也（虞天民曰：白芍不惟治血虚，大能行气，腹痛者，营气不和，逆于肉里，得白芍行其营气，又以甘草之甘缓和其逆气，此不治之治，乃所以深治之也）。"

三十一、《金匮玉函经二注》

清·周扬俊（补注），刊于1687年

《金匮玉函经二注·卷二十·妇人妊娠病脉证治》："〔衍义〕宿有癥痼内结，及至血聚成胎。而癥病发动，气淫于冲任，由是养胚之血，不得停留，遂漏不止。癥痼下迫，其胎动于脐上，故曰癥痼害也。凡成胎妊者，一月血始聚，二月始胚，三月始胎，胎成始能动。今六月动者，前三月经水利时，胎下血者，未成也。后断三月，始胚以成胎，方能动。若血下不止，而癥乘故也，必当去其癥。《内经》曰：有故无殒，亦无殒也，癥去则胎安也。桂枝、桃仁、丹皮、芍药，能去恶血，茯苓亦利腰脐间血，即是破血。然有散有缓，有收有渗。结者散以桂枝之辛。肝藏血，血蓄者肝急，缓以桃仁、丹皮之甘；阴气之发动者，收以芍药之酸；恶血既破，佐以茯苓等之淡渗，利而行之。""妊娠六月动者，前三月经水利时，胎下血者；后断三月不血也，所以血不止者，其癥不去故也。当下其癥，桂枝茯苓丸主之。桂枝茯苓丸方：桂枝、茯苓、牡丹、桃仁（去皮尖，熬）、芍药各等分。上五味，末之，炼蜜丸如兔屎大，每日食前服一丸，不知，加至三丸。〔衍义〕此复申明胎成三月而后动也，上章以经断三月而漏下不止，然胎已成，故虽漏下，而胎动于上也。此章以六月动者，以前三月经水利时而成胎，胎虽成而血时下，至后三月始断而不血，是以妊娠六月而胎始动，盖前三月因下血而胎失养。前三月与后三月之血，下不止者，以其癥不去故也。当下其癥，此丸主之。"

三十二、《辨证录》

清·陈士铎，约成书于 1687 年

《辨证录·卷之十一·调经门》："人有经水将来，三五日前，脐下疼痛，状如刀刺，寒热交作，下如黑豆汁，既而经来，因之无娠，人以为血热之故，谁知是下焦寒湿相争耶。夫寒湿之气乃邪气也，妇人有任、冲之脉，居于下焦，冲脉为血海，任脉主胞胎为血室，皆喜正气之相通，最恶邪气之相犯，经水由二经而外出。若寒湿之气弥满于二经之外，势必两相争而作疼痛矣。邪感正衰，寒气生浊，下如豆汁之黑者，见北方寒水之象也。治法利其湿而温其寒，冲、任无邪，何至搏结作痛哉。方用温脐化湿汤：白术一两，茯苓三钱，巴戟天五钱，山药五钱，扁豆三钱，白果十枚，莲子三十粒（连心用）。水煎服。然必须经未来前十日服之，四剂而邪去，经调兼可种子也。此方用白术以利腰脐，更用巴戟、白果以通任脉，再用山药、扁豆、莲子以卫冲脉，故寒湿尽去，经水自调矣。倘疑腹痛为热邪之作祟，妄用寒凉，则冲、任虚冷，血海变为冰海，血室成为冰室，毋论艰于生育，疼痛何有止日哉。"

三十三、《女科指要》

清·徐大椿，约成书于1764年

《女科指要·卷一·痛经》："月经之至如潮汐之往来，不愆其期，故谓之月经，亦谓之月信。以通阴阳，以行血气，以荣养于一身，盖血气充满，阴阳和平则经候调而形体盛，旧血不去，新血不生也。若外亏卫气之充捍而邪客于表，内乏营血之灌溉而邪着于里，邪之所凑，留而不去则血气暗伤，经候错乱。将行之际，在表则身先疼痛，在里则小腹疼痛。或蓄热或凝寒，寒者色必紫，热者色必鲜。血虚者色必淡，血瘀者多作块。然血为气配，随气而行，块血而有气滞者，阴从阳化也。至阳极似阴，紫黑亦有血热者。若夹水夹痰，经必异色。"

《女科指要·卷一·痛经·选方》："八物汤，治经行脐腹绞痛，脉弦涩者。熟地五钱，当归二钱，白芍一钱半（酒炒），川芎一钱，槟榔一钱，木香一钱，延胡索一钱半（酒炒），苦楝一钱半（酒炒）。水煎，去渣，温服。血亏气滞，夹湿热而内干冲任，故脐腹作痛，然后经行。熟地补血滋肾，当归养血荣肝，白芍敛阴以调冲任，川芎活血以通血海，槟榔破滞气于三阴，木香调诸气于六腑，苦楝泻湿热，延胡行血滞。水煎温服，使血气调和，则湿热自化而天癸自行，何脐腹绞痛之不除哉。乌药汤，治经行气滞疼痛，脉沉涩者。乌药一钱，香附二钱（炒），木香一钱，当归二钱，甘草五分。水煎，去渣，温服。经气凝滞，经血涩少，不能输化于经，故满腹作痛，然后经行焉。乌药顺九天之气，香附行厥阴之经，木香调中气，甘草缓中州，当归养血脉以濡润于经也。水煎温服，使滞化气行，则经络调和而经候如常，何气滞痛经之不除哉。"

《女科指要·卷一·痛经·脉法》"寒凝紧盛，迟细虚寒，热结瘀血或洪或数，血少夹热弦数涩芤，水停沉细，滑必痰凝，风冷脉浮，沉则气滞。经前腹痛，气血之滞。经后刺疼，血室之虚。"

《女科指要·卷一·痛经·治法》："血热者，清之凉之，血瘀者，破之利之，寒者宜温宜散，虚者宜补宜培，痰凝搜涤，水停决壅，风宜疏风理血，气宜调理肝脾。"

《女科指要·卷一·痛经·用药》："痛经在表主以趁

痛散，在里主以八物汤，血滞换赤芍，夹瘀加桃仁，血热加栀丹，血寒加姜桂，血虚四物汤，肝郁逍遥散，肾虚地黄汤。"

三十四、《女科精要》

清·冯兆张，约成书于 1702 年

《女科精要·卷一·经病门诸论》："经妇人以血为海，每因忧思忿怒郁气，气行则血行，气止则血止。忧思过度，则气结而血亦结；忿怒过度，则气逆而血亦逆。如不及期而来者，有火也，宜六味淡水，则火自平矣；不及期而来多者，本方加海螵蛸、柴胡、白芍、五味子。如半月或十日而来，且绵延不止，此属气虚，用补中汤；如过期而来者，火衰也，为寒、为虚、为郁、为痰，方加艾叶、香附、半夏；如迟而色淡，本方加桂，此其略也。其间亦有不及期而无火者，有过期而有火者。凡紫黑色者，多属火旺之甚，亦有虚寒而紫黑者；若淡白则无火明矣。然更有夹痰而淡白者，有夹湿痰带黄而浑浊者，故当兼以脉之迟数，禀之强弱辨之。""经水者，阴血也，阴必从阳，故其色红，上应于月，月满则亏，月亏则盈，其行有常，故名月经，为气之配，随气而行，气热则热，气寒则寒，气滞则滞。成块者，气之凝也；将行而痛者，气之滞也；行后作痛者，气血虚也；错经妄行者，气之乱也；色淡者，虚而有水混之也；紫者，气之热也；黑者，热甚也。""盖人之气血周流，忽因忧思忿怒所触，则郁结不行；忽遇饮冷形寒，则恶露不尽，此经候不调，不通作痛，发热之所由也。调其气而行其血，开其郁而补其虚，凉其血而清其热，气行血行，气止血止，故治血病以热药为佐，肉桂之类是也。至于大病后经闭，系属气血两虚，惟宜补脾养血，元气充复自然经通，此不治而治也。"

三十五、《张氏医通》

清·张璐，约刊于 1699 年

《张氏医通·卷十·经候》："小建中专主风木胜脾之腹痛。而妇人善怒，易动肝火，木邪乘土，多有腹痛经水妄行之疾，故以此汤主之。带下经水不利，少腹满痛，经一月再见者，土瓜根散主之，阴肿亦主之。"

三十六、《傅青主女科》

清·傅山，刊于 1827 年

《傅青主女科·调经·经水未来腹先疼痛》："妇人有经前腹疼数日，而后经水行者，其经来多是紫黑块，人以为寒极而然也，谁知是热极而火不化乎！夫肝属木，其中有火，舒则通畅，郁则不扬，经欲行而肝不应，则抑拂其气而疼生。然经满则不能内藏，而肝中之郁火焚烧，内逼经出，则其火亦因之而怒泄。其紫黑者，水火两战之象也。其成块者，火煎成形之状也。经失其为经者，正郁火内夺其权耳。治法似宜大泄肝中之火，然泄肝之火，而不解肝之郁，则热之标可去，而热之本未除也，其何能益！方用宣郁通经汤。白芍五钱（酒炒），当归五钱（酒洗），丹皮五钱，山栀子三钱（炒），白芥子二钱（炒研），柴胡一钱，香附一钱（酒炒），川郁金一钱（醋炒），黄芩一钱

（酒炒），生甘草一钱。水煎。连服四剂，下月断不先腹疼而后行经矣。此方补肝之血，而解肝之郁，利肝之气，而降肝之火，所以奏功之速。"

《傅青主女科·调经·行经后少腹疼痛》："妇人有少腹疼于行经之后者，人以为气血之虚也，谁知是肾气之涸乎！夫经水者，乃天一之真水也，满则溢而虚则闭，亦其常耳，何以虚能作疼哉？盖肾水一虚则水不能生木，而肝木必克脾土，木土相争，则气必逆，故尔作疼。治法必须以舒肝气为主，而益之以补肾之味，则水足而肝气益安，肝气安而逆气自顺，又何疼痛之有哉！方用调肝汤。山药五钱（炒），阿胶三钱（白面炒），当归三钱（酒洗），白芍三钱（酒炒），山萸肉三钱（蒸熟），巴戟一钱（盐水浸），甘草一钱。水煎服。此方平调肝气，既能转逆气，又善止郁疼。经后之症，以此方调理最佳。不特治经后腹疼之症也。"

《傅青主女科·正产·正产败血攻心晕狂》："生化汤：当归（酒洗）一两一钱，川芎三钱，桃仁（研）钱半，荆芥穗（炒炭）一钱，丹皮钱半。服四剂妙。"

《傅青主女科·调经·经水将来脐下先疼痛》："妇人有经水将来三五日前而脐下作疼，状如刀刺者，或寒热交作，所下如黑豆汁，人莫不以为血热之极，谁知是下焦寒湿相争之故乎！夫寒湿乃邪气也。妇人有冲任之脉，居于下焦，冲为血海，任主胞胎，为血室，均喜正气相通，最恶邪气相犯。经水由二经而外出，而寒湿满二经而内乱，两相争而作疼痛，邪愈盛而正气日衰。寒气生浊，而下如豆汁之黑者，见北方寒水之象也。治法利其湿而温其寒，使冲任无邪气之乱，脐下自无疼痛之疾矣。方用温脐化湿汤。白术一两（土炒），白茯苓三钱，山药五钱（炒），巴戟肉五钱（盐水浸），扁豆（炒、捣）三钱，白果十枚（捣碎），建莲子三十枚（不去心）。水煎服。然必须经未来前十日服之。四剂而邪气去，经水调，兼可种子。此方君白术以利腰脐之气，用巴戟、白果以通任脉，扁豆、山药、莲子以卫冲脉，所以寒湿扫除而经水自调，可受妊矣。倘疑腹疼为热疾，妄用寒凉，则冲任虚冷，血海变为冰海，血室反成冰室，无论难于生育，而疼痛之止，又安有日哉！"

三十七、《女科指掌》

清·叶其蓁，刊于 1724 年

《女科指掌·卷之一·经病疼痛》："【歌】临病疼痛有多般，不识根源治便难，未至先疼因实积，去空觉痛是虚寒，复庵治血先调气，产宝临经莫嗜酸，气滞风寒兼血涩，更参脉证下汤丸。【论】经水者，行血气，通阴阳，以荣于身者也。若外亏卫气充养，内乏荣血灌溉，而被风寒劳役，经候欲行先身痛也。其或风冷客于胞中，而动冲任之脉，故腹痛也。【脉】沉紧细动皆主腹痛，阳弦头痛，阴弦腹痛，肝脉若弦月水不利，腰腹疼痛，月水不通，绕脐寒疝痛。其脉沉紧，此由血积不散，为气所冲，新血与故血相搏故痛。腹痛：腹痛虽云冲任伤，须分气血与阴阳，风寒湿热参虚实，看脉推源用古方。风冷：经来冲任伤风冷，

腹内绵绵痛不停，足冷脉迟频欲呕，桂枝桃核及温经。温
经汤。寒湿：经水如同豆汁形，腹中疗痛不安宁，胫浮两
尺皆沉细，四物汤煎合五苓。血涩：临经先有腹中疼，血
涩因而即不行，渐渐痛来移趋下，调荣顺气可和平。八物
汤。气滞：气滞胞门经不通，腹中疼痛往来攻，脉沉走注
牵腰胁，抑气延胡大有功。食积：妇女炎天临月经，误伤
生冷忽然停，后来欲至先疼痛，琥珀延胡及胡苓。小琥珀
散。虚痛：经来腰腹痛悠悠，过后缘何反不休，脉弱痛绵
手可按，必然血少是根由。八珍汤加延胡、香附、炮姜。
实痛：痛阵攻冲血不行，按之破满手难迎，便知里实宣通
好，气血流行痛自平。瓦垄子丸、玉烛散。"

三十八、《金匮要略心典》

清·尤怡，撰于 1729 年

《金匮要略心典·卷中·腹满寒疝宿食病脉证治》：
"趺阳脉微弦，法当腹满，不满者必下部闭塞，大便难，两
胠（一云脚）疼痛，此虚寒从下上也，当以温药服之。病
者腹满，按之不痛为虚，痛者为实，可下之。舌黄未下者，
下之黄自去。腹满时减，减复如故，此为寒，当与温药。"
"三条：腹满时减，复如故，此为寒，当与温药。腹满不
减，固为热实。即或少减，亦有胃气渐复，而其热实之满，
亦渐次消下者，故犹不得直断为寒也。惟时减而复如故，
则知人身之微阳有起伏。阳起则如阴晦欲霁，太阳一照，
而山岚海氛有卷藏之象，故其满时减。阳伏则又如方晴复
晦，阴云郁蒸，故其满复如故。此非寒气上冲之满而何，

是当与辛甘之温药，益阳光以消阴气矣。此又申明首条宜温之诊法。"

《金匮要略心典·卷下·妇人杂病脉证并治》："妇人年五十所，天癸已断而病下利，似非因经所致矣。不知少腹旧有积血，欲行而未得遽行，欲止而不能竟止，于是下利窘急，至数十日不止。暮即发热者，血结在阴；阳气至暮，不得入于阴，而反浮于外也。少腹里急腹满者，血积不行，亦阴寒在下也。手掌烦热，病在阴，掌亦阴也。唇口干燥，血内瘀者，不外荣也。此为瘀血作利，不必治利，但去其瘀而利自止。吴茱萸、桂枝、丹皮入血散寒而行其瘀；芎、归、芍药、麦冬、阿胶以生新血，人参、甘草、姜、夏以正脾气。盖瘀久者营必衰，下多者脾必伤也。"
"妇人腹中诸疾痛，当归芍药散主之。妇人以血为主，而血以中气为主。中气者，土气也。土燥不生物，土湿亦不生物。芎、归、芍药滋其血，苓、术、泽泻治其湿，燥湿得宜，而土能生物，疾痛并蠲矣""带下，经水不利，少腹满痛，经一月再见者，土瓜根散主之。土瓜根散方：土瓜根、桂枝、芍药、䗪虫各三分，上四味，杵为散，每服方寸匕，日三服。阴㿗肿亦主之。此即上条之初症也。带下，亦指赤带，详已见。经水不利，因经脉之血，止有脾胃一路上供，而肝脏之血，陆续漏下。以致经脉之气血亏浅，故至期之经水不畅利也。少腹满痛者，血瘀气滞之应也。经一月再见，又承带下而言。盖谓带下一症，又致各经经气上虚，因而不能包护，以至一月再见者。二者耽延日久，俱成上条利下等症，故宜即主此以愈之，无使渐成温经汤之候也。芍药，下引而入血分；蟅虫，阴性而行血结；桂枝，辛以散之，温以行之。合三味而去瘀之功用全矣。土瓜根，为蔓引之本，其性上行。盖蔓引则走经脉，上行则托住肝脏之血，而使上充十二经脉之义也。以其为上条之初症，阴血未伤，故于温经汤，则少用归芎胶麦。阳气未寒，故于温经汤又少用参姜吴茱萸者。此也，夫瘀去而肝血得从血室以归经脉，故带下除，而少腹之满痛亦止。经脉气充，而下伏于血室者有势，故经水自利。又血上滋而气自裕，则包护有力而尤能提挈，故一月再见者亦愈矣。血下瘀，则阴癫；气下郁，则阴肿。本方为行血提气之药。故亦主之。""妇人腹中痛，小建中汤主之。上条为中下二焦，阴血不足之痛；此条为上中二焦，阳气不足之痛。盖天气寒，则不能照耀，故腹中作阴沁之痛。天气虚，则不能传送，而作积聚之痛。小建中汤，温膈而并填其气，膈气上温，则阳热下嘘，而阴沁之痛可除。膈气上裕，则鼓弩下逼，而积聚之痛亦愈，故主之。汤义别详。""间曰：妇人年五十所病下利，数十日不止，暮即发热，少腹里急，腹满。手掌烦热，唇口干燥，何也？师曰：此病属带下。何以故？曾经半产，瘀血在少腹不去。何以知之？其症唇口干燥，故知之。当以温经汤主之。温经汤方：人参、当归、芎、芍药、牡丹皮、阿胶各二两，麦冬一升（去心），吴茱萸、桂枝各二两，半夏半升，甘草、生姜各二两。上十二味，以水一斗，煮取三升，分温三服。亦主妇人少腹寒，久不受胎，兼取崩中去血，或月水来过多，及至期不来。"

三十九、《医学心悟》

清·程国彭，撰于 1732 年

《医学心悟·卷三·腹痛·芍药甘草汤》："止腹痛如神。白芍药（酒炒）三钱，甘草（炙）一钱五分。水煎服。脉迟为寒，加干姜；脉洪为热，加黄连；脉缓为湿，加苍术、生姜；脉涩伤血，加当归；脉弦伤气，加芍药。"

四十、《刺灸心法要诀》

清·吴谦等，约刊于 1742 年

《刺灸心法要诀·卷七·足部主病针灸要穴歌》："曲泉癫疝阴股痛，足膝胫冷久失精，兼治女子阴挺痒，少腹冷痛血瘕癥。【注】曲泉穴，主治癫疝，阴股痛，男子失精，膝胫冷痛，及女子阴挺出，少腹疼痛，阴痒，血瘕等证。针六分，留七呼，灸三壮。"

四十一、《四圣心源》

清·黄元御，撰于 1753 年

《四圣心源·卷十·妇人解·经行腹痛》："经行腹痛，肝气郁塞而刑脾也。缘其水土湿寒，乙木抑遏，血脉凝涩不畅。月满血盈，经水不利，木气壅迫，疏泄莫遂，郁勃冲突，克伤脾脏，是以腹痛。中气不运，胃气上逆，则见恶心呕吐之证。血下以后，经脉疏通，木气松和，是以痛止，此多绝产不生。温燥水土，通经达木，经调痛去，然后怀子。其痛在经后者，血虚肝燥，风木克土也。以经后血虚，肝木失荣，枯燥生风，贼伤上气，是以痛作也。"

四十二、《长沙药解》

清·黄元御，撰于 1753 年

《长沙药解》卷一："凡女子经行腹痛，陷漏紫黑，失妊伤胎，久不产育者，皆缘肝脾之阳虚，血海之寒凝也，悉宜干姜，补温气而暖血海。"

四十三、《女科秘要》

清·静光禅师，约刊于 1771 年

《女科秘要·卷四·经后腹痛症》："此虚中有滞，宜八物汤。加木香、香附、青皮、姜枣引，食前服。"

四十四、《妇科玉尺》

清·沈金鳌，成书于 1775 年

《妇科玉尺·卷一·月经》："至如痛经一症，乃将行经而少腹腰腿俱痛。此瘀血，当于临经时血热气滞也，宜以通利活血药调之。经病大端，不过如是，而其详则有可举者。""经行后作痛者，气血虚也，宜八珍汤。""脉法，《脉经》曰：左手关上脉阴虚者，足厥阴经也。妇人病苦月经不利，腰腹痛，肝脉沉之而急，浮之亦然。女人月事不来，时亡时有，得之少时有所坠堕，尺脉滑，血气实。妇人经脉不利，宜服大黄朴硝汤，下去经血，针关元泻之。少阴脉弱而微，微则少血，寸口脉浮而弱，浮则为虚，弱则无血，脉来如琴弦，少腹痛，主月不利，孔窍生疮。尺脉来而断续者，月水不利，当患小腹引腰痛，气滞上攻胸臆也。经不通，绕脐寒疝痛，其脉沉紧，此由寒气客于血室，血凝积血为气所冲，新血与故血相搏，故痛。肾脉微涩，为不月。李梴曰：浮涩胁伤经不利。浮绝精伤与经闭。又曰：经病前后，脉软如常，寸关虽调，尺绝痛肠，沉缓下弱，来多要防。微虚不利，间月何妨。浮沉一止，或微迟涩，居经三月。气血不别，三月以上。经闭难当，心脾病发，关伏寸浮，心事不足，左寸沉结。又曰：肾脉沉微，气虚也，女子崩带，经脉不调。”“张从政曰：经来腹痛，由风冷客于胞络冲任，或伤手太阳少阴经，用温经汤、桂枝桃仁汤。若忧思气郁而血滞，桂枝桃仁汤、地黄通经丸。若血结成块，万病丸。刘完素曰：气冲经脉，月事频并，脐下痛，芍药六合汤。若经欲来，脐腹绞痛，八物汤。朱震亨曰：经候过而作痛者，乃虚中有热也。经将来作疼者，血实也，四物加桃仁、黄连、香附。临行腰疼腹痛，乃郁滞有瘀血，四物加红花、桃仁、蓬术、延胡、木香、香附。发热加黄芩、柴胡。紫色成块者热也，四物加黄连、柴胡。经行微少，或胀或疼，四肢痛，四物加延胡、没药、白芷为末，淡醋汤下。经不调，心腹疼痛，只用芎、归二味，名君臣散。经欲行，脐腹绞痛，四物加延胡、槟榔、苦楝、木香减半。又曰：月候不调之中，有兼疼痛者，或常时痛，或经前痛，血积也；或经后痛，血虚也；有兼发热者，或常时热积也，或经来时热，血虚有热也。王肯堂曰：仲景治带下，月水不利，小腹满痛，经一月再见者，土瓜根散主之。此散乃破坚下血之剂。观此则经不及期，有因瘀血者矣。前论所未及也，然欲知瘀血，须以小腹满痛为凭。又曰：经水者，行气血，通阴阳，以荣于身者也。或外亏卫气之充养，内乏荣血之灌溉，血气不足，经候欲行，身体先痛也。张介宾曰：凡经期有气逆作痛，全滞而不虚者，须顺气，宜调经饮。甚者，排气饮。气血俱滞，失笑散。若寒滞于经，或因外寒所逆，或平日不慎寒凉，致凝聚作痛，而无虚者，须祛寒，宜调经饮加姜、桂、吴萸，或和胃饮。若血热血燥，滞涩不行作痛，加味四物汤，或保阴煎去续断加减。以上诸症，但察其有滞无虚，方是真实。若兼虚，不得任行克伐；若痛在经后，多由血虚，八珍汤。然必察其寒热虚实以为佐使，自效。其有余滞未行者，决津煎最妙。若但遇经期，则必作痛，或食则呕吐，肢体困倦，或兼寒热，是必素禀不足，八珍汤。虚而寒甚者，理阴煎渐加培补。久必愈，有因带浊多而虚痛者，大营煎，随寒热加佐使主之。"

四十五、《罗氏会约医镜》

清·罗国纲，刊于 1789 年

《罗氏会约医镜·卷十四·妇科（上）·经脉门·论经期腹痛》："经行腹痛，证有虚实。实者，有因寒滞、热滞，有因血滞、气滞。虚者，有因气虚，有因血虚。然实者，痛于未行之前，经通而痛自减。虚者，痛于既行之后，血去而痛益甚。大都可按者为虚，拒按者为实。或实中有虚，虚中有实，此非言所能悉，当于形气脉息，兼而辨之可也。调经饮，治经血阻滞，气逆不调，多痛而实者。当归三钱，怀牛膝二钱，香附（酒炒）一钱，元胡（炒）一钱，山楂钱半，茯苓钱半，陈皮（去白）一钱。水煎，加酒服。如伤生冷而寒滞者，加肉桂、吴茱萸之类。如兼胀闷者，加厚朴，或砂仁亦可。如气滞，加乌药。如痛在小腹者，加小茴。"

四十六、《彤园妇科》

清·郑玉坛，撰于 1795 年

《彤园妇科·卷一·经行腹痛》："经后腹痛，气血虚也。经前腹痛，属气血凝滞。因气滞血者多胀满，因血滞气者多疼痛。又当审其凝滞作胀痛之故，分寒热虚实治之。"

四十七、《古方汇精》

清·爱虚老人，刊于 1804 年

《古方汇精·卷三·荞脂丸》："凡闺女在室行经，并无疼痛。及出嫁后，忽患痛经，渐至滋蔓，服药罔效。此乃少年新娘，男女不知禁忌，或经将来时，或行经未净，遂尔交媾，震动血海之络，损及冲任，以致瘀滞凝结。每致行经，断难流畅，是以作疼。名曰逆经痛。"

四十八、《辨证奇闻》

清·陈士铎，约成书于 1823 年

《辨证奇闻·卷十一·调经》："经前疼痛，多紫黑块，人谓热极，谁知郁极，火不能化乎。肝火郁则不扬，经欲行，肝气不应，则抑其气而痛。然经满则不能内藏，肝火焚烧，内逼经出，火亦随而怒泄。紫黑者，水火两战之象；成块者，火煎成形之状。经失其为经，正郁火内夺其权也。似宜大泄肝火。然泄肝火，不解肝郁，则标去本未除。""经后小腹作痛，人谓气血虚，谁知是肾气涸乎。经，天一水也。满则溢，空则虚，何虚能作痛？盖肾水虚，则不能生肝。肝必下克脾土，土木相争，气逆故作痛。须舒肝气，益补肾药，水足肝气益定。"

四十九、《医林改错》

清·王清任，撰于 1830 年

《医林改错·卷上·膈下逐瘀汤所治症目·膈下逐瘀汤》："灵脂二钱（炒），当归三钱，川芎二钱，桃仁三钱（研泥），丹皮二钱，赤芍二钱，乌药二钱，元胡一钱，甘草三钱，香附钱半，红花三钱，枳壳钱半。水煎服。方歌：膈下逐瘀桃牡丹，赤芍乌药元胡甘，归芎灵脂红花壳，香附开郁血亦安。"

《医林改错·卷上·膈下逐瘀汤所治症目·痛不移处》："凡肚腹疼痛，总不移动，是血瘀，用此方治之极效。"

《医林改错·卷上·膈下逐瘀汤所治症目·积块》："血府，血之根本，瘀则殒命。肚腹血瘀，不发烧。肚腹，血之梢末，虽瘀不致伤生。无论积聚成块，在左肋、右肋、脐左、脐右、脐上、脐下，或按之跳动，皆以此方治之，无不应手取效。病轻者少服，病重者多服，总是病去药止，不可多服。倘病人气弱，不任克消，原方加党参三五钱皆可，不必拘泥。"

《医林改错·卷上·血府逐瘀汤所治症目·血府逐瘀汤》："当归三钱，生地三钱，桃仁四钱，红花三钱，枳壳二钱，赤芍二钱，柴胡一钱，甘草一钱，桔梗一钱半，川芎一钱半，牛膝三钱。水煎服。方歌：血府当归生地桃，红花甘草壳赤芍，柴胡芎桔牛膝等，血化下行不作劳。"

《医林改错·卷下·少腹逐瘀汤说》："此方治少腹积块疼痛，或有积块不疼痛，或疼痛而无积块，或少腹胀满，或经血见时，先腰酸少腹胀，或经血一月见三五次，接连不断，断而又来，其色或黯，或黑，或块，或崩漏，兼少腹疼痛，或粉红兼白带，皆能治之，效不可尽述。"

《医林改错·卷下·少腹逐瘀汤说》："小茴香七粒（炒），干姜二分（炒），元胡一钱，没药二钱（研），当归三钱，川芎一钱，官桂一钱，赤芍二钱，蒲黄三钱（生），灵脂二钱（炒）。水煎服。方歌：少腹茴香与炒姜，元胡灵脂没芎当，蒲黄官桂赤芍药，种子安胎第一方。"

五十、《类证治裁》

清·林佩琴，约成书于 1851 年

《类证治裁·卷之八·调经论治》："妇科首重孕育，孕育先在调经。""若七情内损，六淫外侵，兼之饮食劳倦，致脾胃日亏，化源日薄，冲任日衰，神色日夺，所重尤在调肝。盖妇女善郁，木失条畅，枝时萎悴，肝不藏血，经之所由不调也。然不调之中，有先期，有后期，有错乱，有痛经，有倒经，有居经，有淋漓不断，有枯闭不通。经不准，必不受孕，然参前数日受孕者首之。当经行，食禁生冷，药忌寒凉，以血得寒则凝涩不行，不慎禁忌，则腹痛瘕泄，亦致不调。""至于经期前后腹痛，虚实悬殊，经未行而先痛者，血为气滞，经通则痛自除。经已行而犹痛者，冲脉本虚，血去则痛益甚。滞者理其气，温而行之；虚者培其营，峻以填之。设淋漓不止，必固以摄之。亦有腹愈痛经愈多，至痛欲死者，系火搏于血。治宜行血，如芎、归等；敛血，如芩、芍等；理脾，如苓、术等。"

五十一、《神灸经纶》

清·吴亦鼎，刊于 1851 年

《神灸经纶·卷之四·妇科症治》："血结月事不调：气海、中极、照海。""癥瘕：胃俞、脾俞、气海、天枢、行间、三焦俞、肾俞、子宫、子户、中极、会阴、复溜。"

五十二、《医原》

清·石寿棠，刊于 1861 年

《医原·卷下·女科论》："血虚者，湿热混入营分，每成痛经。平日时行黄水，黏浊而热，黏着皮肤则痒，临期腹痛，由肩背下抵腰足，无不酸痛，四肢乏力，皮里发热，血色紫黑晦暗。湿热瘀浊下行，如烂鱼肠样，腥秽异常，行后又多黄水，若湿热瘀浊不下则腹痛更甚。法宜于养血剂中，佐辛润以通之，参苦辛以化之。苦多辛多，尤必因其人之热重、湿重用之，乃可获效。若久久不治，则湿热瘀浊凝聚成块。其初聚而未结，营气尚往来于其间，以故推揉有声，按之觉痛，古谓气聚为瘕，聚散不定，即此类也。"

五十三、《医方论》

清·费伯雄，刊于1865年

《医方论·卷二·和解之剂·芍药甘草汤》："白芍药、甘草（炙）各四两。不通则痛。腹中不和，气逆而有浊阴，此但用甘酸化阴之法，而逆气自消，亦高明柔克之义。"

五十四、《验方新编》

清·鲍相璈，辑于1846年

《验方新编·卷九·妇科调经门·经后腹痛》："凡经水过后腹中痛者，此虚中有滞也。用加减八物汤：台党、白术、香附（醋炒）、茯苓、归身、川芎、白芍、生地各一钱，炙草、木香各五分，青皮七分。姜、枣引，水煎服。"

《验方新编·卷二十·妇科调经门·经行气血作痛》："论其症，经来一半，血未曾尽，腹中作痛，或变发潮热，或有不热，须破其余血，热止痛安，宜用红花散。红花散：枳壳六分，红花一钱（炒），牛膝、当归、苏木、赤芍、三棱、莪术各八分，川芎五分。水煎，空心服。"

《验方新编·卷二十·妇科调经门·经尽作痛》："此症手足麻痹，乃腹中虚冷，气血衰乏，用人参四物汤治之。人参四物汤：人参、白芍各一钱，当归两钱，川芎八分，姜三片，枣三个，水煎服即愈。"

五十五、《脉义简摩》

清·周学海，成书于 1891 年

《脉义简摩·卷七·经月不调杂病脉证》："经行腹痛，证有虚实。实者，或因寒滞，或因血滞，或因气滞，或因热滞。虚者，有因血虚，有因气虚。然实痛者，多痛于未行之前，经通而痛自减。虚痛者，多痛于既行之后，血去而痛未止，或痛益甚。大都可按可揉者为虚，亦为热。拒按拒揉者为实，亦为寒。有滞无滞于此可察。但实中有虚，虚中有实，全虚全实不多见也，当于形气禀质兼而辨之。"

五十六、《竹泉生女科集要》

民国·彭逊，成书年份不详

《竹泉生女科集要·天癸确论·调经》："妇人有每月必先腹痛数日，而后经水始行者，其色多紫黑而成块。此肾虚火炽而肝郁所致也。涸水为火所煎熬，成紫黑之块，肝郁失疏泄之令，故滞而作痛也。痛甚者，至于辗转呼号，俗谓之痛经。傅氏两地汤加味治之。酒炒生地、地骨皮、元参、丹参、石决明、夏枯草、酒炒白芍、麦冬肉、阿胶、象贝、细青皮。"

第九章　痛经现代文献汇编

第一节　病名现代文献汇编

（1）古医籍中对痛经的认识及证治［安徽中医学院学报，2011，30（5）：13］

本文为综述，作者归纳了古籍中对痛经的认识及证治。痛经这一妇科常见病症，最早作为月经不调的伴随症状，到清代最终独立成为一种疾病；病因从最初的风寒外邪，发展到明清时期的多种内外因，病机主要是气血壅滞不通和气血亏虚不荣；治疗方面，从汉唐时期就形成了辨证治疗与通治方治疗两种思路，宋金元时期通治方有了较大的发展，而明清时期辨证治疗则成为主流。

（2）中西医结合规范中医病名诊断［江苏中医药，2003，24（5）：51］

本文作者通过回顾性调查分析，认为对病名诊断可以采取这样几种方法：第一，中西医认识相同的，可直接沿用，如霍乱、痢疾等；第二，中医沿用日久，约定俗成，有社会基础，有明确内涵的可以保留，如疰夏、落枕等；第三，当今发病率较高，古人论述较少的可以创定新病名，如痴呆病等；第四，直接沿用西医病名，如肝癌、肺癌等。中医病名规范化，不仅可以方便临床使用，而且还可以起到普及推广作用，促进中西医的相互学习及交流，有利于向群众普及中医知识。从长远看，中医药以其自身特有的优势将日益为世界所接受，应该有一个规范统一的有科学依据的病名诊断标准，使中医的诊疗体系与世界医学有更多的共同语言。

（3）古代妇产科疾病史研究给予今天的启示［中国中医基础医学杂志，2000，6（7）：69］

从中国古代妇产科疾病史中可以看出，病名规范是学科发展水平的体现，也是学科发展的需要，关键是严格掌握适当的取舍标准。古典医籍所体现的疾病诊断指标的确立及丰满活泼的多途径诊疗法，值得我们进一步发掘、借鉴与应用。

（4）中医病名定义规范化探讨［陕西中医，1998，18（2）：64］

本文通过分析中医病名定义现状及其内涵、外延存在的问题，提出科学的病名定义的基本要求，列举几种病名定义的内容及形式，指出其意义关乎中医诊断理论及中医学术进步。

（5）中医病名规范初探［陕西中医学院学报，1999，22（2）：9］

中医病名规范具有重要的学术与实践意义，是中医学现代化的必由之路。由于病名规范涉及问题多、研究难度大，本文在阐明疾病概念、病名规范意义的基础上，提出当前病名规范应当重视疾病命名方法的研究、具体疾病名的思路，以及运用计算机加快病名规范进程。

第二节　病因病机现代文献汇编

（1）1800 名女大学生痛经影响因素调查分析［天津中医药，2009，26（5）：367］

本文采用问卷调查的形式，运用整群、分层、随机抽样的方法，对天津地区 5 所高校 1800 名女大学生进行流行病学调查。结果提示：①原发性痛经的总发病率为 77.94%。②初潮年龄越大，痛经发病率越低。③影响痛经发生的单因素为平素喜冷饮冷食、暴饮暴食，爱生气，怕冷，小腹疼痛，经期喜冷饮冷食，经期适量体育运动，母亲痛经，居室潮湿。④影响痛经的组合因素为运动、遗传、相关症状、性生活。从而得出结论：原发性痛经在女大学生中有较高的发生率，各种不良的生物因素、社会因素均可使痛经发病率增高。

（2）女大学生痛经状况调查及影响因素分析［赣南医学院学报，2011，31（3）：463］

本文采用整群随机问卷法对赣州某高校的 1300 名女生进行了流行病学调查。结果：女大学生中发生率较高，为 74.3%；初潮年龄越大痛经发生率越低，痛经者中个人不当的饮食习惯和经期受冷占 77%，缺少锻炼者痛经率高，母亲痛经的女大学生痛经者占 69.1%。从而得出结论：女大学生中原发性痛经发生率较高，与痛经相关的因素有自身不良习惯、心理因素、社会因素等。

（3）原发性痛经易感体质的调查研究［世界中西医结合杂志，2011，6（4）：322］

本文调查在校女大学生 100 例，均未婚，妇科 B 超检查均无异常。年龄最小者 19 岁，最大者 25 岁，平均年龄（21.69±1.59）岁；患有原发性痛经者 37 例，占调查人数的 37%；病程最短者 14 个月，最长者 9 年，平均病程（4.02±1.87）年。结果提示：女大学生平和质居多，占 41%，其次为气郁质、气虚质、瘀血质。气郁体质原发性痛经发病率为 76.47%，瘀血体质发病率为 63.64%，两者分别与其他体质发病率 23.61% 比较，差异均有统计学意义（$P < 0.01$）。说明原发性痛经发病与体质类型密切相关，气郁质、瘀血质为原发性痛经的易感体质。

（4）大学女生中医体质与原发性痛经的相关性研究［中医药导报，2011，17（1）：27］

本文以广州市某医科大学某学院在读本科女生共 600 名作为调查对象，使用"中医体质量表"及本课题组编制的"痛经量表"，由调查员在体检时进行现场调查，问卷当场收回。依据体检报告排除患有各种器质性病变者后进行统计分析。结果：医科院校学生原发性痛经总体现患率为 73.71%；痛经人群中偏颇体质、复合体质者明显多于非痛经人群，两者有显著差异；原发性痛经与气郁质有显著相关性；原发性痛经与相关因素的回归分析发现，不良情绪、家族史与原发性痛经呈正相关，与锻炼身体、初潮年龄负相关。结论：气郁质对原发性痛经有显著性影响；偏颇体质、复合体质者更易出现痛经，不良情绪、家族史可能为原发性痛经的危险因素；锻炼身体、初潮年龄可能为原发性痛经的保护因素。

（5）温经法配合情志调理治疗青春期痛经的临床研究［内蒙古中医药，2009（8）：10］

本文作者对 600 名青春期女生原发性痛经程度及情绪进行问卷调查。药物治疗采用温经止痛汤，处方：桂枝 6 ~ 10g，白芍 8 ~ 12g，甘草 4 ~ 8g，吴茱萸 3 ~ 5g，延胡索 6 ~ 10g，全当归 10g，小茴香 6g，党参 10g，香附 6g。随证加减，并定期进行心理疏导。结果提示：轻、中、重度的原发性痛经中，重度痛经者 197 人，占 32.8%，有焦虑、烦躁等不良情绪者 310 人，占 51.6%。从而得出结论：痛经与情绪相关，温经法配合情志调理治疗青春期痛经能明显减轻症状。

（6）女大学生痛经相关回归分析及干预研究［广东医学，2011，32（21）：2841］

本文作者对广东某高校 1201 名本科在读女生采取随机整群分层抽样法，使用自编"高校女生痛经情况及其影响因素调查表"进行调查。结果：有效问卷 1140 份，原发性痛经的发生率为 83.77%（955/1140），其中，轻度者占 75.29%，中度者占 18.95%，重度者占 5.76%。情绪、态度、睡眠和压力因素对痛经发生率有显著影响（$P <$

0.01），睡眠、态度和情绪因素对痛经的疼痛程度有显著影响（$P < 0.01$）；痛经发生率及痛经的疼痛程度与生活满意度呈显著负相关（$r = 0.090$，-0.120；$P < 0.01$）。结论：女大学生痛经发生率呈显著上升趋势，行为方式和思维模式对痛经发生率及疼痛程度有重要影响，应加强大学痛经女生的心理行为干预。

（7）原发性痛经与心理因素的关系［中国当代医药，2009，16（9）：140］

本文选取 100 例原发性痛经患者，首先进行必要的卫生常识宣传和教育，消除焦虑和恐惧，以适当的安慰解除紧张心理，提出一般性的处理方法，如休息、热敷下腹部等。疼痛剧烈且经上述一般处理无缓解时，为防止剧痛引起休克等严重事件，给予山莨菪碱肌注等措施缓解疼痛。结果提示：经上述方法治疗后，疼痛全部缓解。最后得出结论：心理干预能缓解痛经的程度。

（8）青春期原发性痛经与情绪、个性关系研究［中国行为医学科学，2000，9（5）：343］

本文采用流调抑郁自评量表、焦虑自评量表、艾森克个性问卷（成人／儿童）对 732 例女中学生进行调查。结果提示：原发性痛经的发生率为 61.3%，其中，轻、中、重度痛经分别为 61.8%、13.6%、24.6%。痛经组 CES - D 均分为 14.21 ± 8.06，可疑抑郁和抑郁的发生率分别为 18.3%、21.2%，高于对照组（$P < 0.05$）。SAS 均分痛经组为 33.63 ± 7.82，高于对照组（$P < 0.05$）；焦虑发生率高于对照组（分别为 12.3% 和 7.8%，$P < 0.05$）。与健康

对照相比，原发性痛经患者的个性多为神经过敏和神精质。结论：对原发性痛经的治疗应从心理治疗开始，同时辅以药物治疗，以促进良性循环。

（9）PON1 和 PON2 基因遗传多态性与原发性痛经间关系［疾病控制杂志，2004，4（2）：129］

本研究收集了某纺织厂 499 名新婚女工的资料，采用 Logistic 回归分析对氧磷 1（PON1）和对氧磷 2（PON2）两基因遗传多态性与原发性痛经的关系。结果提示：在未调整环境影响因素下，PON1 Arg192Gln/Gln192Gln 基因型可明显增加痛经危险度，而 PON2 Ala148Ala 基因型虽对痛经有增强趋势，但无统计学意义。调整潜在影响因素后，PON1 Arg192Gln/Gln192Gln 基因型仍显示增加痛经危险度，而 PON2 Ala148Ala 基因型虽显示有增强痛经趋势，但仍无统计学意义。分析：PON1 和 PON2 基因间交互作用结果显示，同时存在 PON1 Arg192Gln/Gln192Gln 和 PON2 Ala148Ala 基因型时，可明显增加原发性痛经危险度，但显示出的基本上仍然是 PON1 的影响。结论：原发性痛经与 PON1 基因遗传多态性相关。

（10）杨宗孟教授治疗痛经证经验［长春中医学院学报，2005，21（3）：8］

杨老认为，少年女子之痛经，因其肾气未充，精血不足，治宜调理冲任、培补精血；成年女子之痛经，多因阴血亏虚，耗损肾气，常有血瘀而致痛，故治宜补养阴血、顾护肾气、保养肾精，兼以活血化瘀、消癥散结。在用药上，杨老常根据妇人之身有余于气，不足于血的特点，慎用大辛大热、大苦大寒之品。同时，在审因辨证的基础上随证加减，临床上取得一定的疗效。

（11）从瘀论治原发性痛经［辽宁中医药大学学报，2008，10（4）：53］

本文从气滞血瘀、寒凝血瘀、气血虚弱、肾气亏损4个方面论述了瘀血生成导致痛经的理论见解及相应的治疗方案。提出在灵活运用辨证论治的基础上，对各种证型的痛经，根据"通因通用"的治则，运用活血化瘀治法，或加入活血化瘀的药物，疗效会更显著。

（12）当归芍药散对痛经患者血液流变性及 $PGF_{2\alpha}$ 水平的影响［中西医结合杂志，1990，10（7）：410］

该项研究设立正常组10例（健康人），在月经期第二天采血及收集经血，用于检测血液流变学指标和血浆、经血 $PGF_{2\alpha}$ 含量，将测出的数据作为月经期妇女上述指标的正常值。设立对照组20例，采用田七痛经胶囊进行治疗（方由田七、川芎、延胡索、木香、小茴香、冰片等药组成）；设立观察组20例，采用当归芍药散（由当归、芍药、川芎、茯苓、白术、泽泻组成）进行治疗。均分别于受试前月经期第2天采血及收集经血1次，治疗的第4个月经周期的月经期第2天采血及收集经血复查，检测血浆 $PGF_{2\alpha}$、经血 $PGF_{2\alpha}$ 含量。结果表明：痛经患者的血液流变性异常；血浆 $PGF_{2\alpha}$、经血 $PGF_{2\alpha}$ 含量异常升高的血液流变学指标、血浆 $PGF_{2\alpha}$、经血 $PGF_{2\alpha}$ 得到明显改善。结论：当归芍药散对这些异常指标的改善幅度显著大于田七痛经胶囊。

（13）粤西高校女大学生原发性痛经相关因素的调查分析［临床护理杂志，2009，8（1）：12］

作者随机抽取无妇科器质性病变的本校女大学生1076人，通过问卷调查方式对引起原发性痛经的相关因素进行统计分析。结果：本校女大学生原发性痛经发生率高达60.22%。其相关因素主要是凉水浴、经期紧张焦虑和劳累，分别占原发性痛经患者的48.92%、33.02%和14.66%。结论：经期凉水浴是本校女生原发性痛经最主要的相关因素，应加强大学生经期健康教育。

（14）济宁医学院女生痛经状况及影响因素调查分析［济宁医学院学报，2011，34（6）：447］

作者为了解我校女生痛经状况及影响因素，采用自行设计的调查表从我校女生中随机选取350名女生进行调查。结果：我校女生痛经的发病率是58%，经期喜食用辣食冷食、沾湿受冷、食用含咖啡因的食物等因素会诱发或加重痛经；痛经女生比非痛经女生在经期更易产生烦躁情绪，且程度更深。结论：我校女生痛经的发病率较高，经期的不良饮食习惯可诱发或加重痛经。

（15）冷藏加工间未婚女工月经情况调查［工业卫生与职业病，1995，21（2）：111］

作者将冷藏厂加工间146名未婚女工归为观察组：平均年龄21.06±2.27岁，平均工龄3.02±0.29年；112名未婚女服务员归为对照组：平均年龄20.2±2.04岁，平均工龄3.27±0.26年。对她们的月经情况进行了调查。结果提示：观察组的月经异常发病率明显高于对照组，其差异有统计学意义（$P < 0.01$），具体表现在月经周期异常、周期延长、经量异常、痛经等方面。其异常表现与工龄长短无显著性差异（$P > 0.05$）；痛经、周期延长（> 56 天）多在进厂1年左右发病。

（16）中职护生原发性痛经及影响因素调查分析［卫生职业教育，2008，26（21）：111］

作者为了了解中职护生原发性痛经情况及影响因素，用随机抽样的方法对我校2006级护理专业的218名女生进行问卷调查，了解其初潮年龄、痛经开始时间、痛经表现、平时饮食习惯、每天运动量、情绪变化及痛经缓解方法等。结果：中职护生痛经发生率为40.83%。痛经者中喜欢生冷、辛辣饮食者55人，占61.80%；不参加体育运动者50人，占56.18%；A型性格者57人，占64.04%。结果提示：中职护生痛经发生率较高，喜欢生冷、辛辣饮食，缺少运动，A型性格是痛经的主要影响因素，应采取针对性的干预措施，加强健康教育。

（17）高校体育运动与女生痛经的调查研究［右江民族医学院学报，2006，8（6）：1081］

作者在连云港市三所高校随机抽样调查了600名女生，并对结果进行了统计分析。调查对象的平均年龄为22.2 ± 1.59岁，最小年龄为17岁，最大年龄为25岁，密集年龄为19～21岁，高峰年龄为20岁，占调查人数的22.62%。平均月经周期为28.9 ± 3.78天，月经规律者占86.8%，行经天数在2～7天者为81.30%。按经期的运动量、运动强度和运动项目等情况，大致可将调查对象分成3种类型。

第一种类型，参加运动的强度适中，运动项目较和缓，如徒手操、健身舞、乒乓球等；第二种类型，运动量较大、活动较激烈，如疾跑、跳跃、篮球等；第三种类型，经期停止运动。结果显示：运动量适中者中月经正常人数的百分率大于大运动量者和无运动量者；运动量适中者中痛经人数百分率小于大运动量和无运动量者，且差异显著（$P < 0.01$）。这说明经期参加适当的体育运动是可行的，可缓解痛经，调整月经紊乱等症状，但必须因人而异，不可草率从事。

（18）孙光周老师治疗原发性痛经经验［河北中医，2011，33（3）：333］

孙光周老师在长期诊治原发性痛经的过程中，形成了自己独特的诊疗方法和经验，根据不同病因正确辨证施治。孙老认为，其病因病机主要表现在以下几个方面：①肾气亏虚，精血不足；②肝郁气滞血瘀；③寒湿凝滞，经期淋雨感寒或过食生冷而致寒湿客于胞宫之中，凝聚不行而产生疼痛；④肝郁化热或湿热下注，热、湿、血相互搏结，阻碍胞宫，气血不得通畅而发生疼痛。在辨证治疗的同时需注意顾护精血，兼顾情志因素，注重调理心肝；用药方面，注意温而不燥，补而不滞，不用或慎用大辛大热、大苦大寒之品。行气和血，平调寒热，补益不足之精血，最终达到治愈痛经的目的。

（19）吴克明教授治疗虚寒型原发性痛经的经验［西部中医药，2011，24（11）：40］

吴老认为，经行腹痛之为病，可分为“不通则痛”

"不荣则痛"两方面，而临床所见的原发性痛经的证型多为虚实兼夹证。虚证主要是肾气不足、冲任虚寒；实证主要是寒凝经脉、气滞血瘀。如果患者不注意经前经期摄生保暖而感受了寒邪，必然导致外邪、内因乘时而发生痛经。根据对病因病机的认识与本病的临床特点，吴老在中医理论指导下，针对青春期女性虚寒性痛经，多采用养血活血、暖宫调经、行气止痛的治疗大法，临床上常用艾附暖宫丸灵活化裁治疗该类痛经。

（20）张新渝治疗痛经经验［实用中医药杂志，2011，27（11）：778］

痛经属中医"经行腹痛"范畴，张教授根据多年的临床经验，提出痛经病位在肝，与脾肾有密切关系。治疗方面，张教授认为疏肝行气为基本治法，用党参、黄芪、女贞子、枸杞子、芍药、生地、玄参、延胡索、木香、薄荷、黄柏。精血不足而少腹隐痛者加巴戟天、淫羊藿、肉苁蓉；气血不足、声低懒言、舌淡白者重用党参、黄芪、女贞子、枸杞子；兼夹湿热者加用车前子、薏苡仁、豆蔻、苍术、蒲公英、黄柏；寒凝肝脉者加用乌药、香附、白芷、肉桂。根据病情随证选用。张教授认为，痛经并无绝对的实证，疾病均在正气不足的情况下发生，发病后必然进一步伤及正气。故常用党参、黄芪补气扶正，女贞子、枸杞子、芍药、生地、玄参养血补血、益冲任之源。

（21）夏阳教授治疗原发性痛经经验总结［现代中西医结合杂志，2011，20（30）：3851］

夏阳教授从事中医临床工作20余年，行医生涯中勤奋不辍，吸前贤之精华，师古而不泥古，积累了丰富的临床经验，在治疗原发性痛经方面有其独到的见解。他认为，寒邪为痛经的主要病因，瘀滞是病理基础，温经散寒、化瘀止痛是治疗本病的关键。在选方用药时，多以少腹逐瘀汤为基础方加九香虫、土鳖虫、血竭，方中小茴香、姜温经散寒止痛；川芎、赤芍活血行气、祛瘀止痛；蒲黄、五灵脂、没药活血化瘀止痛；肉桂温阳散寒、温通经脉；延胡索行气止痛；茯苓、白术健脾渗湿；当归补血活血止痛；再加九香虫、土鳖虫、血竭以增强温经活血止痛的作用。诸药合用，共奏温经散寒、化湿行气、活血化瘀之效。若痛经伴有恶心呕吐，为寒犯肠胃，胃失和降，可加半夏、吴茱萸、生姜温中降逆止呕；腹泻者加茯苓，重用白术以健脾渗湿；平素怕冷较重者加细辛、乌药散寒止痛；酸腰痛者加续断、杜仲以补肝肾、强筋骨；若伴有晕厥、出冷汗、面色苍白，此为痛经之重症，可加入附子、炮姜温脏寒以救逆。

（22）胥京生主任治疗原发性痛经的经验［内蒙古中医药，2011，30（20）：124］

胥主任在继承、总结前人经验的同时，结合中西医理论和自身临床经验，形成了自己独特的学术特色：①辨明虚实，重视行气活血；②即时止痛，合理用药；③经期前后三步治疗；④注意心理指导，科学生活起居，合理安排饮食。疗效满意。

（23）痛经 150 例的辨证论治［福建中医药，1994，25
（4）：7］

本文作者将 150 例痛经患者分为：①肝郁气滞型，方
用丹栀逍遥散合失笑散加香附、郁金。②血瘀气郁型，方
用桃红四物汤合失笑散加香附、延胡索、益母草。③气血
两虚型，方用当归建中汤加黄芪、阿胶、艾叶。④胞宫虚
寒型，方用大温经汤。⑤寒湿阻胞型，方用吴茱萸汤合失
笑散。治愈 92 例（61.3%），显效 46 例（30.7%），无效
12 例（8.0%），总有效率为 92%。提示痛经一证以肝郁气
滞型多见，占 32.6%；其次为寒湿阻胞型，占 31.3%。在
治疗过程中发现，在辨证分型的基础上加用失笑散可得到
事半功倍的效果。

（24）从肝论治原发性痛经［吉林中医药，2010，30
（4）：285］

肝藏血，主疏泄，女子以血为用，月经为血所化，血
随气行，气充血沛，气顺血和，经行通畅，通则不痛。肝
的功能失常，气血运行不畅，胞宫经血流通受阻，易致痛
经。本文探讨从肝论治原发性痛经的机理和方法，对于开
拓痛经治疗的临床思路及提高治疗效果具有重要的意义。

（25）刘玉洁教授治疗原发性痛经的经验［天津中医
药，2011，28（3）：180］

刘玉洁教授认为，痛经的发生，不外乎外感六淫、内
伤七情使气血运行不畅，或子宫、冲任失于煦濡而产生疼
痛。其主要发病机制可以总结为"不通则痛"和"不荣则
痛"。治疗方面，刘玉洁教授认为，治疗本病首先应辨虚

实。根据病情虚实的不同，并结合临床常见病例，将本病分为3型，即寒凝血瘀型、肝郁气滞型、血虚兼寒型进行辨证论治，取得了良好的效果，值得借鉴。

（26）龚去非擅用当归四逆汤治痛经［中国中医药咨讯，2011，3（12）：287］

龚师认为，痛经的病机主要是寒滞冲任之经脉，导致经行不畅。临床以经期腹痛、腰痛、经血有紫块、周期推迟或提前为主症，一般健康状况良好，且经量亦在正常范围之内。究其证型，龚师结合数十年诊治经验，认为该病实证偏多，虚证较少。对此，龚师常以当归四逆汤加减治疗，取得良好的效果。

（27）浅述痛经应从胆论治［光明中医，2009，24（4）：730］

根据痛经的发病演变过程，不外乎气滞、血瘀和虚证，即实性痛经与虚性痛经。在胆道疾病及痛经确诊的基础上，采用中医辨证分型施治，可收到疏肝利胆、调气和血、止痛之效。中医学认为，胆具有贮藏和排泄胆汁的功能。一方面，胆助脾胃所化生的精微物质是化生月经的最基本物质。另一方面，气是运行血脉的动力，月经的流畅离不开胆的通降和肝的疏泄。然而，由于民族、遗传、地理、环境、生活习惯、饮食条件、年龄等多方面因素的影响，使许多女性患上了胆道疾病，进而可诱发或加重痛经。

（28）痛经临证要义［新中医，1999，31（3）：3］

本文从立论宗肾，首明虚实病机；施治宜通，必须圆机活法。审因论治、立足治病求本，以及因势利导、平调气血阴阳四个方面阐述了痛经治疗的一些原则，对妇科临床有一定启发意义。

(29) 益肾调气血法治疗原发性痛经 56 例 ［中华实用中西医杂志，2003，16 (12)：1757］

本文作者运用益肾调气血法治疗原发性痛经 56 例，方用自拟益肾调气血方：鹿角霜 10g，巴戟天 10g，熟地 10g，川芎 10g，香附 10g，乌药 10g，艾叶 10g，益母草 10g，赤芍 10g，随证加减。结果提示：56 例患者中经行腹痛明显减轻或基本不痛 30 例，疼痛有缓解 21 例，无效 5 例，总有效率为 91%，疗效满意。

(30) 从脾胃论治原发性痛经 ［辽宁中医药大学学报，2009，1 (7)：20］

本文从脾胃立论，阐述原发性痛经病机基础：所重在冲脉，所重在胃气，所重在心脾生化之源。冲任之血由阳明水谷所化，而阳明胃气为冲脉之本。认为脾胃损伤→气血失和→冲任劳损是月经不调之经行腹痛的重要病机。提出治疗应以调理太阴阳明为总纲，强调调养脾胃治疗本病的重要性。

第三节　辨证治疗现代文献汇编

一、痛经中医证候的现代文献

(1) 痛经证治浅谈 ［中国实用医药，2008，3 (6)：70］
本文从病因病机、诊断要点及辨证论治 3 个方面论述了对痛经的见解，认为痛经止痛容易，彻底治愈较难。因此，临证时首先要做好患者的思想工作，积极配合医生的治疗。其次，治疗痛经辨证是关键。有时在同一患者身上可能出现2个以上证型相互交织的情况，一定要分清主次，把主要证候辨别清楚，并做重点治疗，其他次要矛盾适当兼顾。辨证准确，处方对证，就能获得立竿见影之效。

（2）祝谌予治疗痛经的经验［中国医药学报，1996，11（1）：42］

祝谌予教授认为，治疗痛经的关键在于严格辨证论治，要详问病史，抓住主证，结合舌象、脉象，审证求因，综合分析，然后立法组方。临床上常把痛经归纳为经前痛和经后痛两种。经前痛有气滞型、血瘀型、热郁型、寒湿凝滞型4种，经后痛有肝肾阴亏型和气血两虚型两种。祝教授根据前人的论述，结合自己的经验，诊治了大量痛经患者，取得了满意的疗效。

（3）沈仲理老中医治疗痛经的经验［安徽中医学院学报，1983，4：10］

沈老认为，一般经前痛多属寒凝血瘀及寒化为热之病变；经行时腹痛多属肝郁气滞；经后和行经前后腹痛多属气血虚弱及肝肾亏损所致。治疗时应根据"通则不痛"的理论，虚者补而通之，实者行而通之，寒者温而通之，热者清而通之，据此临床辨证施治取得良好效果。

（4）痛经汤治疗原发性痛经105例［陕西中医，1993，14（6）：243］

本文作者应用自拟痛经方（组成：四物汤加苍术、香附、五灵脂）随证加减治疗原发性痛经 105 例，临床分实证痛经（包括气滞血瘀、寒湿凝滞、湿热瘀阻 3 个证型）及虚证痛经（包括气血虚弱、肝肾亏损两个证型）进行辨证论治。结果：显效 96 例，有效 5 例，无效 4 例，总有效率为 96%。提示本方有调理气血、活血止痛的作用。

（5）老中医王慎轩治疗痛经的经验［中国民间疗法，1993，3（1）：15］

老一代名医王慎轩主要从痛的时间、痛的性质、痛的部位 3 个方面判断痛经的特征，临证将痛经分为肝郁气滞证、寒凝血瘀证、气血虚寒证 3 个证型进行论治。其中，肝郁气滞型采用正气天香散为主方加减治疗，寒凝血瘀型采用少腹逐瘀汤加减治疗，气血虚寒型采用《金匮要略》的温经汤加减治疗，并辅以熏洗、膏贴、按摩、针灸、热疗等治疗方法，取得良好效果。

（6）李辅仁治疗痛经一得［中国医药学报，1994，9（6）：58］

李辅仁从事中医临床 50 年，在妇科病治疗上有一定专长，对痛经的治疗可概括为以下 4 法：气滞血瘀者用血府逐瘀汤加减，寒湿凝滞者用《金匮要略》的温经汤加减，气血虚弱者用保元汤加减，肝肾亏损者用调肝汤加减，疗效卓著。

（7）姚寅晨治疗痛经的经验［新中医，1991，4：6］

姚寅晨治痛经推崇补肾固本、理气和血、燮理阴阳、疏导情志，疗效显著。具体经验：①补肾固督为本；②调气和血治标；③前方用药精细；④慎调生活情志。

（8）裘笑梅老中医痛经辨治经验［中国中医急症，1995，4（5）：228］

国家级名老中医裘笑梅主任医师，擅治妇科杂病，对痛经之辨治尤其独到。他认为，痛经有原发性、继发性之分及虚实之辨，原发性痛经多数是由精神创伤而致，继发性痛经多数是由生殖器官的器质性病变引起。经行腹痛有虚实之分，实者有寒凝、气滞血瘀或热滞；虚者有血虚、气虚、气血两虚及肝肾亏损。实者多痛于行经之前，经通而痛减；虚者痛于经行之后，血去痛止，或血去而痛益甚。可按可揉者为虚，拒按拒揉者为实。但实中有虚，虚中亦有实。

（9）大中专女学生原发性痛经的中医证候研究［山西医科大学硕士学位论文，2007］

本文作者在广泛查阅文献的基础上，结合现阶段权威的原发性痛经中医证候辨证参考标准，并征求专家意见，设计出"原发性痛经中医证候调查表"。采取随机分层整群抽样的方法，对1074人中符合诊断标准的671名原发性痛经患者进行研究，收集患者中医症状体征及舌诊、脉诊资料，借助SPSS14.0统计软件，首先进行频数分析，在从一维水平上反映各类证候构成要素的分布情况，然后采用聚类分析法探讨证候分类，用单因素分析和Logistic回归分析分别进行判断，确定每类证候的辨证要素。结果：①原发性痛经四诊信息的频数分布揭示：原发性痛经最多见的10个症状是腰膝酸软、经血不畅、经血紫暗、胀痛、冷痛、烦躁、畏寒、喜温、乳房胀、倦怠乏力，较少见的症状有低热、小便黄少、心悸、小便清长、气短懒言、经血清稀、经血淡红、灼热痛等。②聚类分析结果显示：原发性痛经的临床常见证型主要有气滞血瘀证、寒凝血瘀证、气虚血瘀证和瘀热互结证。

（10）原发性痛经的中医证候分布特点分析［中医药现代化，2007，9（4）：96］

本文作者按入选、排除标准收集原发性痛经患者240例，分析在不同年龄、病程、婚姻状况，以及痛经疼痛程度、疼痛持续时间方面的中医证候分布及各证候的特点。结果：本病实证多于虚证，实证中以寒湿凝滞证最常见，其次是气滞血瘀证，而虚证中以气血虚弱证为多。中医证候在不同的年龄、病程、VAS、疼痛时间方面均有不同的特点。结论：重视原发性痛经的年龄、病程、疼痛程度与持续时间，治疗时及时根据病情加用活血化瘀、行气温经的药物。

（11）中医治疗痛经的证治规律研究［时珍国医国药，2009，20（2）：482］

本文作者收集整理古今文献中治疗痛经复方425首，用Excel建立数据库，通过数据筛选等功能研究痛经的证治规律。结果，常见证型居前5位的是气滞血瘀、寒凝血瘀、瘀阻胞宫、气血两虚兼气滞血瘀、血虚夹瘀兼气机阻滞；单味药使用频次为55次以上的药物（甘草除外）依次为当归、川芎、延胡索、白芍、香附、肉桂、红花、五灵脂、乌药、桃仁；配伍频次居前10位的多为当归、川芎、白芍、延胡索、香附、甘草的排列组合。结论：研究表明，

①痛经基本证型中，属实证者以气滞血瘀、寒凝血瘀为最常见，属虚实夹杂的以气血两虚兼气滞血瘀、血虚夹瘀兼气机阻滞为多见；②活血化瘀药、行气药、清热药、温里药、补血药、补气药的遣用，是中医治疗痛经的基本配伍规律；③当归、川芎是治疗痛经的基本药组。

（12）痛经 150 例的辨证论治［福建中医药，1994，25（4）：7］

本文作者采用辨证论治方法治疗 150 例痛经患者。具体分型及治法为：肝郁气滞型，方用丹栀逍遥散合失笑散加香附、郁金；血瘀气郁型，方用桃红四物汤合失笑散加香附、延胡索、益母草；气血两虚型，方用当归建中汤加黄芪、阿胶、艾叶；寒湿阻胞型，方用吴茱萸汤合失笑散。结果：治愈 92 例（61.3%），显效 46 例（30.7%），无效 12 例（18.0%），总有效率为 92%。在治疗过程中发现，在辨证分型的基础上加用失笑散可得到事半功倍的效果，失笑散不失为妇科良药。

（13）痛经的临床因素分析［中国妇幼保健，2006，21（23）：3239］

本文作者对 1158 例痛经患者的临床资料及超声检查结果进行统计学分析。结果提示：人工流产史与痛经的发生有密切相关性（$P < 0.001$）。由此得出结论：人工流产手术是引起痛经的主要原因。该手术所产生的副作用可对女性健康造成严重伤害，必须引起全社会的高度关注。

（14）子宫内膜异位症的研究与设想［中华妇产科杂志，2003，38（8）：478］

本文为综述，作者从对内异症发病机制的认识、内异症的临床病理分类及诊断、内异症的治疗原则及个体化、内异症与不育及慢性盆腔疼痛、内异症的恶变及不典型内异症5个方面论述了内异症的研究进展。认为内异症是个进展性疾病，年轻患者多为早期或红色病变、典型病变，而随着年龄增大、病变演进，多呈晚期或白色病变。年轻患者对治疗反应较好，况且能解决不育及防止恶变，所以早诊断早治疗对内异症来说非常重要。而现今的治疗过于注重局部病变，而轻视对整个机体的调节；过于侧重对病变轻重的估计，而对疼痛与不育等的研究缺乏深入；过于偏向于异位内膜，而忽略了在位内膜。

（15）子宫内膜异位症中医证候分布规律文献分析［浙江中医杂志，2008，43（6）：357］

本文作者查阅1995～2006年涉及子宫内膜异位症中医证型的文献101篇，病例5352例，建立数据库，运用统计学方法对文献中中医证型出现频次、辨证治疗病例数、专方治疗证型频次和病例数进行研究，得出不同证候出现的频率。结果显示：子宫内膜异位症的基本证型依次为气滞血瘀、寒凝血瘀、肾虚血瘀、瘀热互结、气虚血瘀、湿热内蕴、痰瘀互结7种。得出结论：本结果基本符合中医理论的认识规律，为下一步进行中医证候群体分布规律的临床前瞻性研究提供了可靠的辨证基础。

（16）痛经证型和抗子宫内膜抗体的相关性研究［新疆医科大学硕士学位论文，2009］

本文作者收集痛经患者 159 例，对其辨证分型并检测抗子宫内膜抗体。结果显示：痛经各中医证型和抗子宫内膜抗体有一定的相关性。痛经证型和抗子宫内膜抗体相关（$r = 0.25$）。对各组证型抗子宫内膜抗体的检出率做比较，肝肾亏损组 EmAb 阳性率高于其他组，有统计学意义（$P < 0.05$）；痛经患者的 EmAb 检出率由高到低顺序为：肝肾亏损组、气血亏虚组、气血瘀滞组、寒湿凝滞组、肝郁湿热组。虚证组 EmAb 阳性检出率高于实证组，具有统计学意义（$P < 0.05$）。结论：痛经证型和抗子宫内膜抗体有一定的相关性。

（17）痛经的中医分型与性激素的关系［新疆医科大学学报，2008，31（3）：319］

本文作者共观察病例 212 例，剔除 32 例，按照中医辨证分为气滞血瘀型、湿热瘀阻型、寒湿凝滞型、阳虚内寒型、气血虚弱型、肝肾虚亏型，分别比较各组间促卵泡成熟激素（FSH）、促黄体生成激素（LH）、催乳素（PRL）、雌二醇（E_2）、孕酮（P）的水平有无差异。在月经的 1～7 天内测定 FSH、LH、PRL、E_2、P 值。结果表明：LH、PRL、P 值在 6 组之间无统计学差异。肝肾虚亏型的 FSH 与其他 5 型相比，均有统计学差异（$P < 0.005$）；而其他 5 型的 FSH 之间均无统计学差异。气滞血瘀型的 E_2 与其他 5 型相比均有统计学差异（$P < 0.005$）；而其他 5 型的 E_2 之间均无统计学差异。结论：气滞血瘀型的 E_2 水平明显高于

其他4型；肝肾虚亏型的 FSH 明显高于其他4型。说明 E_2 的水平与气滞血瘀型有关，FSH 的水平与肝肾虚亏型有关。

（18）56 例瘀血阻滞型痛经的 B 超改变观测分析［云南中医学院学报，2001，24（4）：20］

通过对 56 例瘀血阻滞型痛经进行 B 超观测，与正常对照组比较，结果显示：其声像图改变明显，子宫增大明显（$P < 0.001$），有非常显著的差异；20 例（35%）患者子宫壁回声不均、粗糙；37 例（66%）患者宫壁见光团、结节；33 例（59%）患者附件及子宫周围见液性或混合包块。提示痛经瘀血阻滞型患者往往兼有癥瘕的发生；证实了中医瘀血、癥瘕理论的科学性。

（19）原发性痛经子宫血流灌注与中医辨证的关系［中国误诊学杂志，2006，6（22）：4319］

本文作者对 54 例原发性痛经未婚少女和 41 例正常对照者在月经周期第 1 天进行经腹超声检查，测量子宫动脉及各分支的搏动指数（PI）与阻力指数（RI）；采用中医辨证，判断原发性痛经的实证与虚证。结果：中度组放射动脉与螺旋动脉 PI、RI 增高；重度组螺旋动脉 PI、RI 增高；实证组弓状动脉、放射动脉和螺旋动脉 PI、RI 均增高。结论：经腹超声可以检测原发性痛经子宫血流动力学改变；实证组原发性痛经血流灌注阻力明显增高。

（20）痛经的不同证型与甲襞微循环的关系［微循环学杂志，1994，4（3）：39］

本文作者应用微循环检测手段，对妇科痛经不同证型进行甲襞微循环的观察。结果提示：在痛经的气滞血瘀型与气虚血瘀型中均存在着不同程度的微循环障碍，它们与正常对照组对比有明显差异（$P<0.01$ 或 $P<0.05$）。气滞血瘀型与气虚血瘀型对比有明显差异（$P<0.01$）。因此认为，痛经的辨证是治疗的关键，而微循环作为检测手段为痛经的辨证施治提供了客观指标。

（21）原发性痛经虚实证型脉图分析［河北中医，2009，31（3）：350］

本文作者将符合条件的 147 例痛经患者作为观测对象，在对其进行望、闻、问诊，特别是对其月经及痛经情况进行问卷详细调查后，做脉图检测，得到脉图 147 幅。之后，根据其临床表现，由 2 位具有副高职称的医师进行辨证分型。结果：虚证组 85 例，实证组 45 例，虚实夹杂组 17 例。仪器采用上海中医药大学研制的 ZM－Ⅲ智能化单探头脉象仪。测试指标为：①脉位、脉力、脉率、脉势和脉名；②主波波幅（h1）、重搏前波高度（h3）、中峡高度（h4）和重搏波波幅（h5）。结果提示：原发性痛经虚、实证的脉图参数 h1、h3、h4、h5 之间比较，差异有统计学意义（$P<0.01$）。原发性痛经虚证、虚实夹杂证的脉图参数 h1、h3、h4 之间比较，差异有统计学意义（$P<0.01$）。观察结果显示，原发性痛经患者以虚证居多；脉图参数 h1、h3、h4、h5 可作为该病虚实辨证分型的参考指标。

（22）子宫内膜异位症的 B 超影像与中医证型关系的探讨［中国当代医药，2010，17（15）：172］

本文作者对 76 例子宫内膜异位症患者接诊治疗，通过B 超影像观察子宫的大小、形态、内部回声及子宫前后壁的厚度、子宫内膜线的形态、子宫后方及子宫直肠凹陷内的回声。结果：子宫增大，形态饱满，内部回声不均匀，且子宫直肠窝内可见小的衰减包块者为气滞血瘀型；患病部位以卵巢为常见，形态以囊肿为主者属寒凝血瘀型。结论：利用B超影像指标诊断子宫内膜异位症，为中医辨证分型提供了客观化指标。

（23）子宫内膜异位症的临床证型与B超影像指标初探［辽宁中医杂志，2002，29（3）：143］

本文作者对176例子宫内膜异位症患者的3个中医证型与B超影像指标进行了探讨，根据其内在联系，提出了中医分型之影像学基础的初步看法。

（24）子宫内膜异位症患者中医证型及CA125、CA199与手术分期的相关性［广东医学，2008，29（3）：512］

本文作者搜集手术确诊为EMS的出院病案，对患者在住院期间的中医辨证分型与γ-AFS评分、CA125及CA199等元素进行回顾性分析。结果：各证型间患者血清CA125水平异常程度差异无显著性；EMS属气滞血瘀及肾虚血瘀的患者血清CA125浓度异常的比例、属肾虚血瘀的患者血清CA199浓度异常的比例均与γ-AFS分期有关联。结论：准确的辨证分型结合血清CA125、CA199的浓度，可在一定程度上预测患者的盆腔状态，作为术前评估的参考指标之一。

（25）子宫内膜异位症中医证型与细胞凋亡因子Survivin与Livin的相关性研究［浙江临床医学，2011，13（9）：990］

本文作者收集80例因子宫腺肌症行子宫切除术的子宫

在位内膜标本为实验组，同期因子宫肌瘤行子宫切除的子宫在位内膜标本 45 例为对照组。用免疫组织化学法检测 Survivin、Livin 蛋白的表达，将检测结果进行相关分析。结果：EMS 在位内膜中 Survivin 与 Livin 的表达均明显强于对照组，差异有统计学意义（$P < 0.05$）。结论：内异症患者的子宫内膜本身即不同于正常内膜，对凋亡易感性低，随经血逆流到盆腔后具有存活能力，能够逃避盆腔中多种凋亡诱导信号的刺激，易于形成异位灶，同时致使子宫内膜组织向子宫肌层浸润，易于形成子宫腺肌症。

（26）痛经中医证型临床文献研究［中国中医药信息杂志，2007，14（11）：102］

经阅读标题或通览全文得到符合要求的 RCT 文献 26 篇、临床观察文献 87 篇、老中医经验总结文献 49 篇；出现不同的证名 44 种，归纳后涉及痛经证型 24 种；前两个数据库总病例数 12098 例，老中医经验文献因大部分无证型分布病例数，故未做此方面统计。采用 SPSS10.0 软件的频数分析方法做统计学分析。结果显示：从各个证型所报道的病例数角度看，排在前 10 位的依次是气滞血瘀证、寒湿凝滞证、寒凝血瘀证、气血虚弱证、肝肾亏虚证、肝脾不和证、血瘀型、气阴两虚证、肝郁湿热证、肾虚血瘀证。从出现频数角度进行统计的前 5 种证型分布基本同上。从出现频数的角度看，排在前 10 位的证型为气滞血瘀证、气血虚弱证、寒湿凝滞证、肝肾亏虚证、寒凝血瘀证、寒凝胞中证、肝郁气滞证、湿热蕴结证、阳虚寒凝证、血瘀型。从各个证型所报道的病例数来看，排在前 10 位的证型为气滞血瘀证、寒湿凝滞证、寒凝血瘀证、气血虚弱证、寒凝胞中证、肝郁气滞证、肝肾亏虚证、血瘀型、湿热蕴结证、肾虚血瘀证。从两种角度看，前5位证型中有4种相符合。

二、痛经治则及治法的现代文献

（1）痛经方周期性治疗寒瘀型原发性痛经临床观察〔上海中医药杂志，2011，45（1）：57〕

本文作者将64例寒瘀型原发性痛经患者随机分为治疗组（34例）和对照组（30例），治疗组根据月经周期服用痛经方，对照组予止痛化瘀胶囊。两组均治疗3个月经周期，观察临床疗效及中医证候积分变化情况。结果：治疗组总有效率达100.0%，对照组为76.7%；组间临床疗效比较，差异有统计学意义（$P<0.05$）。两组治疗后中医证候积分均较本组治疗前降低（$P<0.05$）；组间治疗后比较，差异有统计学意义（$P<0.05$）。结论：痛经方周期性治疗寒瘀型原发性痛经疗效良好。

（2）少腹逐瘀汤治疗痛经40例〔中国当代医药，2011，18（4）：84〕

本文作者将40例经辨证均属于寒凝血瘀型的痛经患者，以少腹逐瘀汤加减水煎服，并配合艾绒隔姜灸神阙穴。结果：治愈22例，显效10例，有效6例，无效2例，总有效率为95%。结论：少腹逐瘀汤治疗痛经效果显著，临床可应用。

(3) 少腹逐瘀颗粒治疗寒凝血瘀型原发性痛经临床观察〔中医临床研究，2011，3（22）：52〕

将 80 例寒凝血瘀型痛经患者随机分为两组，即治疗组40 例和对照组 40 例。治疗组运用少腹逐瘀颗粒治疗，对照组用布洛芬治疗，均连续治疗 3 个月经周期。结果显示：治疗组临床治愈 17 例，显效 14 例，有效 5 例，无效 4 例，总有效率为 90%；对照组临床治愈 10 例，显效 10 例，有效 5 例，无效 5 例，总有效率为 82.5%。治疗组疗效明显优于对照组（$P < 0.05$）。结论：少腹逐瘀颗粒治疗寒凝血瘀型痛经疗效较好。

(4) 温经化瘀止痛方治疗原发性寒凝血瘀型痛经的临床观察〔北京中医药大学硕士学位论文，2005〕

选用 60 例门诊确诊为原发性痛经，中医诊断为痛经（寒凝血瘀型）的患者，随机分为中药治疗组和西药对照组，每组 30 例，分别予以温经化瘀止痛方、消炎痛内服，于月经周期前 4 天开始服药，连续用药 7 天，以 3 个月经周期为一疗程。用药 1 个疗程后进行疗效评价，以止痛效果及治疗前后的症状积分改变作为主要观察指标。结果：①温经化瘀止痛方治疗组治疗原发性痛经痊愈率为40.00%，临床总有效率达 93.33%；消炎痛对照组痊愈率为 10.00%，临床总有效率为 63.33%。经统计学分析，两组间疗效比较有显著性差异（$P < 0.05$），说明治疗组临床疗效优于对照组。②在止痛效果上，温经化瘀止痛方治疗组有效率为 86.67%，消炎痛对照组有效率为 53.33%，两组比较有显著性差异（$P < 0.05$），表明治疗组止痛效果优

于对照组。③两组药物均能一定程度上改善相关临床症状，以治疗组疗效更佳（$P < 0.01$）；治疗后组间同一症状比较，温经化瘀止痛方治疗组在畏寒怕冷、月经量少、经色紫暗有块等伴随症状的改善上明显优于对照组（$P < 0.05$），两组其他症状的疗效比较无显著性差异（$P > 0.05$），疗效相当。④相关因素与疗效观察显示，本病的疗效与年龄、病情、病程及疗程有关，年龄小、病情轻、病程短、疗程长者治疗效果相对较好。结论：温经化瘀止痛方能有效治疗寒凝血瘀型原发性痛经，并能明显改善相关临床症状，即本方具有良好的止痛及整体调节作用。其作用机理与温经化瘀止痛方能明显增加血流量、扩张血管、促进瘀血消散、舒张平滑肌、调节内分泌，从而改善子宫平滑肌的营养和缺氧状态等功能有关。

（5）鹿胎颗粒治疗痛经84例临床疗效观察［时珍国医国药，2004，15（11）：773］

本文作者采用鹿胎颗粒治疗84例痛经患者（药物组成：鹿胎、鹿茸、红参、白术、茯苓、甘草、熟地、当归、赤芍、川芎、龟板、阿胶、香附、木香、小茴香、延胡索、续断、丹参），结果显示：①临床痊愈41例，占48.8%；显效20例，占23.8%；有效16例，占19.0%。总有效率为91.7%。无效7例。其中，以寒湿凝滞型疗效较好，总有效率为100%，临床痊愈者占60%，与气血两虚型均有显著差异（$P < 0.05$）。②治疗前疼痛程度以寒湿凝滞型明显，气滞血瘀型和气血双虚型次之，经治疗后，前者疼痛缓解明显，且评分比较有显著性差异（$P < 0.05$）。③鹿胎

颗粒对腰部酸困、畏寒、胸胁胀满有较好疗效。现代药理研究表明，本方具有明显的增壮作用，有调节内分泌和增强免疫功能的作用，有抗炎、镇痛等作用。与该临床研究结果相一致。

（6）暖宫止痛汤治疗原发性痛经 40 例［新中医，2004，36（4）：58］

本文作者收集原发性痛经（寒凝血瘀型）患者 80 例，随机分为两组，每组 40 例。治疗组采用自拟暖宫止痛汤治疗。基本药物组成：肉桂（后下）5g，制附子（先煎）3g，紫石英、三棱、莪术、当归、香附各 10g，川芎 6g，赤芍、延胡索各 12g。对照组采用痛经宝（月月舒）颗粒治疗。两组患者均于每个月经周期前 5 天开始服药，连服 7 天，连续 3 个月经周期为一疗程。结果提示：暖宫止痛汤治疗寒凝血瘀型痛经，总有效率为 92.5%，明显优于对照组（$P < 0.05$），值得临床推广应用。

（7）养血理肝法治疗痛经的体会［贵阳中医学院学报，2011，33（6）：119］

本文以中医脏腑理论、气血理论为基础探讨痛经与肝藏血功能的关系，进而论证肝藏血功能失常不仅是痛经产生的原因，而且是痛经发展的结果。因而提出养血理肝法是治疗痛经的方法之一，此法涵盖了中医"理气、活血、止痛"的治疗内容，它不仅针对痛经病因进行治疗，而且防止了痛经的进一步恶化，为临床治疗痛经提供了新的方法。

（8）自拟调经汤治疗肝郁气滞型痛经［内蒙古中医药，2010，29（21）：42］

本文作者用自拟调经汤治疗肝郁气滞型痛经 70 例。基本药物组成：香附 15g，郁金 15g，木香 15g，砂仁 10g，青皮 10g，路路通 10g，丝瓜络 10g，延胡索 10g，枳壳 10g，随证加减。经治疗症状基本消失者 63 例，症状明显改善者 5 例，无效者 2 例，总有效率为 97.1%。全方以疏肝、调经、理气为主，对于肝郁气滞型痛经每有良效，值得推广。

（9）自拟理气通瘀止痛汤治疗气滞血瘀型痛经 30 例临床观察［北京中医药，2011，30（8）：614］

本文作者将 60 例痛经患者按照 1:1 的比例随机分成 2 组，治疗组以理气通瘀止痛汤治疗，对照组以元胡止痛颗粒治疗，1 个月经周期为一疗程，连续服用 3 个疗程。结果提示：2 组临床疗效和治疗前后积分比较，均有显著性差异（$P < 0.05$）。由此得出结论：自拟理气通瘀止痛汤治疗痛经疗效确切。

（10）消结安胶囊治疗气滞血瘀型痛经 96 例［吉林医学，2010，31（33）：5998］

本文作者将 96 例患者采用消结安胶囊治疗 1～3 个疗程。结果提示：显效 54 例，其中 1 个疗程显效 12 例，2 个疗程显效 29 例，3 个疗程显效 13 例；有效 38 例，无效 4 例。总有效率为 95.83%。92 例患者均于停药后随访 3 个月经周期，未再出现痛经症状。结论：消结安胶囊具有活血化瘀、软坚散结功能，对气滞血瘀型痛经有理想疗效。

（11）宣郁通经汤治疗原发性痛经 52 例［时珍国医国药，2007，18（6）：1487］

本文作者运用宣郁通经汤加减治疗原发性痛经 52 例（基本方：当归 12g，酒白芍 15g，丹皮 12g，焦栀子 10g，炒白芥子 3g，柴胡 6g，香附 10g，郁金 10g，酒黄芩 10g，甘草 5g），于每个月经周期行经前 5 天服用宣郁通经汤，随证加减，每天 1 剂，连服 5 剂，连续服用 3 个月经周期。结果：治愈 33 例，总有效率为 92.3%。结论：宣郁通经汤加减方是治疗原发性痛经的有效方。

（12）宣郁通经汤治疗痛经 34 例临床观察［中医杂志，2006，47（9）：681］

本文作者将 54 例痛经患者分为两组。治疗组 34 例，采用宣郁通经汤内服，根据痛经伴随不同兼症随症加减；对照组 20 例，口服中成药加味逍遥丸。结果：治疗组总有效率为 88.24%，对照组总有效率为 65%，两组比较，差异有显著性（$P < 0.05$）。结论：传统方宣郁通经汤对肝经瘀热型痛经有较好疗效。

（13）加味没竭汤治疗原发性痛经的临床研究［中医杂志，1994，35（2）：100］

本文作者用加味没竭汤治疗原发性痛经 63 例，并取消炎痛治疗者 32 例作为对照。经 3 个月的治疗，加味没竭汤组近期治愈率为 41.3%，消炎痛组为 15.6%，两组间差异显著（$P < 0.05$）。加味没竭汤可明显降低经血中 $PGF_{2\alpha}$、PGE_2 的含量及比值，显著降低外周血黄体中期 E_2 的含量，显著升高黄体末期孕酮含量。分析：33 例经血 $PGF_{2\alpha}$，

PGE_2 含量与疼痛程度呈正相关。

（14）失笑散加味对血瘀型原发性痛经患者子宫血流动力学的影响［福建中医药，2010，41（6）：9］

本文作者将 60 例患者随机分为治疗组和对照组，各 30 例。治疗组采用失笑散加味，对照组口服金佛止痛丸，疗程均为 3 个月。结果：治疗组总有效率达 96.7%，对照组为 86.7%，2 组比较，$P > 0.05$，差异无统计学意义；但 2 组子宫各个动脉治疗前后搏动指数（PI）、阻力指数（RI）差异有统计学意义（$P < 0.05$）。结论：失笑散加味对血瘀型原发性痛经的子宫血流动力学影响有临床意义。

（15）加味没竭片对原发性痛经患者经期血浆 PGE_2 的影响［中国医药学报，2003，18（7）：440］

本文作者将 63 例原发性痛经患者随机分为加味没竭片治疗组 33 例、月月舒冲剂对照组 30 例，选择 16 例符合条件的正常女性作为正常对照组。观察所有受试者治疗前及治疗后血浆 PGE_2 含量。结果：本方能有效治疗原发性痛经，总有效率为 93.94%，痊愈率与总体疗效均优于月月舒对照组（$P < 0.01$）。结论：加味没竭片能显著升高患者低下的 PGE_2 含量。因此，我们认为本方降低 $PGF_{2\alpha}$ 水平，升高 PGE_2 水平，降低 $PGF_{2\alpha} / PGE_2$ 比值，缓解子宫过度收缩，改善子宫缺血状态，是其有效治疗原发性痛经的作用机制之一。

（16）龙胆泻肝汤加减治疗子宫内膜异位症痛经的临床运用探讨［成都中医药大学学报，2007，30（4）：9］

本文作者收集 10 例符合条件的子宫内膜异位症痛经患

者，给予浓缩中药粉龙胆泻肝汤 3g 加桂枝茯苓丸 2g 口服，每日早中晚各服用 3 次，持续用药 2 个月经周期。结果：10 位病人当中有 2 位没回诊，失去联络。完成治疗的 8 人之中，6 人在第 1 个周期时痛经即有改善，2 人痛经症状改善不明显。结论：子宫内膜异位症痛经的病机之一为湿热瘀阻，而清热化瘀为治疗子宫内膜异位症痛经的重要原则之一。

（17）阴虚湿热瘀结型痛经证治［黑龙江中医药，2005，4：27］

本文作者结合自己的临床经验从病因病机、辨证论治及心得体会 3 个方面论述了对阴虚湿热瘀结型痛经的见解。认为该型痛经实为寒邪、水湿侵袭经期胞宫，寒湿邪毒热化瘀结灼伤胞宫引起疼痛，故病情复杂，虚实兼夹，病重痛剧。治疗主方：大生地、北沙参、生白芍、生甘草、土牛膝、蜀羊泉、泽兰叶、败酱草、薏苡仁、泽泻、佩兰叶、忍冬藤、丹参、白头翁、川楝子、延胡索、益母草、血竭粉等。随证加减，疗效卓著。

（18）王采文治疗原发性痛经的经验［浙江中医杂志，2001，36（3）：117］

王采文教授对于原发性痛经的治疗经验丰富，疗效显著，尤以擅治重症闻名沪上。本文作者将其临证特色总结为：①详析病因病机，强调瘀为关键；②论治唯证是辨，首重活血化瘀；③擅治寒证重症，药取脾阳肾阳。

（19）中药内服配合针灸治疗痛经 32 例［四川中医，2004，22（11）：60］

本文作者收集痛经患者 32 例。治疗上，虚证用八珍汤加减，针灸取关元、大赫、足三里穴，用清艾条直接无瘢痕灸 30 分钟，毫针刺用补法，留针 30 分钟。留针期间，在双侧足三里穴电针催气用补法。实证以自拟通经汤加减：川芎、艾叶、小茴香各 15g，丹参、木香、延胡索、当归、甘草各 20g。针灸取任脉的关元穴、双侧足阳明胃经的足三里穴、双侧足太阴脾经的三阴交穴为主，毫针刺用泻法，留针 30 分钟，留针期间，在双侧足三里、三阴交穴电针催气用泻法。可酌量在双侧的三阴交用清艾条无瘢痕灸 20 分钟。结果：经过 1~6 个月不等的治疗，其虚证治愈 18 例（56.25%），显效 4 例（12.5%）；实证治愈 7 例（21.88%），显效 2 例（6.25%），无效 1 例（3.12%）。总有效率达 96.9%。

（20）温肾活血汤治原发性痛经 41 例疗效观察［新中医，1995，27（6）：26］

本文作者收集原发性痛经患者 41 例，用自拟温肾活血汤治疗（药物组成：巴戟天、淫羊藿、续断、菟丝子、熟地、当归、白芍各 15g，山萸肉、枸杞子、川芎、香附、红花各 10g，制乳香、甘草各 5g）。结果：痊愈 19 例，好转 16 例，无效 6 例，总有效率为 85.4%。结论：本方以补肾为主，行气活血为辅，对青春期肾气未充之少女痛经具有良好效果。

（21）辨证治疗原发性痛经 56 例［辽宁中医学院学报，2001，3（1）：44］

本文作者以中医辨证分型治疗原发性痛经 56 例。其中，气滞血瘀型药用炒柴胡、制香附、川楝子各 10g，延胡索 15g，川芎 10g，丹参 15g，五灵脂（包煎）、当归各10g，赤芍 15g；寒湿凝滞型药用当归、桂枝、赤芍各 10g，细辛 4g，乌药 10g，川芎 6g，苍术 10g，厚朴 6g，吴茱萸5g；气血虚弱型药用党参、黄芪各 15g，当归 10g，川芎6g，白芍 10g，熟地 15g，炒白术、茯苓各 12g，乌药 10g；肝肾亏损型药用菟丝子、补骨脂、炒白芍各 10g，山药15g，阿胶（另烊）、当归各 10g，山萸肉、制首乌、桑寄生各 12g。结果：总有效率为 96.4%。

（22）补肾化瘀法治疗原发性痛经 98 例的临床观察〔内蒙古中医药，2010，29（21）：40〕

本文作者根据中医辨证及 B 超检查，将确诊为原发性痛经的 98 例病人，在月经中期后给予补肾化瘀治疗 7 天，连续使用 3 个月经周期，观察治疗效果及服药后反应。结果：经治疗后，98 例病人疼痛症状全部消失；随访半年，96 例病人无复发，仅 2 例病人疼痛复发，但症状亦轻。结论：在月经中期后用补肾化瘀法治疗原发性痛经效果好，复发率低，无不良反应，是一种值得推广的治疗方法。

（23）补肾法治疗原发性痛经〔中国中医急症，2009（11）：1901〕

本文作者结合自身临床经验，从温肾养血、滋肾养血、补肾化瘀 3 个方面论述了对补肾法治疗痛经的见解。

（24）补肾活血方治疗原发性痛经 42 例〔中国中医药现代远程教育，2007，5（8）：18〕

本文作者将 80 例痛经患者随机分为两组，对照组 38例用玄胡止痛软胶囊治疗，治疗组 42 例用自拟补肾活血方治疗，两组均于每次经来时服用 10 天左右，连续治疗 3 个月为一疗程。结果：治疗组总有效率为 95.24%，对照组总有效率为 65.79%，两组总有效率经统计学处理，有显著差异（$P < 0.05$）。结论：补肾活血方治疗原发性痛经疗效显著。

（25）温肾活血汤治疗原发性痛经 60 例［中国中医急症，2005，14（10）：1006］

本文作者收集 60 例符合条件的原发性痛经患者，用自拟温肾活血汤加减治疗，基本药物组成：仙茅、紫石英、香附、当归、川芎、延胡索、赤芍、益母草、炒蒲黄、川牛膝。结果：治愈 50 例（83.33%），显效 10 例（16.67%），全部有效。

（26）补肾温阳化瘀法治疗子宫内膜异位症的临床研究［中国全科医学，2009（8）：695］

本文作者将 46 例子宫内膜异位症表现为痛经的患者随机分为中药组 23 例和西药组 23 例，中药组给予补肾温阳化瘀中药口服，对照组给予孕三烯酮口服，共治疗 3 个月经周期。观察治疗后两组患者的生活质量及痛经情况。结果：治疗后中药组患者生理领域、心理领域、独立性领域、社会关系领域评分比较，差异均有统计学意义（$P < 0.05$）。严重痛经患者服用中药后痛经程度评分与服用西药者比较，差异有统计学意义（$P < 0.05$）。结论：补肾温阳化瘀法对子宫内膜异位症患者的生活质量及痛经情况的改善程度优于西药治疗，且无闭经发生。

第四节　方药现代文献汇编

一、古方今用治疗痛经的现代文献

（一）逐瘀汤类方

1. 文献摘要

（1）少腹逐瘀汤治疗寒凝血瘀型原发性痛经临床观察 [北京中医药，2011，30（6）：455]

本文作者对入选的 60 例原发性痛经寒凝血瘀证患者，分别予少腹逐瘀汤和西药布洛芬缓释胶囊治疗 3 个月，并在停药 3 个月后随访，比较 2 组临床疗效、远期疗效。结果：治疗后治疗组症状积分与对照组比较差异无统计学意义；治疗组有效率为 96.7%，对照组为 93.3%，2 组比较差异无统计学意义；随访 3 个月，治疗组远期疗效（83.3%）高于对照组（40.0%）。

（2）少腹逐瘀汤加减治疗寒凝血瘀型痛经疗效观察 [广西中医学院学报，2011，14（1）：15]

本文作者将 87 例寒凝血瘀型痛经患者随机分为两组，即治疗组 40 例和对照组 47 例。治疗组运用少腹逐瘀汤加减治疗，对照组用布洛芬治疗，均连续治疗 3 个月经周期。结果显示：治疗组临床治愈 18 例，显效 13 例，有效 6 例，无效 3 例，总有效率为 92.50%；对照组临床治愈 11 例，显效 12 例，有效 15 例，无效 9 例，总有效率为 80.85%。治疗组疗效明显优于对照组（$P < 0.05$）。

（3）少腹逐瘀汤加减治疗子宫内膜异位症痛经 42 例
［中国医药指南，2011，9（29）：336］

本文作者收集 42 例符合条件的痛经患者，应用少腹逐瘀汤加减治疗。结果：42 例患者中，20 例治愈，18 例有效，无效 4 例。总有效率为 90.48%。

（4）少腹逐瘀汤加减方治疗原发性痛经的临床实验研究［辽宁中医药大学学报，2007，9（2）：146］

药理实验证明，少腹逐瘀汤对 OXY 引起的离、在体家兔、大鼠子宫痉挛性收缩有明显的拮抗作用，并能缓解由 OXY 导致的子宫剧烈收缩（模拟痛经）引起的疼痛。小鼠热板镇痛实验表明，该方有明显镇痛作用，与消炎痛作用类似。急性毒性试验测得 LD_{50} 为 122.4g/kg，最大耐受倍数为 500。经多家医院临床研究并与痛经丸对比观察，发现 67 例原发性痛经病人疗效满意，无任何毒副作用，总有效率为 95%。

（5）膈下逐瘀汤治疗原发性痛经 74 例［中国中医急症，2010（8）：1427］

对中医辨证属气滞血瘀型痛经的 74 例患者予口服膈下逐瘀汤水煎剂，共服用 3 个月经周期。结果：74 例中治愈 30 例，好转 38 例，无效 6 例，总有效率为 91.89%。

（6）膈下逐瘀汤加减治疗原发性痛经 96 例临床观察［湖南中医药导报，2002，8（12）：761］

本文作者采用膈下逐瘀汤加减治疗原发性痛经 96 例，治愈 60 例，好转 28 例，无效 8 例，总有效率为 91.7%。作者对痛经的病机和中医治疗痛经的机理进行了阐述。

（7）膈下逐瘀汤加味治疗原发性痛经临床观察［山西中医，2011，27（2）：18］

将69例痛经患者随机分成两组。治疗组35例，服用膈下逐瘀加味汤；对照组34例，服用元胡止痛片。结果：治疗组痊愈21例，有效12例，无效2例，总有效率为94.29%；对照组痊愈10例，有效14例，无效10例，总有效率为70.59%。两组疗效比较，差异有统计学意义。

（8）膈下逐瘀汤加味治疗膜样痛经60例疗效观察［浙江中医杂志，2005，40（8）：344］

本文作者收集符合条件的痛经患者116例，随机分为治疗组60例、对照组56例，治疗组与对照组分别口服中药膈下逐瘀汤加味与消炎痛。结果：膈下逐瘀汤加味治疗膜样痛经60例，总有效率为93.33%；对照组56例，总有效率为42.85%。2组总有效率经统计学处理，差异有统计学意义（$P < 0.05$）。

（9）加味血府逐瘀汤治疗痛经的临床疗效观察［湖北中医杂志，2006，28（11）：33］

采用加味血府逐瘀汤治疗痛经84例，并与西药治疗80例作疗效对照。治疗组用加味血府逐瘀汤：当归15g，生地10g，桃仁10g，红花10g，枳壳10g，赤芍10g，柴胡15g，甘草10g，川芎10g，牛膝15g，桔梗10g，䗪虫3g，延胡索15g。水煎服，日2次，服1个月。服药期间忌辛辣、油腻之品。对照组用炔诺酮片（每片2.5mg）于月经第5天起口服，每日1次，每次1片，连服20天。结果：两组不同时间痛经复发情况比较：治疗组中3个月内复发者1例，占 1.7%；6 个月内复发者 3 例，占 5.2%；1 年内复发者 5 例，占 8.6%。对照组中 3 个月内复发者 2 例，占 4.8%；6 个月内复发者 5 例，占 11.9%；1 年内复发者 8 例，占 19%。经统计学处理，两组存在明显差异（$P < 0.01$），治疗组复发率在任何时间段均明显低于对照组复发率。

2. 专业结论

多个临床试验表明，逐瘀汤类方剂加减用于痛经的治疗，可有效缓解痛经症状，在提高患者生存质量方面有显著作用。

（二）四物汤类方

1. 文献摘要

（1）桃红四物汤治疗原发性痛经 32 例［新中医，2006，38（6）：69］

观察病例均为本院门诊和住院患者，共 56 例，随机分为 2 组：治疗组 32 例、对照组 24 例。对照组采用西医对症治疗：①适当应用镇静、镇痛、解痉药（安定、强痛定、杜冷丁、阿托品、654 - 2）；②前列腺素合成酶抑制剂（布洛芬、消炎痛、氟芬那酸）；③口服避孕药抑制排卵。连续治疗 3 个月经周期。治疗组予桃红四物汤加味治疗，处方：桃仁、当归、川芎、乌药、香附、郁金、柴胡、牛膝各 10g，熟地黄 12g，白芍、延胡索各 15g，红花、炙甘草各 6g。治愈率、总有效率：治疗组分别为 68.75%、93.75%；对照组分别为 8.33%、66.67%。两组治愈率、总有效率比较，差异均有统计学意义（$P < 0.01$）。

（2）加味四物汤治疗原发性痛经 30 例［内蒙古中医药，2007，26（3）：1］

将原发性痛经患者随机分为治疗组 30 例，用加味四物汤自经前 1 周开始服用；对照组 28 例，月经来潮即开始服药，给予消炎痛 50mg，每日 3 次。两组均以 6 天为一疗程，连用 3 个月。对两组患者进行临床疗效观察。结果：治疗组有效率为 100%，对照组有效率为 82.14%。经统计学分析，两组临床疗效有显著性差异（$P < 0.05$）。

（3）古今治疗痛经的四物汤类方关联规则研究［南京中医药大学学报，2008，24（2）：94］

笔者用关联规则的数据挖掘方法探讨了古今医家用四物汤类方治疗痛经的用药规则，通过比较其置信度，确定古今医家在用药规律上无显著差别。并通过假设检验找出在治疗痛经时与四物汤关系最密切的药物及药对，即在用四物汤类方治疗痛经时，香附、延胡索是与四物汤同时出现频率最高的药物。即香附和延胡索这组药对最常与四物汤配合运用。

（4）桃红四物汤治疗原发性痛经实验研究［安徽中医学院学报，2009，28（2）：46］

笔者通过动物实验的方法，观察桃红四物汤对热板法所致昆明种雌性大鼠疼痛的影响。复制缩宫素致 Wistar 雌性大鼠痛经模型，观察桃红四物汤不同剂量对大鼠扭体次数、扭体发生率、血浆 β - 内啡肽（β - EP）及子宫组织前列腺素 $F_{2\alpha}$（$PGF_{2\alpha}$）的影响。结果：与模型组比较，桃红四物汤各剂量组小鼠痛阈均显著提高（$P < 0.01$），痛经

大鼠 30 分钟内扭体次数显著减少（$P < 0.01$），扭体发生率降低；大鼠子宫组织 $PGF_{2\alpha}$ 含量显著降低（$P < 0.01$）；与模型组比较，桃红四物汤高、中剂量组大鼠血浆 $\beta - EP$ 含量显著升高（$P < 0.05$），与田七痛经胶囊组及阿司匹林组比较，差异无显著性（$P > 0.05$）。由此得出结论：桃红四物汤有明显的镇痛作用，也有调节大鼠血浆 $\beta - EP$ 及子宫组织前列腺素分泌的作用。

2. 专业结论

临床研究结果表明，四物汤类方加减治疗痛经可明显提高疗效，缩短疗程，值得临床推广。

（三）温经汤类方加减

1. 文献摘要

（1）温经汤加减治疗寒凝气滞血瘀型原发性痛经 50 例［中医药临床杂志，2011，23（3）：249］

作者收集符合条件的原发性痛经患者 50 例，采用温经汤加减治疗。基本药物组成：当归 10g，赤芍 10g，川芎 10g，肉桂 10g，丹皮 10g，五灵脂 10g，艾叶 10g，吴茱萸 10g，小茴香 10g，延胡索 10g。每次经前 5 天开始服药，每日 1 剂，连服 7 天，3 个月为一疗程，共计 3 个月经周期。结果显示：50 例经治疗后，治愈 35 例（占 70.0%），经期腹痛及其他症状均消失，连续 3 个月经周期未见复发；好转 12 例（占 24.0%），疼痛减轻或疼痛消失，但不能维持 3 个月以上；无效 3 例（占 6.0%），疼痛未见改善。有效率为 94.0%。

（2）温经汤加减治疗寒凝血瘀型痛经 42 例疗效观察〔当代医学，2008（8）：63〕

作者将 78 例寒凝血瘀型痛经患者随机分为 2 组：治疗组 42 例，口服中药温经汤（香附、当归、川芎、白芍、半夏、乌药、桂枝、吴茱萸、干姜、甘草等）；对照组 36 例，口服消炎痛。连续治疗 3 个月经周期。结果：总有效率，治疗组为 92.9%，对照组为 61.1%，两组比较差异有显著性（$P < 0.05$）。

（3）温经汤合辛芥散治疗血瘀型原发性痛经 52 例〔广州医学院学报，2003，31（3）：81〕

作者将 90 例患者分为治疗组（52 例）和对照组（38 例）。治疗组给予温经汤内服，予辛芥散外敷下腹；对照组予消炎痛、维生素 B_6 内服，腹部敷热水袋。连用 3 个月经周期为一疗程。观察两组症状改善情况，分析两组疗效差异。结果：治疗组总有效率为 96.6%，对照组总有效率为 75.0%，两组治愈率比较有极显著性差异（$P < 0.01$）。

（4）温经汤加味对 56 例虚寒型痛经的临床疗效分析〔中国民族民间医药杂志，2011，20（5）：107〕

采用温经汤加减（吴茱萸、桂枝、当归、川芎、丹皮、阿胶、半夏、麦冬、白芍等）治疗 56 例痛经患者。结果：温经汤治疗痛经总有效率达 92.86%。

（6）温经汤加减治疗虚寒型痛经 50 例〔福建中医学院学报，2009，19（5）：9〕

作者收集中医证属虚寒型痛经、西医属原发性痛经的患者 80 例，采用随机分组的方法，分为治疗组 50 例、对照组30例。其中,治疗组用《金匮要略》中的温经汤。其组成为当归9g,吴茱萸6g,桂枝9g,白芍9g,川芎6g,生姜3片,牡丹皮9g,法半夏9g,麦冬9g,人参18g,阿胶(烊化)32g,甘草3g。每日1剂,煎汤分2次口服。治疗3个月经周期为一疗程。对照组用中成药痛经宝颗粒冲服。痛经宝的组成:红花、当归、肉桂、三棱、莪术、丹参、五灵脂、木香、延胡索等。用法:每天3次,每次1~2包冲服。治疗3个月经周期为一疗程。结果:治疗组总有效率为90.0%,对照组总有效率为73.3%。

(7)温经汤加味治疗阳虚寒凝型痛经43例分析[中国误诊学杂志,2007,7(18):4357]

作者收集辨证属阳虚寒凝型痛经的患者43例,方用温经汤加减。组成:人参6g,当归12g,川芎9g,芍药6g,吴茱萸9g,牡丹皮6g,阿胶(烊化)6g,牛膝6g,生姜6g,半夏6g,炙甘草6g,桂枝9g,麦冬12g,附子(先煎)10g,小茴香10g。每日1剂,早晚分服,从行经前1周开始用药,至月经来止(约6天),3个月为一疗程。结果:痊愈35例,显效4例,好转2例,无效2例。治愈率为81.4%,总有效率为95.4%。

(8)温经汤加减治疗痛经65例疗效观察[云南中医中药杂志,2006,27(5):16]

作者选取符合条件的痛经患者65例,采用温经汤加减治疗(基础方:吴茱萸10g,桂枝10g,当归15g,党参20g,白芍20g,麦冬15g,丹皮15g,炒延胡索20g,炙香附15g,甘草6g),每日1剂,水煎服,并于行经前5天开始服药，服至月经干净（经后腹痛者于行经第 4 天开始服药），3 个月经周期为一疗程。结果：本组 65 例中治愈 51例，好转 10 例，无效 4 例，总有效率为 93.85%。

（9）温经汤加减治疗痛经 46 例［湖北中医杂志，2010，32（9）：41］

作者选取符合相关条件的原发性痛经患者 86 例，随机分为两组：治疗组 46 例，对照组 40 例。治疗组采用温经汤加减：桂枝 10g，吴茱萸 4g，川芎 6g，当归 10g，白芍12g，丹皮 10g，麦冬 12g，姜半夏 10g，阿胶 10g，党参10g，生姜 6g，甘草 6g。每日 1 剂，水煎，早晚温服。对照组采用元胡止痛片，每次 1 片，每日 2 次，口服。两组均在月经来潮前 5 天开始服药，连续治疗 6 天，3 个月经周期为一疗程。结果：治疗组总有效率为 84.8%，对照组总有效率为 60.0%。

（10）加味温经汤治疗原发性痛经 80 例［陕西中医，2004，25（11）：963］

作者采用加味温经汤（吴茱萸、当归、延胡索、蒲黄、五灵脂、白芍等）治疗原发性痛经 80 例。结果：总有效率为 97.5%。

2. 专业结论

多项临床试验及动物实验结果表明，温经汤加减具有温经散寒、化瘀止痛的功效，能有效缓解痛经患者的各项临床症状，减少痛经的远期复发率，值得在临床中进一步推广。

（四）当归四逆汤类方

1. 文献摘要

（1）当归四逆汤治疗原发性痛经 67 例［江西中医药，2009（8）：41］

作者从 97 例原发性痛经患者中随机抽取 67 例作为观察组，其余 30 例作为西药对照组，治疗 3 个疗程并随访 1 年后比较疗效。结果：中药治疗组有效率为 97.0%，西药对照组有效率为 76.7%，两组比较疗效有显著性差异（$P < 0.01$）；随访 1 年后复发率，中药组为 12%，西药组为 41%，结果有显著性差异（$P < 0.01$）。

（2）当归四逆汤加味治疗原发性青春期痛经疗效观察［中国医药导报，2009（24）：73］

作者应用当归四逆汤加味后水煎服，于月经前 6 天开始治疗，直至月经来潮第 1 天止，连用 6 个月经周期。共治疗 26 例痛经患者。结果：总显效率为 92.31%。

（3）当归四逆汤加减治疗子宫内膜异位症疼痛疗效观察［中国中医急症，2008，17（6）：768］

作者将 68 例子宫内膜异位症患者随机分为研究组（口服当归四逆汤加减）与对照组（口服孕三烯酮胶囊），比较两组疗效。结果：研究组总有效率为 91.18%，对照组为 76.47%，两组比较有显著性差异；研究组治疗后慢性盆腔痛、性交痛缓解率分别为 83.33% 和 80.00%，对照组分别为 40.00% 和 46.15%，差异亦有显著性。

（4）加味当归芍药散治疗原发性痛经45例〔辽宁中医药大学学报，2006，8（5）：91〕

作者收集符合相关条件的原发性痛经患者90例，按就诊顺序随机分为对照组45例和治疗组45例。治疗组口服加味当归芍药散，药用当归10~20g，川芎、白芍各15~30g，赤芍、茯苓、泽泻、白术、乌药、香附、延胡索各10~20g，炙甘草5~10g，水煎服，早晚2次分服。对照组口服布洛芬200mg，每日3次。两组均自经前3天开始服用，5天为一疗程，连用3个月经周期，治疗期间停用其他药物。结果：药物治疗3个月经周期后随访3个月，治疗组45例中治愈14例、好转27例、未愈4例，总有效率为91.1%；对照组45例中治愈1例、好转27例、未愈17例，总有效率为60.2%。两组疗效差异有统计学意义（$P<0.05$）。

（5）当归芍药散治疗痛经的临床疗效观察〔中医杂志，1989（8）：33〕

作者将当归芍药散制成胶囊用于临床，并与疗效肯定的田七痛经胶囊对照，系统观察了178例痛经患者的临床疗效。结果：当归芍药散具有服用方便、疗效高、无明显副作用等特点，其治疗痛经的总有效率达92.2%，总痊愈率达53.3%，疗效显著高于田七痛经胶囊。

（6）当归芍药散治疗原发性痛经12例〔中医研究，2011，24（3）：42〕

作者采用符合条件的门诊痛经患者12例，用当归芍药散加减。药物组成：当归12g，白芍30g，川芎10g，茯苓12g，生白术12g，泽泻15g，炮姜10g，艾叶12g，延胡索

15g, 小茴香 10g, 炙甘草 12g。每次月经前服用 1 周, 3 个周期为一疗程。结果: 治愈 7 例, 有效 3 例, 无效 2 例, 有效率为 83.3%。

(7) 当归芍药散配合灸法治疗膜样痛经 45 例〔中国民族民间医药, 2008 (5): 41〕

作者收集符合相关条件的膜样痛经患者 45 例, 用《金匮要略》当归芍药散原方治疗。组成: 当归、赤芍、川芎、泽泻、白术、茯苓各 10g, 水煎服, 于每次月经来潮前 7 日开始服用, 每日 1 剂, 月事至即停服。并用清艾条温和灸命门、肾俞穴(双), 每穴 10 分钟, 每次 30 分钟, 热度以皮肤潮红、患者能耐受为度。于每次月经来潮前 7 日开始施灸, 每日 1 次, 月事来即停止治疗。结果: 3 个月后 45 例患者痊愈 21 例, 显效 15 例, 好转 6 例, 未愈 3 例, 总有效率为 93.3%。

(8) 当归芍药散治疗痛经 80 例〔中国民间疗法, 2003, 11 (8): 49〕

作者采用当归芍药散为主方随证加减治疗痛经患者 80 例。基本方: 当归 20g, 川芎 20g, 炒白芍 20g, 白术 15g, 桂枝 12g, 桃仁 12g, 延胡索 15g, 乌药 12g, 制香附 12g, 川牛膝 20g, 丹参 20g, 甘草 12g。随证加减。结果: 本组经治疗全部获效, 其中治愈 49 例, 好转 31 例。

(9) 加味当归芍药汤治疗痛经 32 例〔实用中医药杂志, 2011, 27 (10): 685〕

作者对 32 例符合相关条件的痛经患者采用加味当归芍药汤治疗。结果: 治疗 21 天, 临床痊愈 26 例, 显效 4 例,好转 1 例，无效 1 例，总有效率为 96.9%。

（10）当归芍药散在妇科的临床应用［中医药临床杂志，2010，22（3）：205］

临床运用当归芍药散治疗妊娠腹痛、痛经、阴痛、卵巢囊肿、子宫脱垂等妇科疾病，效果良好。

（11）王丽娜教授运用当归芍药散经验拾粹［光明中医，2010，（25）：581］

本文报道了王丽娜教授运用当归芍药散治疗痛经及经期泄泻、瘀胀证、带下病、慢性盆腔炎等妇科疾病的经验，均取得良好的临床效果。

（12）当归芍药散的药理研究［中成药，1991，13（12）：28］

当归芍药散具有"通畅血脉、养血疏肝"等功效。作者对该方进行动物实验，研究表明，对小鼠有镇痛、镇静、补血作用；能缩短大鼠凝血酶原时间。以最大浓度、最大体积灌胃测不出半数致死量，提示该方有相当高的安全性。

（13）当归芍药散抗痛经作用的药效学研究［西北药学杂志，2009，24（2）：118］

作者采用催产素引起小鼠痛经模型所致扭体实验，观察当归芍药散对痛经的治疗作用。结果：当归芍药散以 24g/kg、36g/kg 和 48g/kg 连续灌胃给药 12 天，可显著抑制催产素所致痛经模型小鼠痛经的发生。结论：当归芍药散具有显著抗痛经作用。

（14）当归芍药散水煎醇提取物对大鼠子宫平滑肌的影响［中医药学刊，2002，20（1）：91］

作者通过实验研究指出，当归芍药散水煎醇提取物作用于大鼠子宫平滑肌，可抑制大鼠离体子宫的自发收缩，对抗垂体后叶素、前列腺素 E_1 引起的子宫收缩加强，使子宫平滑肌完全舒张。认为能抑制前列腺素 E_1 所致的子宫平滑肌痉挛，在缓解痛经过程中具有重要意义。

（15）当归芍药散及其不同提取部位对离体培养大鼠卵巢颗粒细胞增殖的影响［福建中医药，2009，40（1）：46］

作者运用体外培养技术进行小鼠卵巢颗粒细胞体外培养，将当归芍药散的不同提取方法所得提取物以 $2 \times 10^{-4} \text{g/mL}$、$2 \times 10^{-5} \text{g/mL}$、$2 \times 10^{-6} \text{g/mL}$ 3 个终浓度加入单独培养的大鼠卵巢颗粒细胞，通过 MTT 法观察药物对卵巢颗粒细胞生长的影响。结果：①当归芍药散挥发油部位、水提部位以及醇提部位均具有显著促进大鼠卵巢颗粒细胞增殖的作用，并且具有显著的量效关系。②当归芍药散水提物大孔树脂醇洗脱部位在 200μg/mL 剂量下 30%、40% 及 80% 醇洗脱部位显示较强的促进作用。③90% 醇提取部位、石油醚部位、二氯甲烷部位以及乙酸乙酯部位作用较为突出。

（16）当归芍药散治疗痛经疗效的研究［中成药，1990，12（10）：24］

研究结果表明，痛经患者的血液流变性异常，血浆 PGF_{2a}、经血 PGF_{2a} 含量异常升高；痛经患者经当归芍药散治疗后，异常的血液流变学指标、血浆 PGF_{2a}、经血 PGF_{2a} 得到了很好的改善。当归芍药散对这些异常指标的改善幅度，显著大于田七痛经胶囊。

2. 专业结论

大量临床试验及动物实验表明，当归芍药散对气滞血瘀、寒湿凝滞、肝脾不和、气血虚弱、肝肾亏虚型痛经均有良好疗效，尤以肝脾不和型为佳。且当归芍药散治疗原发性痛经的疗效显著高于继发性痛经。此外，当归芍药散还具有良好的调经作用。

二、自拟汤剂治疗痛经的现代文献

（1）夏桂成治疗子宫内膜异位症所致痛经的经验［中医杂志，2003，44（11）：814］

名老中医夏桂成教授认为，子宫内膜异位症所致痛经的病机多是肾阳不足为本，痰瘀互结为标。治疗上，经前期及经期偏重活血化痰，兼以温阳止痛，常用经验方——蜕膜散：肉桂5g，五灵脂10g，三棱10g，莪术10g，白芥子10g，续断10g，杜仲10g，延胡索15g，牡丹皮10g，益母草30g。经前3天服至经期结束。平时结合月经周期以治其本，常用经验方——补阳消癥汤：怀山药、续断、菟丝子、鹿角片、当归、赤白芍、牡丹皮、茯苓各10g，白芥子10g，石见穿15g，五灵脂9g，生山楂10g。

（2）刘云鹏自拟柴枳败酱汤治疗女科痛证的经验［甘肃中医，1994，7（5）：22］

刘云鹏教授以"瘀热"立论，自拟柴枳败酱汤：柴胡9～15g，赤芍15g，枳实9g，甘草6g，三棱9～15g，红藤15～30g，败酱草30g，香附9～12g，酒大黄9～12g。治疗女科经、带、产、杂病中的小腹疼痛。止痛每出奇制胜，无不应手奏效。

（3）扶阳温通汤治疗痛经 206 例［广西中医药，2006，29（2）：42］

本文作者应用自拟扶阳温通汤治疗痛经 206 例。药物组成：制附片（先煎 2 小时）60g，桂枝 30g，小茴香 20g，生蒲黄、吴茱萸、青皮、乌药、当归、苍术各 15g，炙甘草 6g，生姜 50g。每日 1 剂，水煎 3 次，分 3 次温服。7 剂为一疗程。结果：临床痊愈 187 例，占 90.8%，好转 19 例，占 9.2%。服药时间最短 1 个疗程，最多 3 个疗程。病程短者疗效好、疗程短；病程长者疗程较长。

（4）自拟破血定痛汤治疗原发性痛经 56 例［中国中医药现代远程教育，2011，9（12）：79］

本文作者将 106 例中、重度原发性痛经患者随机分为两组。治疗组予自拟破血定痛汤口服，在月经前 5~7 天开始服药，水煎服，每日 1 剂，服药 5~7 剂至月经来潮。对照组予延胡索止痛片口服，每次 5 片，每日 3 次，加月月舒 10g，每日 3 次口服。两组均连续治疗 3 个月为一疗程，疗程结束后判定疗效。结果：总有效率治疗组为 96.43%，对照组为 76.00%，差异有显著性（$P < 0.05$）。结论：治疗组疗效优于对照组。

（5）藁本细辛四物汤治疗寒湿凝滞型原发性痛经 62 例［陕西中医，2011，32（4）：447］

本文作者将 124 例寒湿凝滞型原发性痛经患者随机分为中药治疗组 62 例、西药对照组 62 例。经藁本细辛四物汤治疗 3 个疗程后比较两组的治疗效果。结果：治疗组总有效率为 98.39%，治愈率为 87.1%；对照组总有效率为 80.65%，治愈率为 33.87%。两组比较，有显著性差异（$P<0.05$）。

(6) 经痛宁方治疗原发性痛经 103 例［陕西中医，2011，32（3）：275］

本文作者采用经验方经痛宁方（组成：制香附、川楝子、延胡索、赤芍各 15g，广木香、桃仁、红花、生地各 12g，当归、川芎各 9g）治疗气滞血瘀型原发性痛经 103 例。服法：水煎服，每日 1 剂，分 2 次服，于每次月经前 7 天开始服药，3 个月为一疗程。结果显示总有效率为 90.29%。

(7) 脂芍汤治疗子宫内膜异位症痛经 40 例［中国民间疗法，2010，18（11）：34］

本文作者收集符合相关条件的子宫内膜异位症痛经患者 70 例，随机分为治疗组 40 例、对照组 30 例。治疗组采用脂芍汤治疗，基本用药：五灵脂 15g，赤芍 15g，丹参 15g，红藤 20g，败酱草 20g，紫花地丁 20g，没药 10g，广地龙 12g，延胡索 12g。随证加减。水煎服，每日 1 剂，3 个月经周期为一疗程。对照组：自月经周期第 1 天开始口服米非司酮，每日 1 次，每次 12.5mg，连服 3 个月。结果：治疗组显效 26 例，有效 11 例，无效 3 例，总有效率为 92.5%；对照组显效 21 例，有效 6 例，无效 3 例，总有效率为 90.0%。两组比较，无显著性差异（$P>0.05$）。

(8) 补肾活血祛湿法治疗原发性青春期痛经 40 例［江

西中医药，2010（7）：49]

本文作者将 80 例寒湿凝滞型原发性青春期痛经患者随机分成中医治疗组（简称"治疗组"）40 例和对照组 40 例。治疗方法：对照组予口服芬必得胶囊 600mg，每天早、晚各服 300mg。治疗组予补肾活血祛湿法，药用：巴戟天 15g，淫羊藿 15g，桂枝 10g，小茴香 10g，艾叶 10g，延胡索 15g，当归 15g，川芎 10g，白芍 20g，制香附 10g，茯苓 15g，苍术 12g，甘草 5g。随证加减。比较两组综合疗效及治疗前后症状积分。结果：治疗后，治疗组与对照组比较，痊愈率有极显著性差异（$P < 0.01$），总有效率有显著性差异（$P < 0.05$）；症状积分比较，有显著性差异（$P < 0.05$）。

（9）自拟疏经宁痛汤治疗原发性痛经的临床观察 [吉林中医药，2010，30（6）：501]

本文作者将 64 例患者随机分为观察组和对照组，采用随机、单盲、阳性药物平行对照的方法，观察两组临床疗效、治疗前后的症状体征积分、经血前列腺素（$PGF_{2\alpha}$）水平变化和子宫动脉血流动力学指标等。观察组于经前 4 天开始服用疏经宁痛汤（组成：柴胡 10g，当归 10g，丹参 10g，香附 10g，生地黄 10g，山楂 10g，甘草 3g），至月经来潮后 3 天，每天 1 剂，早晚 2 次分服。对照组给予口服布洛芬缓释胶囊，于经前 4 天开始使用，至月经来潮后 3 天，每日 2 次，每次 1 粒。7 天为一疗程，共治疗 3 个疗程。结果：观察组总有效率为 84.38%，对照组为 65.62%，差异有统计学意义（$P < 0.05$）；两组治疗后月经血 $PGF_{2\alpha}$ 水平均较治疗前降低，差异有统计学意义（$P <$

0.05)，治疗前后两组间经血 $PGF_{2\alpha}$ 水平比较差异无统计学意义 ($P > 0.05$)；治疗后两组间子宫动脉血流动力学指标 S/D 值、RI 及 PI 比较，差异有统计学意义 ($P < 0.05$)。

(10) 温经活血汤治疗原发性痛经 125 例疗效观察［河北中医，2010，32 (2)：197］

本文作者采用温经活血汤治疗原发性痛经 125 例，并与消炎痛治疗 125 例对照观察。对照组予口服消炎痛 2.5mg，每日 3 次，于月经前 2~3 天开始服药至月经干净后停用。治疗组予温经活血汤，药物组成：当归 10g，川芎 10g，赤芍药 10g，陈皮 10g，香附 10g，乌药 10g，熟地黄 10g，制乳香 10g，茴香 10g，姜黄 10g，紫苏叶 10g，甘草 10g，生姜 10g，吴茱萸 6g。水煎服，每日 1 剂。两组均以 2 个月为一疗程，1 个疗程后统计疗效。结果：2 组治疗前后疼痛分级比较差异有统计学意义 ($P < 0.05$)，治疗后优于治疗前；治疗组治疗后疼痛分级与对照组治疗后比较差异有统计学意义 ($P < 0.05$)，治疗组优于对照组。

(11) 温经理气化瘀法治疗原发性痛经 28 例［吉林中医药，2009 (1)：36］

本文作者随机将痛经患者分成治疗组 28 例和对照组 22 例。治疗组采用自拟颗粒剂方（吴茱萸、小茴香、炮姜、细辛、乌药、香附、延胡索、川楝子等），经期服用 7 天，连续用药 3 个月经周期；对照组用复方益母草膏，服法、疗程同治疗组。用 Huskisson 创立的并被美国国立卫生研究所制定的临床疼痛测定视觉模拟标尺法（VAS）对痛经进行客观量化评价，同时用 RSS 回顾性量表评价痛经伴随症

状，尽可能减少主观因素对疼痛判断的影响。观察服药 3
个月经周期后及停药 2 个月后的疗效。结果：临床多见寒
凝血瘀型、气滞血瘀型原发性痛经，且温经理气化瘀法治
疗原发性痛经优于活血化瘀法。

三、穴位注射治疗痛经的现代文献

（1）穴位注射治疗痛经 124 例［广西中医药，1996，
19（2）：35］

本文作者收集符合条件的痛经患者 124 例。主穴：中
极、关元、三阴交。配穴：气滞血瘀型配膈俞，寒湿凝滞
型配脾俞，气血虚弱型配足三里。药物：气滞血瘀型取 5%
当归注射液 4mL，寒湿凝滞型取 5% 当归注射液 2mL 加胎
盘组织液 2mL，气血虚弱型取胎盘组织液 4mL。每日注射
或隔日注射 1 次，左右交替，10 次为一疗程，间隔 3 ~ 5
天。结果：124 例中，1 个疗程后治愈 34 例，2 个疗程后治
愈 33 例，3 个疗程后治愈 48 例；显效 4 例，好转 5 例。总
有效率为 100%，总治愈率为 92.74%。

（2）当归注射液三阴交穴封闭治疗痛经 25 例［新中
医，1997，29（5）：28］

本文作者选取符合条件的膜样痛经患者 25 例。于经前
2 ~ 3 天，在双侧三阴交穴注射当归注射液 4mL，每穴注射
2mL，每天 1 次。月经来潮时再注射 2 ~ 3 天。平时根据气
滞、血瘀、胞宫虚寒等不同病情，对证给予逍遥丸、四制
香附丸、艾附暖宫丸等服用。治疗结果：25 例中，治疗后
腹痛均明显缓解或消失，蜕膜消失或仅见极细小碎片，行

经时恶心呕吐消失。

（3）穴位注射治疗原发性痛经的疗效观察〔河北中医，2008，30（9）：965〕

本文作者收集原发性痛经患者 150 例，随机分为治疗组 75 例、对照组 75 例。治疗组：①气滞血瘀型、寒湿凝滞型给予灯盏细辛注射液 10mL + 2% 利多卡因 5mL + 0.9% 氯化钠注射液 5mL，腰俞缓慢注入；川芎嗪注射液 50mg + 维生素 B_{12} 1mg + 0.9% 氯化钠注射液 2mL，关元、白环俞各 2mL。月经前 2 日或经期注射，每个月经周期 1 次。②气血虚弱型给予黄芪注射液 10mL + 2% 利多卡因 5mL + 0.9% 氯化钠注射液 5mL，腰俞缓慢注入；复方当注射液 4mL + 维生素 B_{12} 1mg，中极、关元俞各 2mL。月经前 2 日或经期注射，每个月经周期 1 次。对照组患者在痛经时予扶他林片 75mg，每日 2 次口服，连服 2 日。两组均以 6 个月经周期为一疗程，1 个疗程后统计疗效。结果：治疗组 75 例，治愈 60 例，占 80%；显效 12 例，占 16%；无效 3 例，占 4%；总有效率为 96%。对照组 75 例，治愈 6 例，占 8%；显效 24 例，占 32%；无效 40 例，占 60%；总有效率为 40%。2 组总有效率比较差异有统计学意义（$P < 0.01$），治疗组临床疗效优于对照组。

（4）穴位注射治疗痛经 100 例疗效观察〔云南中医中药杂志，2002，23（3）：28〕

本文作者选取 100 例痛经患者，给予当归注射液 2mL、安痛定注射液 2mL、维生素 B_{12} 注射液 1mL 取穴注射。当日 1 次，或第 2 日再注射 1 次。取穴：关元、归来、足三里、血海、三阴交等。总计100例，治愈43例，好转55例，无效2例，总有效率达98%。

（5）复方丹参注射液治疗痛经的疗效观察［河南中医，2004，24（5）：75］

本文作者选取符合相关条件的痛经患者49例，随机分为2组，治疗组24例、对照组25例。具体治疗方法：对照组患者在痛经症状发作时用元胡止痛片1片，每日2次，口服，按上述方法治疗3~5个月经周期；治疗组患者于月经来潮前5天用复方丹参注射液（2mL/支）16mL加入5%葡萄糖液250mL中静脉点滴，每日1次，连用3天后停药，以后按上述方法使用3~5个月经周期。临床疗效：治疗组治疗后，有效（用药后行经时无腹痛、恶心呕吐，经色经量正常）23例，占95.83%；其中远期效果良好者（停止治疗6个月后，无痛经症状发生）20例，占83.33%；无效（治疗前后症状无变化或加重）1例。有效率及远期效果良好率均超过83%。对照组25例，有效19例，占76%；无效6例，占24%；远期效果良好率为0。

（6）复方丹参注射液治疗32例痛经疗效观察［中国民族民间医药杂志，2004（5）：276］

本文作者收集痛经患者32例，用复方丹参注射液（由丹参和降香组成）2mL肌肉注射。全部病例用复方丹参注射液后疼痛缓解或消失，有效率为100%。

（7）红花黄色素的药代动力及药理作用研究近况［时珍国医国药，2003，14（8）：503］

本文论述了近年来红花黄色素的药代动力学及药理作

用的研究状况，阐明了红花黄色素对心肌的保护作用、降血压作用、抗凝血作用、抗氧化作用，对神经系统的保护作用以及免疫抑制作用；并总结了红花黄色素在动物体内的吸收、分布等规律。为红花黄色素开发利用提供了科学依据。

（8）红花注射液穴位注射治疗原发性痛经50例［中国中医急症，2011，20（8）：1332］

本文作者收集原发性痛经患者100例，随机分为2组，观察组50例、对照组50例。具体治疗方法：观察组给予红花注射液穴位注射，取穴：关元、中极、地机、肾俞、三阴交。经前1周，每穴注射1mL，每日1次，连续注射10天，重复治疗3个月经周期。对照组给予口服芬必得0.6g，每日2次，共服2天，连用3个月经周期。结果：观察组50例，治愈38例，显效8例，有效3例，无效1例，总有效率为98.00%。对照组50例，治愈8例，显效14例，有效14例，无效14例，总有效率为72.00%。观察组疗效优于对照组（$P<0.05$）。

（9）红花注射液治疗原发性痛经90例［中药材，2000，23（7）：430］

本文报道采用红花注射液5mL肌注治疗原发性痛经90例，每天2次，10天一疗程。并以30例为对照，以维生素$B_{12}0.5mg$肌注，每天2次，10天一疗程。结果：近期（第1个月）总有效率为83.5%（对照组为10%）。远期（半年）总有效率为80%，半年复发率为3.3%，其中有11例经红花注射液治疗1个疗程后无效，接受第二或第三个疗程后，总有效率达到72.6%，治疗后经血前列腺素含量明显变化，$PGF_{2\alpha}$ 减少（$P < 0.01$），PGE_2 增加（$P < 0.05$）。所有病例均能够耐受治疗，不良反应少。

（10）散结镇痛胶囊治疗继发性痛经［中国医药指南（学术版），2008，6（12）：89］

本文作者将继发性痛经患者 122 例分为治疗组 60 例，于经期第 1 天予散结镇痛胶囊，每次 4 粒口服，每日 3 次；对照组 62 例，予布洛芬（芬必得）50mg，每天 2 次口服，不适症状消失后停止服药。两组均治疗 3 个月经周期，观察治疗前后痛经程度、妇检及药物不良反应。结果：治疗组在改善痛经症状、减小盆腔包块方面有效率优于对照组，且可保持患者正常月经周期，药物不良反应小。

（11）穴位注射治疗痛经41 例［中国中医药信息杂志，2008，15（S1）：58］

本文作者采用穴位注射法治疗 41 例痛经患者，具体取穴：中极、次髎、足三里、血海、太冲、三阴交。每次取 3 个穴位（左右交替选用）。结果：痊愈 28 例，好转 11 例，无效 2 例，总有效率为92.86%。

四、中成药治疗痛经的现代文献

（一）散结镇痛胶囊

1. 文献摘要

（1）散结镇痛胶囊治疗继发性痛经疗效观察［中国社区医师（医学专业），2009（15）：172］

本文作者将 92 例继发性痛经患者随机分为治疗组（45 例）和对照组（47 例）。治疗组于月经第 1 天服用散结镇

痛胶囊 0.4g/粒，每次 3 粒；对照组于月经期给予口服布洛
芬片 0.1g/粒，每次 2 粒，不适症状消失后停止服药。两组
均治疗 3 个月经周期。治疗前均经过妇检，并且 B 超检查
盆腔内无器质性病变；治疗后观察痛经症状是否改善以及
妇检、药物不良反应等状况。结果：治疗组在改善痛经症
状、缩小盆腔内包块方面，明显优于对照组，药物不良反
应也较小。

（2）散结镇痛胶囊治疗 85 例子宫腺肌症痛经的疗效观
察［海峡药学，2010，22（11）：168］

本文作者选取子宫腺肌症痛经病例 85 例，随机分为治
疗组 50 例、对照组 35 例。治疗组使用散结镇痛胶囊，每
日 3 次，每次 4 粒；对照组服用孕三烯酮片，每周 2 次，
每次 2.5mg。均连服 3 个月经周期，从月经周期的第一天
开始服药；患者在治疗期间不得服用对主症主病起治疗作
用的其他药物；观察药物的不良反应，随后进行 6 个月跟
踪调查。结果：经过 3 个月经周期的观察，治疗组临床总
有效率为 90.0%，治愈率为 12.0%，显效率为 34.0%，有
效率为 44.0%；对照组临床总有效率为 77.14%，治愈率
为 11.43%，显效率为 28.57%，有效率为 37.14%。治疗
组痛经评分明显降低，痛经时间缩短，与对照组比较有极
显著性差异（$P < 0.01$），6 个月后复发率低于对照组。结
论：两组治疗结果比较，差异有统计学意义（$P < 0.01$）。

（3）散结镇痛胶囊治疗原发性痛经 83 例临床观察［河
北医学，2010，16（11）：1322］

本文作者将 167 例原发性痛经患者随机分为治疗组

（予散结镇痛胶囊口服）及对照组（予消炎痛口服），比较两组治疗效果及药物不良反应。结果：两组治愈率及总有效率比较，差异有统计学意义，治疗组治愈率及总有效率高于对照组；治疗组不良反应发生率为 7.2%，对照组不良反应发生率为 21.4%，两组比较差异有统计学意义。

（4）散结镇痛胶囊对原发性痛经经期血浆 $PGF_{2\alpha}$ 的影响［贵阳中医学院学报，2010（2）：32］

本文作者将 198 例原发性痛经患者随机分为 2 组：治疗组 100 例，采用散结镇痛胶囊治疗；对照组 98 例，用消炎痛治疗。结果：①治疗组、对照组的总有效率分别为 93.0% 和 88.8%，两组比较无显著性差异（$P > 0.05$），治愈率分别为 45.0% 和 15.3%，两组比较有显著性差异（$P < 0.05$）。②两组治疗后经期 $PGF_{2\alpha}$ 水平明显下降，与治疗前比较，差异均有显著性（$P < 0.05$，$P < 0.01$）。③两组副作用发生率，实验组显著低于对照组（$P < 0.005$）。

2. 专业结论

经多项临床及实验研究证实，散结镇痛胶囊治疗痛经有较好的作用，能降低患者经期 $PGF_{2\alpha}$ 水平，不良反应率低，是标本兼治的良药，临床应用安全，远期疗效可靠。

（二）丹莪妇康煎膏

1. 文献摘要

（1）丹莪妇康煎膏对血瘀型痛经的临床疗效研究［医学信息（中旬刊），2010，5（12）：3446］

作者选取 60 例血瘀型痛经患者，随机分为两组（治疗组和对照组），分别给予丹莪妇康煎膏和痛经宝颗粒，连续

应用 3 个月经周期为一疗程。观察停药 3 个月后 $PGF_{2\alpha}$、
PGE_2 的变化，疼痛状况及临床疗效。结果：治疗前后两组
患者 $PGF_{2\alpha}$、PGE_2 变化存在显著性差异（$P < 0.05$），并且
治疗后两组之间的差异有统计学意义（$P < 0.05$）；治疗后
比治疗前疼痛状况改善明显（$P < 0.05$），并且用药后两组
疼痛状况比较也有显著性差异（$P < 0.05$）；两组总有效率
分别为 90.00% 和 83.33%，两组比较有显著性差异（$P < 0.05$）。

（2）丹莪妇康煎膏对子宫内膜异位症患者疼痛症状的
治疗［海峡药学，2010，22（4）：105］

作者将 91 例伴有疼痛的子宫内膜异位症患者随机分为
治疗组和对照组，分别给予丹莪妇康煎膏和孕三烯酮胶囊，
用药 12 周，观察痛经疗效、疼痛状况改善和不良反应状
况。结果：治疗组和对照组治疗痛经的疗效分别为 90.00%
和 87.80%，两组比较差异无统计学意义（$P > 0.05$）；两
组均能显著改善患者疼痛状况，但治疗组更明显（$P < 0.05$）；不良反应，治疗组要远远少于对照组。

（3）丹莪妇康煎膏治疗气滞血瘀型痛经的临床观察
［医学信息（中旬刊），2011，24（9）：4241］

作者选取 2007 年 10 月至 2009 年 10 月在本院中医门诊
就诊的气滞血瘀型痛经患者 120 例（原发性痛经、继发性
痛经各 60 例），给予丹莪妇康煎膏口服治疗 3 个疗程，治
疗前后对痛经情况及疗效进行评分，并测定肝肾功能、血
常规、血黏度，对继发性痛经患者 B 超测定内异囊肿体积。
结果：治疗原发性痛经总有效率为 86.67%，治疗继发性痛

经总有效率为63.33%。痛经症状积分比较：原发性痛经组治疗前后比较有显著差异（$P<0.01$）；继发性痛经组治疗前后比较有显著差异（$P<0.01$）；治疗前两组间积分比较无统计学意义（$P>0.05$）；治疗后两组间积分比较有显著差异（$P<0.01$）。治疗前后全血黏度高切、全血黏度中切、全血黏度低切均明显下降，具有显著差异（$P<0.05$）。肝肾功能、血常规的测定结果显示：服药前后，差异无显著性。继发性痛经治疗组服药前后内异囊肿的体积比较有显著差异（$P<0.01$）。

（4）丹莪妇康煎膏治疗原发性痛经的临床疗效观察［中国当代医药，2010，17（33）：59］

作者将123例原发性痛经患者随机分为治疗组62例和对照组61例。治疗组用丹莪妇康煎膏，对照组用去氧孕烯炔雌醇片（妈富隆），观察两组的治疗效果。结果：总有效率治疗组为93.6%，对照组为93.4%，两组比较，差异无统计学意义（$P>0.05$）。

（5）丹莪妇康煎膏对原发性痛经患者血液流变学的影响［医学新知杂志，2010，20（6）：572］

作者选取75例原发性痛经患者，给予丹莪妇康煎膏口服，停药3个月后，观察其临床疗效和对血液流变学的影响。结果：丹莪妇康煎膏治疗原发性痛经的总有效率为89.33%，且治疗后疼痛状况较治疗前有显著改善（$P<0.05$）；治疗后原发性痛经患者血浆黏度、不同切变率下的全血黏度、红细胞压积、纤维蛋白原及红细胞最大聚集指数显著降低（$P<0.05$），红细胞变形能力显著增强（$P<0.05$））。

2. 专业结论

相关临床及实验研究证实，丹莪妇康煎膏能减少痛经期子宫内膜和经血中 $PGF_{2\alpha}$ 表达，增加 PGE_2，从而改善痛经患者的疼痛状况。其机制为通过改善血液的流变性，降低血液黏度及红细胞的聚集状态，提高红细胞的变形能力，有效改善子宫微循环，从而起到治疗原发性痛经的作用。

（三）桂枝茯苓胶囊

1. 文献摘要

（1）桂枝茯苓胶囊治疗子宫内膜异位症痛经及对血清 CA125 的影响［中国中医急症，2011，20（5）：831］

作者将患者随机分为两组，对照组给予口服枸橼酸他莫西芬，观察组予口服桂枝茯苓胶囊。观察两组疗效及治疗前后血清 CA125 的表达。结果：观察组总有效率明显高于对照组，血清 CA125 水平的下降值亦明显高于对照组。

（2）桂枝茯苓胶囊治疗原发性痛经60例临床观察［山西医药杂志（下半月），2009，38（7）：628］

作者将60例原发性痛经患者随机分为 A、B 两组，并以双盲法进行临床观察。治疗方法：2组所服药物的外形、气味、包装、标签、批号一致，分别以1、2号替代进行双盲操作。A组服用1号（桂枝茯苓胶囊），B组服用2号（安慰剂）。2组服药方法相同，每次3粒（每粒0.31g），每日3次，每个月经周期经前3天开始服药（餐后0.5小时），连服7天（首次或月经期不定者于行经第1天开始服药），连续服用3个月经周期为一疗程。结果：①2组疗效结果比较：A组总有效率为90%，B组总有效率为40%，2

组总有效率比较，差异有统计学意义（$P < 0.05$）。②2 组治疗前后血液流变学变化比较，A 组治疗后血液流变学指标与本组治疗前比较差异有统计学意义（$P < 0.01$），与 B 组治疗后比较，差异亦有统计学意义（$P < 0.05$）。B 组治疗前后血液流变学指标略有改善，但差异无统计学意义（$P > 0.05$）。③$PGF_{2\alpha}$ 比 较：A 组治疗前后月经血 $PGF_{2\alpha}$ 与本组治疗前后比较差异有统计学意义（$P < 0.05$）；B 组治疗后月经血 $PGF_{2\alpha}$ 指标略下降，但差异无统计学意义（$P > 0.05$）。

（3）陈光亮桂枝茯苓软胶囊治疗痛经的实验研究［安徽中医学院学报，2008，27（3）：35］

作者分别以缩宫素 2.0U/只，0.2U/只腹腔注射诱发大鼠、小鼠痛经模型；以 100g/L 蛋清和二甲苯分别诱导大鼠、小鼠急性炎性反应模型；以热刺激、冰醋酸诱导小鼠疼痛反应模型。结果：桂枝茯苓软胶囊 4.32g/kg、2.16g/kg、1.08g/kg（大鼠）及 8.64g/kg、4.32g/kg、2.16g/kg（小鼠）灌胃给药，能显著抑制缩宫素所致的大鼠、小鼠扭体反应次数，减少痛经大鼠子宫中 $PGF_{2\alpha}$ 水平；抑制 100g/L 蛋清所致的大鼠足肿胀和二甲苯所致的小鼠耳肿胀；减少冰醋酸刺激引起的小鼠扭体反应次数；对热刺激引起的小鼠疼痛反应无明显影响。

（4）桂枝茯苓丸方药半仿生提取液与水提取液的抗痛经作用比较研究［中医药导报，2011，17（5）：101］

作者以小鼠为对象，比较了桂枝茯苓丸方药 SBE 液（即桂枝茯苓丸方药半仿生提取液）和 WE 液（即水提取液）对缩宫素和对前列腺素 E_1 所致实验性痛经模型的影响。结果：两种方法提取液对两种实验性痛经模型具有很好的改善症状作用；抑制率：SBE > WE。

2. 专业结论

经相关临床及实验研究证实，桂枝茯苓胶囊（方药）治疗痛经效果明显，且能有效调节血清 CA125 的表达。经动物实验模型证实，桂枝茯苓软胶囊灌胃给药能抑制缩宫素诱导的动物痛经反应，有明显抗炎和镇痛作用，抑制子宫 PGF_{2a} 释放可能是其作用机制之一。

（四）莪棱胶囊

1. 文献摘要

（1）莪棱胶囊治疗子宫内膜异位症 65 例临床观察［中医杂志，1999，40（11）：680］

作者选择符合诊断标准之子宫内膜异位症（EMT）患者共 97 例，随机分为治疗组 65 例、对照组 32 例，分别用莪棱胶囊和西药丹那唑治疗 6 个月。结果：①两组治疗 EMT 的愈显率均为 40.0%，总有效率（90.8%，81.3%）差异无显著性（$P > 0.05$）；莪棱胶囊组痛经患者积分显著降低（$P < 0.05$）；两组 EMT 不孕患者治疗后妊娠率差异显著（$P < 0.05$）。②治疗组治疗后盆腔包块较治疗前显著缩小（$P < 0.01$），对照组对盆腔包块的治疗效果显著优于治疗组（$P < 0.05$）；治疗组治疗后血黏度、纤维蛋白原等血液流变学指标明显改善。

（2）莪棱胶囊治疗气滞血瘀型子宫内膜异位症临床研究〔上海中医药杂志，2008，42（3）：46〕

作者将 75 例子宫内膜异位症患者随机分为 3 组，即莪棱胶囊组（口服莪棱胶囊）、内美通组（口服内美通）及空白对照组（不服药），每组 25 例，观察各组患者治疗前后症状、体征改善情况，以及治疗前后血清 EMAb、CA125、PRL 水平变化。结果：治疗 3 个月后，莪棱胶囊组患者痛经明显缓解，痛经发生率从 84% 下降至 48%，卵巢巧克力囊肿亦明显缩小（$P < 0.05$）；血清 CA125、PRL 水平明显降低（$P < 0.05$），EMAb 转阴率达 33.33%（$P < 0.05$），与内美通疗效相似（$P > 0.05$）。

（3）莪棱胶囊防治子宫内膜异位囊肿复发的临床观察〔新中医，2008，40（10）：63〕

作者将 66 例患者随机分为 2 组，各 33 例。治疗组经腹腔镜或剖腹行内膜异位囊肿保守性手术，术前 3 个月、术后 7 天应用莪棱胶囊治疗；对照组经腹腔镜或剖腹行内膜异位囊肿保守性手术，术前不用药，术后 7 天开始服用丹那唑胶囊。结果：术后 1 年治疗组复发 1 例，对照组复发 6 例，两组比较，差异有显著性（$P < 0.05$）。术后 1 年两组患者痛经程度改善比较，差异有显著性（$P < 0.05$），治疗组疗效优于对照组。治疗后两组血清 E-2、P、PRL 水平均明显改善（$P < 0.05$，$P < 0.01$）；治疗组对血清 E-2、PRL 值的改善效果较对照组更为显著（$P < 0.05$）。治疗后两组血液流变学指标红细胞聚集指数、红细胞压积、血浆黏稠度、纤维蛋白原、全血高切、全血中切、全血低切等均

有不同程度改善（$P < 0.05$，$P < 0.01$）。

2. 专业结论

经相关临床及实验研究证实，莪棱胶囊能有效治疗气滞血瘀型子宫内膜异位症，缓解痛经、缩小卵巢巧克力囊肿。其机制可能与其下调血清 CA125、PRL 水平，促进 EMAb 转阴有关。

（五）独一味（胶囊）

1. 文献摘要

（1）藏药独一味的基础与临床研究［兰州医学院学报，1987（2）：47］

本文综合报道藏药独一味的生药学鉴定、化学和药理学研究以及临床观察的结果。动物实验证明，独一味有镇痛、止血、抑菌和提高非特异性免疫和特异性细胞免疫的作用。临床观察 559 例患者，结果表明：独一味的止血、镇痛和抗菌消炎疗效较好，毒性低。

（2）独一味的药理与临床应用［时珍国医国药，2004，15（12）：873］

本文为综述性文献，概述了独一味的药理作用，如镇痛、止血、调节免疫功能、抗菌、抗肿瘤、对骨髓粒系祖细胞（CFU－D）的影响及其毒性等，临床常用于治疗外伤、妇科疾病、骨囊肿、腰椎间盘突出症及视网膜静脉堵塞等疾病，以及术后镇痛。

（3）独一味胶囊治疗原发性痛经 60 例［中国药业，2007，16（15）：54］

作者将 180 例原发性痛经患者随机分为 3 组，即独一味胶囊治疗组（独一味组）、消炎痛治疗对照组（消炎痛组）和元胡止痛片治疗对照组（元胡止痛片组），每组60例，观察镇痛效果。结果：独一味组显效47例，有效9例，无效4例，总有效率为93.3%；消炎痛组显效45例，有效10例，无效5例，总有效率为91.7%；两组总显效率和总有效率无显著性差异（$P > 0.05$）。元胡止痛片组显效20例，有效23例，无效17例，总有效率为71.7%，其总显效率和总有效率明显低于独一味组（$P < 0.05$）。独一味组副作用明显低于消炎痛组。

（4）独一味胶囊治疗69例原发性痛经临床研究［中华中医药杂志，2008（1）：69］

作者采用随机、单盲、阳性药平行对照的临床研究方法。2006年4月至2006年8月，共纳入病例数108例，其中试验组（独一味胶囊）69例、对照组（田七痛经胶囊）34例。月经前4天始服，7天为一疗程，共治疗3个月经周期，进行原发性痛经症状评分。结果：试验组临床治愈20例（28.99%），显效14例（20.29%），有效28例（40.58%），无效7例（10.14%），总有效率为89.86%；对照组临床治愈7例（20.59%），显效6例（17.65%），有效17例（50.00%），无效4例（11.76%），总有效率为88.24%，两组间比较差异无统计学意义（$P > 0.05$）。

2. 专业结论

经相关临床及实验研究证实，独一味胶囊对痛经镇痛作用明显，且副作用小。

第五节　刺灸及其他治法现代文献汇编

一、刺灸治疗痛经的现代文献

1. 文献摘要

（1）不同介入时机针刺三阴交穴对痛经大鼠下丘脑、垂体 β‐EP 含量和 HSP70 表达的影响研究［中华中医药杂志，2010，25（9）：1456］

作者将 112 只通过阴道涂片筛查的 10 月龄 SD 雌性大鼠随机分为 7 组，另设 3.5 月龄 1 组为对照，每组 16 只。观察 10 月龄逆灸关元穴对随后 12、14、16 月龄子宫 HSP70、HSP70mRNA 和子宫抗氧化指标的影响。结果：各自然月数组大鼠子宫 HSP70、HSP70mRNA 表达随着月龄的增长均呈先升后降的变化，子宫 SOD、NOS 的活性明显降低（$P < 0.01$）。与同自然月龄组相比，逆灸 14、16 月龄组，子宫 HSP70、HSP70mRNA 表达明显增加（$P < 0.05$，$P < 0.01$），子宫 SOD、NOS 的活性增强。结论：逆灸关元穴可以增加外周子宫组织细胞 HSP70 及其基因的表达，促进组织 SOD、NOS 活性增强，这可能是该疗法对子宫产生保护作用的机制之一。

（2）不同时机针刺十七椎治疗原发性痛经疗效对比观察［中国针灸，2011，31（2）：110］

作者将 80 例原发性痛经患者随机分为经前针刺十七椎组（A 组）20 例、疼痛时针刺十七椎组（B 组）20 例、空白组（C组）40例。连续治疗3个月经周期，两针刺组随访3个月经周期，采用Cox痛经症状量表（CMSS）进行痛经临床症状评分，比较两针刺组之间及与空白组同期疗效的差异。结果：两针刺组各治疗期及随访期同期痛经临床症状评分比较差异无统计学意义（$P > 0.05$）；但两针刺组较空白组同期痛经临床症状评分均明显降低（$P < 0.05$，$P < 0.01$）。结论：经前及即时针刺十七椎治疗原发性痛经皆有显著疗效，不同时机针刺无显著性差异。

（3）养子时刻开穴法治疗原发性痛经27例——附针灸常规治疗22例对照［浙江中医杂志，2000，35（8）：351］

作者收集符合相关条件的原发性痛经患者49例，随机分为2组，养子时刻开穴组27例、对照组22例。养子时刻开穴组：按日时干支推算出本日所开穴位，适时开穴，如甲日已巳时（10时）取太溪，返本还原开太白穴；乙日甲辛巳时（10时）取太冲，返本还原开太溪穴。配合以地机、三阴交等穴，每次选用1~3穴。操作方法：采用1.5寸毫针，辨明虚实，主穴施以捻转补泻，得气后留针24分钟，期间行针2次；配穴施以补泻后即可起针。以上操作每日1次，10次为一疗程。对照组：辨明虚实，实证者以散寒逐瘀、通经止痛为基本治法，取穴以中极、次髎、地机为主，随证加减。虚证者以调补气血、温养冲任为基本治法，取穴以关元、气海、足三里、三阴交为主。操作方法：采用1.5寸毫针捻转补泻，得气后留针30分钟，期间行针2次；痛甚者用电针。以上操作每日1次，10次为一疗程。结果：经 1 个疗程治疗后，养子时刻开穴组：痊愈 21 例（77.8%），好转 6 例（22.2%），无效 0 例；对照组：痊愈 10 例（45.45%），好转 4 例（18.18%），无效 8 例（36.36%）。治疗组与对照组总有效率差异极显著（$P < 0.01$），提示养子时刻开穴组疗效明显优于对照组。

（4）运用子午流注纳甲法治疗痛经的理论探讨［陕西中医，2004，25（7）：621］

作者运用子午流注纳甲法为主，配合对证穴位治疗痛经患者。结果：取得了非常满意的疗效，与以往单纯辨证取穴比较，明显提高了疗效。提示：此法治疗痛经有坚实的理论基础和较高的临床价值。

（5）择时针刺治疗原发性痛经 20 例［上海针灸杂志，2007，26（5）：29］

作者选取符合条件的原发性痛经患者 20 例，采取择时针刺和择时无瘢痕灸的方法进行治疗。具体方法：针刺时间为 9：00～11：00，取穴三阴交（双）、阴陵泉（双）、公孙（双）、关元、气海，隔日治疗 1 次，从月经前 1 周开始，直到月经结束后 1 周为一疗程，连续治疗 3 个疗程。无瘢痕灸时间为 9：00～11：00，取穴同针刺取穴，疗程与针刺相同。结果：3 个疗程后，20 例患者中，痊愈 8 例，好转 11 例，无效 1 例，有效率为 95%。

（6）灵龟八法治疗原发性痛经临床研究［针灸临床杂志，2003，19（8）：59］

作者将 40 例原发性痛经的病人随机分为治疗组和对照组。治疗组 20 例，予以灵龟八法，按来诊时辰选择左、右双侧穴位毫针治疗，用平补平泻法。对照组 20 例，实证选中极、次髎、地机，用泻法；虚证选命门、肾俞、关元、足三里，用补法。两组均从每次月经来潮前 7 日开始治疗至当次月经干净日为止，日 1 次，如此治疗 3 个月经周期。结果：治疗组的疗效优于对照组（$P < 0.05$）。结论：灵龟八法治疗原发性痛经的疗效优于常规辨证取穴。

（7）针刺与心理治疗痛经的对比研究［中国针灸，1999，19（4）：209］

作者收集痛经患者 120 例，随机分为针刺组、心理治疗组、针刺和心理治疗组（综合治疗组）各 40 例。针刺组：取穴为中极、次髎、地机、三阴交，每日 1 次，7 日为一疗程。心理治疗组：根据病人的具体情况，通过海歌 – YD8606 型音乐电疗机进行心理疏导和放松训练，每日 1 次，7 日为一疗程。综合治疗组：针灸治疗的同时进行心理疏导，每日 1 次，7 日为一疗程。结果：综合治疗组治愈病人例数与其他两组比较明显增多，其差异具有显著性（$P < 0.05$）。

（8）针刺单穴、多穴对原发性痛经患者即时止痛作用规律的初步观察［针灸临床杂志，2010，26（1）：1］

作者将符合纳入标准的 26 例原发性痛经患者随机分为针刺十七椎单穴组、针刺十七椎多穴组，均留针 30 分钟，分别记录针刺前即时，以及进针 5 分钟、10 分钟、20 分钟、30 分钟的 VAS 读值，然后进行统计分析。结果：针刺后，两组的止痛作用迅速产生，进针 10 分钟后即有明显作用（$P < 0.05$）；留针 30 分钟内，两组患者的止痛作用均

持续加强，直至起针；进针 30 分钟时，多穴组的即时止痛作用明显优于单穴组（$P < 0.05$）。结论：单刺十七椎、针刺十七椎等多个穴位对原发性痛经患者均有明显的即时止痛作用，并且两组患者在留针 30 分钟内的 VAS 读值变化趋势相同，但针刺十七椎等多个穴位的即时止痛作用明显优于单刺十七椎。

（9）针刺单穴、多穴治疗中度痛经止痛作用时效规律的比较 ［中国针灸，2011，31（4）：308］

作者将 63 例中度痛经患者随机分为单穴组（31 例）和多穴组（32 例）。在痛经发作时单穴组针刺十七椎，多穴组针刺十七椎、地机、次髎、三阴交，均留针 30 分钟，分别记录针刺前即刻，进针 5 分钟、10 分钟、20 分钟、30 分钟及起针后 30 分钟、60 分钟、120 分钟的疼痛视觉模拟评分（VAS）值。结果：针刺后，两组的止痛作用迅速产生，留针 30 分钟内，两组患者的止痛作用均持续加强，直至起针后 2 小时。起针后 30 分钟针刺止痛作用减退到最低点。结论：单刺十七椎、针刺十七椎等多个穴位对中度原发性痛经患者均有明显的即时止痛作用，针刺多个穴位优于单刺十七椎；无论单刺十七椎还是针刺十七椎等多个穴位，留针时间不宜短于 30 分钟，疼痛持续时间较长的中度疼痛患者以每天针刺 2 次为宜。

（10）痛经的古今针灸处方用穴研究 ［北京：中国博士学位论文全文数据库，2007］

本文为综述性文献，作者通过对古今文献中有关论述针灸治疗痛经内容的系统整理，探讨用穴思路，归纳用穴规律，提炼理论认识，为临床应用及研究提供文献研究依据，并选择其中具有首要意义的处方选穴这一方面，进行系统整理探讨。

（11）针灸治疗痛经取穴规律初探［中医药临床杂志，2009，21（5）：467］

本文为综述性文献，作者从古今医籍针灸治疗痛经取穴统计（具体分为古医籍治疗痛经取穴统计、现代著作及教材治疗痛经取穴统计和现代临床观察报道治疗痛经取穴统计）和针灸治疗痛经取穴规律分析两个方面，探讨古今针灸治疗痛经的取穴规律，为针灸治疗痛经找出最佳的取穴方案提供理论依据。

（12）针刺三阴交治疗原发性痛经 120 例疗效分析［中国针灸，1994，14（5）：17］

作者收集符合相关条件的痛经患者 164 例，随机分为 2 组：治疗组 120 例，药物组 44 组。治疗组：取穴三阴交，留针 30 分钟；对照组：口服去痛片 1.0g。结果：针刺组疗效明显优于药物组（$P < 0.005$）。

（13）针刺至阴穴治疗痛经 50 例［中医外治杂志，1996，5（6）：41］

作者选取痛经患者 50 例，针刺至阴穴，留针 20 ~ 40 分钟，总有效率为 98%。

（14）针刺地机穴治疗原发性痛经 30 例［淮海医药，1999，17（9）：77］

作者收集原发性痛经患者 30 例，在月经来潮前 3 天，选单侧或双侧地机穴针刺，每日 1 次，留针 30 分钟，效果良好。

（15）针灸列缺穴治疗原发性痛经32例［广西中医药，2000，23（1）：45］

作者采用针灸列缺穴的方法治疗原发性痛经32例。取双侧列缺穴，得气后留针30分钟，每隔5分钟行针1次，行平补平泻法。然后用清艾条温和灸列缺穴，每穴10分钟。每日治疗1次，3次为一疗程，每个月经周期治疗1个疗程。结果：总有效率为93.75%，疗效满意。

（16）针刺承山穴治疗痛经187例疗效观察［江西中医药，2000，31（5）：41］

作者收集痛经患者187例，针刺双下肢承山穴，进针1~1.5寸，并快速提插捻转，使局部产生麻胀感，行针1~2分钟后留针15~30分钟，并每隔5分钟提插捻转1次，以加强针感。每天1次，1个月经周期针5天为一疗程。结果：疗效满意。

（17）针刺膝眼穴治疗痛经60例［中国针灸，2001，21（11）：67］

作者选取痛经患者60例，取内外膝眼穴，左右交替针刺，每日1次，3次为一疗程，每疗程以痛经发作当天开始，连续治疗3个月经周期。结果：本组病例经治3个疗程及随访3个月后，痊愈54例，占90.0%。

（18）针刺次髎穴治疗痛经［河南中医，2002，22（4）：51］

作者选取痛经患者127例，主穴取次髎（配穴：气滞血瘀者加地机、太冲、气海，寒湿凝滞者加中极、归来，气血虚弱者加肾俞、关元、足三里），留针 30 分钟，每日 1 次，5 次为一疗程。结果：总有效率为 92.8%。

（19）针刺中冲治疗痛经 [中国针灸，2002，22（9）：612]

作者选取痛经患者 50 例，取中冲穴（在手中指末节尖端中央），用 0.5 寸毫针，刺入中冲穴 0.1 寸，行泻法，留针 20 分钟，中间行针 3 次。每日针刺 1 次，3 次为一疗程。在月经前 1~2 天或经期疼痛发作时治疗，连续治疗 2~3 个月经周期。结果：有效率为 100%。

（20）针刺十七椎下治疗痛经 23 例 [上海针灸杂志，2005，5（24）：2]

作者选取痛经患者 23 例，先用右手拇指轻柔按压十七椎穴，待患者放松后，用长 50mm 毫针刺入穴位 11.5 寸，行平补平泻手法至得气为止。留针 30 分钟，每隔 10 分钟行针 1 次。腰骶部行 TDP 照射。经前 35 天开始治疗，每日 1 次，治疗至月经结束。连续治疗 3 个月经周期为一疗程。结果：23 例中痊愈 17 例，占 73.9%；显效 5 例，占 21.7%；无效 1 例，占 4.3%。平均治疗时间为 1.5 个疗程。

（21）针刺治疗原发性痛经 59 例 [国医论坛，2000，15（4）：34]

作者选取痛经患者 59 例，取双侧三阴交为主穴，实证加血海、太冲，虚证加关元。于月经前 5 天开始针刺治疗，每日 1 次，每次 0.5 小时，共针 5 次。手法以平补平泻为主，中强刺激为宜。3 个月经周期为一疗程。结果：总有效率为 74.58%。

（22）针刺下一穴并辨证治疗痛经 100 例临床分析［针灸临床杂志，2000，16（10）：48］

作者以针刺"下一穴"为主加辨证治疗痛经 100 例，并设对照组采用"痛经栓"治疗 30 例对照观察。结果：治疗组显效 67%，有效 32%，总有效率为 99%；对照组显效 16.7%，有效 56.7%，总有效率为 73.3%。两组总有效率有显著差异（P<0.005），治疗组明显优于对照组。

（23）针刺加 TDP 照射治疗痛经［中国针灸，2002，22（2）：109］

作者选取痛经患者 56 例，针刺取穴为关元、三阴交。先将 28 号 2 寸毫针快速刺入关元穴 1~1.2 寸，行平补平泻手法，使之得气；然后针刺三阴交穴 1.2~1.5 寸，同时行平补平泻手法，留针 30 分钟。每隔 10 分钟 3 穴同时行针 1 次，同时用 TDP 照射小腹部 30 分钟，每日治疗 1 次。针刺时间：月经来潮前 1 周，经期暂停。结果：总有效率为 94.64%。

（24）针刺八髎穴治疗原发性痛经 38 例［天津中医学院学报，2003，22（9）：47］

作者选取痛经患者 38 例，取双侧八髎穴，采用毫针刺法，针刺得气后，均匀捻针 1 分钟，使针感扩散至骶部及小腹。气滞血瘀型、寒湿凝滞型针后加灸。于月经来潮前 1 周开始治疗，月经来潮停止治疗。3 个月经周期为一疗程。结果：总有效率为 95%。

（25）针灸辨证治疗原发性痛经 65 例［四川中医，2004，22（9）：92］

作者应用针灸辨证治疗配合耳穴贴压对 65 例原发性痛经患者进行临床观察。结果：65 例患者中，临床治愈 45 例，好转 16 例，无效 4 例，总有效率为 93.8%。提示：只要针灸辨证准确、选穴得当、手法到位，再配合耳穴贴压，便可以提高针灸治疗原发性痛经的疗效。

（26）针灸治疗原发性痛经 39 例疗效观察［山西中医学院学报，2007，18（6）：40］

作者对 39 例原发性痛经患者均采用针灸治疗。嘱患者每次行经前 5 天开始治疗。取中极、关元穴调冲任，留针 30 分钟，隔 15 分钟行针 1 次。每日针灸 1 次，连续 5 次为一疗程，3 个疗程后统计疗效。结果：39 例患者中，治愈 27 例，有效 11 例，无效 1 例，总有效率为 97.4%。结论：针灸治疗原发性痛经疗效显著，值得在临床上推广应用。

（27）穴位注射维生素 K_3 治疗盆腔痛的临床观察［中国针灸，2000，20（7）：393］

作者将 108 例盆腔疼痛患者随机分成 3 组，各 60 例，即原发性痛经组（A 组）、慢性盆腔炎组（B 组）、子宫内膜异位症组（C 组）。A 组患者在月经期第 1 天内，B、C 二组患者于就诊主诉腹痛时进行三阴交穴位注射维生素 K_3。结果：治疗 2 分钟内，A 组显效率为 88.33%，总有效率为 95.00%，与 B、C 二组比较差异均有显著性（$P <$ 0.05）；A 组疗效与痛经程度关系不大。表明穴位注射维生素 K_3 对原发性痛经快速止痛疗效显著，对其他原因引起的

盆腔痛也有一定效果。

（28）穴位注射配合辨证针灸治疗原发性痛经 30 例
［辽宁中医学院学报，2005，7（1）：59］

作者对 30 例原发性痛经患者采用穴位注射配合辨证取
穴针灸治疗。取穴十七椎下，位于第 5 腰椎棘突与骶椎之
间的凹陷中，用指压之取最痛点，用 5mL 注射器抽取复方
丹参注射液 2mL。气滞血瘀型配合针刺太冲；寒凝血瘀
型配合肾俞拔火罐 10 分钟，温和灸肾俞 10 分钟；肝肾亏损
型加灸关元 10 分钟。以上治疗每周 3 次，3 次为一疗程。
共治疗 2 个疗程。疗效确切。

（29）穴位贴敷合穴位注射治疗原发性痛经 40 例［辽
宁中医杂志，2005，32（11）：1187］

目的：观察穴位贴敷合穴位注射治疗气滞血瘀型原发
性痛经的临床疗效。方法：40 例病例，采用王不留行籽穴
位贴敷，结合次髎穴注射延胡索乙素注射液。结果：治疗
1~2 个疗程后，痊愈 21 例（52.5%），总有效率为
92.5%。结论：穴位贴敷合穴位注射治疗气滞血瘀型原发
性痛经疗效确切、安全无副作用。

（30）电针三阴交、血海对痛经模型大鼠子宫微循环的
影响［微循环学杂志，2011，21（2）：4］

目的：观察电针三阴交、血海对原发性痛经（PD）模
型大鼠子宫微循环的影响，进一步探讨针刺不同穴位缓解
胞宫疼痛的差异和机制。方法：将 24 只动情间期雌性 SD
大鼠随机分为生理盐水组、PD 模型组、电针三阴交组、电
针血海组，每组 6 只。除生理盐水组外，其余各组大鼠均

连续 10 天皮下注射苯甲酸雌二醇注射液，末次给药 1 小时后，腹腔注射缩宫素 0.2mL/只，制备痛经大鼠模型；生理盐水组每日给予同等剂量生理盐水。于第 10 天各电针组均行即刻电针 20 分钟。采用 XW－B－3 冷光源微循环显微检查仪观察各组大鼠电针 5 分钟、10 分钟、20 分钟时子宫外膜微循环的变化。结果：与生理盐水组比较，PD 模型组微血管、毛细血管粗细不均，管径收缩，微血管、毛细血管计数减少，血流减慢或停滞。与 PD 模型组比较，即刻电针三阴交 5 分钟时，毛细血管管径显著扩张（$P < 0.05$），电针 20 分钟时，微血管、毛细血管管径均显著扩张（$P < 0.01$，$P < 0.05$），毛细血管计数显著增多（$P < 0.05$）；即刻电针血海各时间点的各项指标均无显著性差异（$P > 0.05$）。与血海组比较，电针三阴交 20 分钟时，毛细血管计数显著增多（$P < 0.05$）。结论：即刻电针可缓解子宫血管的痉挛状态，改善子宫微循环，缓解胞宫疼痛，且经穴之间存在一定差异，三阴交优于血海。

(31) 电针介入对痛经模型大鼠子宫微循环的影响 [针刺研究，2011，36（1）：12]

目的：观察电针即刻介入对痛经模型大鼠子宫微循环的影响，进一步探讨针刺缓解胞宫疼痛的作用机制。方法：将动情间期雌性大鼠随机分为盐水组、模型组、三阴交组、悬钟组、非穴组，每组 6 只。除盐水组外，其余各组大鼠均连续 10 天给予皮下注射苯甲酸雌二醇，末次给药 1 小时后，腹腔注射缩宫素 2U/只，制备痛经大鼠模型。于第 10 日各治疗组给予即刻电针 20 分钟。采用 XW－B－3 冷光源微循环显微检查仪观察各组大鼠子宫微循环不同时段的变化。结果：与盐水组比，模型组微血管、毛细血管条数减少（$P < 0.05$，$P < 0.01$），微血管、毛细血管粗细不均，管径收缩（$P < 0.01$），血流减慢或停滞（$P < 0.01$）；与模型组比，即刻电针三阴交穴20分钟时，微血管、毛细血管条数均明显增多（$P < 0.05$），微血管、毛细血管管径均明显扩张（$P < 0.05$），血流状态的差异无统计学意义（$P > 0.05$）；即刻电针悬钟穴、非穴各时段各指标与模型组相比差异均无统计学意义（$P > 0.05$）；与非穴组比，电针三阴交20分钟时，毛细血管管径明显扩张（$P < 0.05$）。结论：三阴交穴电针即刻介入可缓解子宫血管的痉挛状态、改善子宫微循环、缓解疼痛，且穴位之间存在差异性。

（32）电针不同介入时机对痛经模型大鼠子宫微循环影响的实验观察［针灸临床杂志，2010，26（11）：46］

目的：比较电针三阴交穴不同介入时机对痛经模型大鼠子宫微循环的影响，探讨介入时机与针刺效应的关系。方法：将动情间期雌性大鼠随机分为6组，按照介入时机分为即刻电针组（A组）和预先电针组（B组），两组又分别分为盐水组、模型组、针刺组。除盐水组外，其余各组大鼠均连续10天给予皮下注射苯甲酸雌二醇注射液，末次给药1小时后，腹腔注射缩宫素2U/只，制备痛经大鼠模型。盐水组每日给予同等剂量的生理盐水。针刺A组于第10日给予电针20分钟，针刺B组于第8日给予电针20分钟，盐水B组及模型B组束缚20分钟，每日1次，连续3日。于第10日采用XW－B－3冷光源微循环显微检查仪观察各组大鼠不同时间段子宫微循环的变化。结果：与模型A组比，即刻电针三阴交20分钟时，微血管、毛细血管管径明显扩张，毛细血管条数明显增多，差异显著（$P<0.01$或$P<0.05$），电针10分钟、20分钟时，微血管条数明显增多，差异显著（$P<0.05$），血流状态无显著差异；与模型B组比，预先电针三阴交5分钟、10分钟、20分钟时微血管管径明显扩张，微血管条数明显增多，血流明显加快，差异显著（$P<0.01$或$P<0.05$），电针10分钟、20分钟时，毛细血管管径明显扩张，毛细血管条数（除10分钟外）明显增多，差异显著（$P<0.01$或$P<0.05$）。结论：即刻、预先针刺三阴交穴均可缓解子宫血管的痉挛状态，改善子宫微循环，缓解疼痛，但预先针刺起效快、作用程度强，明显优于即刻针刺。

（33）关元俞一次性电针治疗原发性痛经43例［新中医，2000，32（10）：2］

作者采用关元俞一次性电针的治疗方法，对43例原发性痛经进行了较系统的观察。方法：取第5腰椎棘突下旁开1.5寸的关元俞（双侧），直刺1.5~2寸，捻转进针，行泻法，使患者大腿内侧或会阴部产生强烈的酸、麻、胀的感觉，持续15~30秒，接G6805电针治疗仪，密波，频率130次/分，时间30分钟，电压2~3V，电流强度以患者能忍受为度。治疗15次后判断疗效。结果：总有效率为96.7%。

（34）耳穴皮内埋针法治疗原发性痛经108例［中医外治杂志，2000，9（3）：46］

作者用耳穴皮内埋针法治疗原发性痛经108例。时间：

经期腹痛第一天开始，7 天为一疗程，一般连续治疗 6 个疗程。取穴：交感、神门、子宫、皮质下。配穴：气滞加肝，血虚加脾，寒凝加肾，瘀血加盆腔，瘀热加卵巢。嘱病人每日按压埋针 4 次，以增强疗效。两耳壳可轮换埋针。治疗结果：共治疗 108 例病人，随访 1～2 个月，治愈 78 例，有效 25 例，无效 5 例，总有效率为 95.37%。

（35）耳针治疗痛经 45 例［湖北中医杂志，2001，23（3）：46］

作者采用耳针治疗痛经 45 例。取穴：主要取子宫区、神门、肾上腺穴。随证加配穴：实证加地机、三阴交；伴恶心、呕吐加内关；虚证加关元、中极、足三里；伴有面色苍白、头晕、汗出加照海。操作方法：先用 2% 碘酒消毒穴位皮肤，再用 75% 酒精消毒并脱碘，然后用已消毒的耳针针刺耳穴。进针速度要快，其进针深度根据患者耳郭局部的厚薄而灵活掌握，以不刺穿软骨为度。然后接上 G6805 电针仪，调至连续波，幅度以病人能忍受为宜，留针 20～30 分钟。起针时用酒精消毒，以防感染。结果：临床治愈（疼痛完全消失，能正常工作和劳动）28 例，显效（疼痛明显减轻，对工作有所影响）17 例，无效（疼痛无改善，不能正常生活与工作）0 例。其中，1 次针刺即愈者 24 例，2～3 次针刺治愈者 21 例，疗效确切。

（36）耳轮水针治疗痛经 40 例［中医外治杂志，2001，10（5）：39］

作者采用新法耳轮水针治疗各类痛经 40 例。方法：患者取坐位，常规消毒其一侧耳轮，用一次性注射器抽取利多卡因 1mL，由耳尖处沿皮下缓慢注入 1mL，注射完毕，取少许消毒药棉敷于针眼处，以防注射液外渗。月经来潮当日或经期小腹痛发作时予以治疗，每日 1 次，两耳交替治疗，至痛经症状完全缓解。连续治疗 3 个月经周期为一疗程。一般治疗后 2～15 分钟见效，多数患者经治疗 1～2 次即可缓解当月痛经症状。结果：总有效率为 97.5%。

（37）耳针治疗痛经 114 例［中国民间疗法，2002，10（11）：17］

作者用耳针止痛法，观察针刺肝、肾耳穴对 114 例痛经患者的止痛效果。方法：选用耳穴肾、肝穴。局部常规消毒后，术者一手固定并托起耳郭，另一手持针斜刺入穴，进针约 0.4 寸。进针后行捻转提插法，予中度刺激，得气后留针 1 小时。留针过程中如患者感觉腹痛，可再次捻转毫针，即可止痛。结果：经治疗显效 89 例，有效 22 例，无效 3 例，总有效率为 97.4%。

（38）耳针治疗原发性痛经的临床研究［广东中医药杂志，2005，26（12）：27］

作者观察耳针治疗原发性痛经的临床疗效。方法：以针刺（贴压）耳穴内生殖器、内分泌、肝、肾等穴位，治疗原发性痛经 30 例为观察组，并随机选择 28 例，采用在月经来潮疼痛时服用消炎痛作为对照组。结果：近期疗效，观察组痊愈 17 例，显效 9 例，有效 3 例，无效 1 例，有效率为 96.7%；对照组痊愈 0 例，显效 1 例，有效 17 例，无效 10 例，有效率为 64.3%。两组比较，差异有显著性（$P<0.01$）。结论：耳针是治疗原发性痛经的有效方法

之一。

（39）耳穴为主治疗青春期痛经疗效观察［陕西中医，2011，32（1）：84］

目的：观察以耳穴为主治疗原发性痛经的疗效。方法：采用耳穴（神门、子宫、内分泌、皮质下、交感、肾、肝）刺络放血治疗本病68例，并设对照组观察疗效。结果：治疗组总有效率为91.7%，对照组总有效率为77.8%。2组疗效比较，差异有显著性（$P < 0.05$），且治疗组远期疗效优于对照组。结论：本方法对青春期痛经有补血通络、调经止痛的功效。

（40）耳穴刺血治疗原发性痛经疗效观察［上海针灸杂志，2011，30（4）：235］

目的：观察耳穴刺血治疗原发性痛经的疗效及预后。方法：将114例患者随机分为耳穴组（60例）和西药组（54例）。耳穴组取神门、子宫、内分泌、皮质下、交感、肾、肝，用一次性5号注射针头刺络放血，西药组口服吲哚美辛肠溶片治疗，两组均治疗3个月经周期后评定疗效。结果：耳穴组总有效率为91.7%，西药组为77.8%，两组差异有统计学意义（$P < 0.05$）；且耳穴组远期疗效优于西药组。结论：耳穴刺血疗法对原发性痛经有显著的治疗作用。

（41）耳针治疗原发性痛经88例［光明中医，2011，26（6）：1198］

作者收集原发性痛经患者88例。取穴：内生殖器、交感、内分泌、神门为主穴。随证配穴：寒湿凝滞者配艇中

（灸）、脾（灸）；气滞血瘀者配肝、耳中；肝肾不足者配肝、肾；气血虚弱者配脾、胃。每次治疗于月经前 1 周开始，两耳交替针治，10 天为一疗程，连续治疗 3 个月经周期。结果：总有效率为 95.5%。

（42）梅花针治疗痛经 254 例的临床体会［陕西中医函授，1992（2）：36］

作者采用梅花针治疗痛经 254 例。治疗方法：用梅花针叩打胸背、腰背、骶部，重点刺腰背、骶部及腹股沟、气海、三阴交，采用中度或重度刺激。治疗时机最好在痛经发生前 1 周开始。经治疗后，月经来潮仍疼痛的，可继续进行治疗；已不疼痛的，可暂停。隔日 1 次，7 次为一小疗程，15 次为一大疗程。经治一大疗程后，应休息半个月，然后可继续治疗。结果：总有效率为 96.8%。

（43）梅花针配合按摩治疗原发性痛经［山西中医，1995，11（4）：31］

作者以梅花针配合按摩治疗本病 74 例。方法：①梅花针：取背部有关十五经别中的皮部相应区、带脉区，以及关元、三阴交、中脘、足三里、期门、大包穴。根据患者体质虚实确定叩打手法，月经周期前 1 天开始叩打。月经来潮当日，以重手法叩打背、腰、腹部有关皮部，要用腕力弹击。每日 1 次，每次 10 分钟，一般治疗 2 次即可。②按摩：取气海、关元、中极、双肓俞、中脘、足三里、阴陵泉、三阴交、命门、肾俞、八髎等穴。结果：本组 74 例中，痊愈 59 例，占 78.7%；显效 13 例，占 17.6%；好转 2 例，占 2.7%。全部有效。

（44）腕踝埋针治疗痛经 100 例［中国针灸，1996，1（7）：28］

作者采用腕踝埋针治疗痛经 100 例。方法：取双侧下 1（内踝最高点上 3 横指，靠跟腱内缘，略凹陷处）、下 2（内踝尖最高点上 3 横指，胫骨后缘相当于三阴交穴处），用 30 号 1.5 寸毫针，常规消毒皮肤，左手轻微绷紧皮肤，右手拇、食、中指持针柄，针体与皮肤呈 30°，使针尖快速通过皮肤后，将针放平，沿皮下循纵线方向进针，针体留在皮肤外 1～2mm，用胶布将针柄固定，可留针 1～3 天。每于行经前 2～3 天针 1 次，连针 3 个月经周期。结果：本组 100 例，经腕踝埋针 3 次治疗（少数病人经第一次治疗疼痛已消失，为巩固疗效继续治疗），痊愈 88 例（占 88%），好转 8 例（占 8%），无效 4 例（占 4%），总有效率为 96%。

（45）次髎穴埋针为主治疗原发性痛经 45 例［四川中医，2003，21（4）：79］

作者在临床中应用皮内针疗法，以次髎穴为主，根据辨证进行相应配穴，对 45 例原发性痛经患者进行治疗。取穴：取双侧次髎穴为主穴。气滞血瘀型配太冲（双）、血海（双）；寒湿凝滞型配中极、地机（双）；肝郁湿热型配太冲（双）、三阴交（双）；气血亏虚型配足三里（双）、气海。操作：双侧次髎穴经常规消毒后，取规格为 0.26mm × 15mm 的图钉型皮内针，用镊子夹住环型针柄，刺入穴内，使环状针柄平整地留在皮肤上，用 20mm × 20mm 小块胶布固定、留针。气滞血瘀型，配穴施以毫针刺泻法；寒湿凝滞型，配穴施以毫针刺泻法，加灸；肝郁湿热型，配穴施以毫针刺泻法；气血亏虚型，配穴施以毫针刺补法，加灸。疗程：治疗一般于月经来潮前1周开始进行，3个月经周期为一疗程。结果：治疗45例中，痊愈26例，占58%，随访3个月经周期未发作；显效12例，占27%；有效4例，占9%；无效3例，占6%。总有效率为94%。

（46）针刺头皮生殖区穴治疗痛经50例［中国针灸，2005，25（5）：325］

作者采用针刺头皮生殖区治疗痛经50例。取穴：头皮生殖区穴（经外奇穴，位于头部额角处，瞳孔直上，入发际2cm处）。方法：一般取坐位，常规消毒，取40mm长毫针，沿生殖区穴快速上下对刺。在行针时，嘱患者深吸一口气后憋气，双手顺时针方向按揉少腹部36次，待憋气不能时，松手行腹式深呼吸，如此反复数次。每次行针2~3分钟，每15分钟行针1次，留针1~3小时。若个别患者疼痛不减，可留针12小时，每天1次。每个月经周期治疗3~5次为一疗程。结果：本组50例，治愈42例，其中1个周期治愈24例，2~3个周期治愈18例；2~3个周期好转7例；无效1例。半年后随访，全部治愈。

（47）头皮发际区微针法治疗原发性痛经的临床研究［陕西中医学院学报，2008，31（5）：56］

目的：探索一种治疗原发性痛经的方法。方法：将60例原发性痛经患者随机分为两组。观测组用头皮发际区微针法，对照组用口服药物疗法。测定两组月经血前列腺素$F_{2\alpha}$（$PGF_{2\alpha}$）含量。结果：观测组疗效（80.00%）高于对照组（73.33%）。治疗前后两组月经血 $PGF_{2\alpha}$ 含量改变自身比较均有极显著性差异（$P < 0.01$）；治疗前后两组月经血 $PGF_{2\alpha}$ 含量差值之差异有显著性（$P < 0.05$）。结论：头皮发际区微针法对于原发性痛经患者具有确切疗效，其治疗机理与降低月经血中 $PGF_{2\alpha}$ 的含量相关。

（48）头针配合穴位注射治疗顽固性痛经50例［上海针灸杂志，2010，29（8）：516］

作者近年用头针配合穴位注射治疗顽固性痛经50例。方法：①头针治疗：取穴额旁三线，局部常规消毒后用0.30mm×40mm 毫针，针与头皮成30°夹角，用夹持进针法迅速刺入帽状腱膜下，达到该区的应有深度后，接 SDZ 型电子针疗仪通电20分钟，以患者可耐受为宜。出针后用消毒干棉球压迫针孔，防出血。经前7天每日1次，连续治疗3个月经周期。②穴位注射：用5mL 一次性注射器5号齿科针头，取维生素 B_1 4mL，取双侧地机穴，快速刺入1~1.5寸，有得气感后每穴注入2mL，出针后用消毒干棉球压迫针孔，以防出血。经前7天每日1次，连续治疗3个月经周期。结果：本组50例，治愈38例，占76%；好转10例，占20%；无效2例，占4%。总有效率为96%。

（49）腹针引气归元法为主治疗痛经的随机对照研究［第二届国际腹针学术研讨会论文集，2009，37］

目的：观察腹针治疗痛经的临床疗效，并探讨其部分作用机制。方法：将80例痛经患者用简单随机法分为腹针组和体针组。腹针组以引气归元法为主，每次留针30分钟，隔天1次，10次为一疗程，每个疗程自月经周期的第

10天开始治疗，共治疗3个疗程。体针组用体针疗法，即刺激体穴（天枢、气海、关元、三阴交、地机、子宫等），治疗时间、疗程等同腹针组。分别于治疗前后进行痛经程度评分，并评定总体疗效。结果：腹针组痊愈2例，显效5例，有效30例，无效3例，总有效率为92.5%；体针组痊愈1例，显效2例，有效31例，无效6例，总有效率为85.0%。2组总体疗效比较，差异无统计学意义（$P > 0.05$），2组痛经程度评分比较，差异无统计学意义（$P > 0.05$），2组痛经程度评分比较，治疗后均比治疗前降低（均$P < 0.01$），但是腹针组持续降低到治疗后第3次月经来潮，而体针组只持续降低到治疗后第2次月经来潮，且治疗后第3次月经来潮时，腹针组评分低于体针组（$P < 0.05$）。结论：腹针和体针两种疗法均可有效治疗痛经，但腹针的远期镇痛作用优于体针。

（50）腹针治疗子宫内膜异位症痛经30例［河南中医，2010，30（5）：500］

目的：观察腹针治疗子宫内膜异位症痛经的临床疗效。方法：将56例确诊病例随机分为治疗组30例，给予腹针治疗；对照组26例，给予口服桂枝茯苓胶囊治疗，观察治疗前后的痛经程度、妇科检查、B超情况、不良反应等。结果：治疗组痊愈5例，显效11例，有效11例，无效3例，有效率为90%；对照组痊愈3例，显效8例，有效10例，无效5例，有效率为80.8%。两组间差别有显著性（$P < 0.05$）。结论：腹针治疗子宫内膜异位症痛经具有较好疗效，且副作用小。

（51）腹针治疗子宫内膜异位症痛经 35 例［湖南中医杂志，2010，26（6）：75］

作者采用腹针疗法治疗子宫内膜异位症致痛经者 35 例，临床疗效较好，并与用西药（丹那唑胶囊）治疗的 26 例作对照观察。结论：腹针疗法可显著改善子宫内膜异位症痛经患者的痛经症状，较丹那唑胶囊具有更显著的镇痛效应。

（52）腹针治疗子宫内膜异位症所致痛经疗效观察［中国民族民间医药，2010，19（13）：156］

子宫内膜异位症（EMS）是指具有生长功能的子宫内膜组织异位到子宫腔以外而引起的慢性盆腔痛、性交痛、痛经及不孕。痛经是子宫内膜异位症的典型症状，解除这一症状在治疗子宫内膜异位症过程中有着重要意义。激素类药物如丹那唑、内美痛疗效确切，但副作用明显，手术治疗有一定的局限性。自 2006 年以来，我院门诊部针灸推拿科用腹针疗法治疗子宫内膜异位症痛经，并以活血化瘀中药煎剂作对照，中药组 30 例、腹针组 30 例。结论：两组治疗子宫内膜异位症痛经的疗效有显著差异，腹针组疗效显著优于中药组（$P < 0.05$）；腹针组治疗后痛经积分较治疗前显著降低（$P < 0.05$），中药组治疗后痛经积分与治疗前比较，差异无显著性（$P > 0.05$）。

（53）腹针治疗痛经 60 例疗效观察［中国实用医药，2011，6（17）：178］

作者用腹针治疗原发性痛经 60 例。方法：患者在月经来潮前 1 周左右接受腹针治疗，取平卧位，根据腹针标准处方取穴。主穴（君、臣）：气海、关元。辅穴（佐、使）：下风湿点（气海旁开 2.5 寸，双穴）。根据临床辨证，伴血瘀者加中脘，伴寒湿、湿热者加水道，均留针 30 分钟。同时用艾条灸神阙穴 20 分钟。结果：经过 5 个疗程的治疗后，60 例患者中有 42 例痛经症状消失，月经恢复正常，达到临床治愈；18 例患者仍有轻度腹痛、腹胀症状，因症状较轻，患者拒绝继续治疗。对以上患者进行 1 年的随访，均未复发。从以上疗效分析，用腹针治疗痛经，其治愈率达 70%，有效率达 100%。

（54）平衡针对原发性痛经的即时止痛疗效观察 30 例 ［新疆中医药，2011，29（1）：25］

目的：观察平衡针对痛经患者即时止痛的疗效。方法：取痛经穴运用平衡针治疗 30 例痛经患者。结果：30 例患者中治愈 28 例（93.4%），显效 1 例（3.3%），无效 1 例（3.3%），总有效率为 96.7%。结论：平衡针对痛经的即时止痛效果好。

（55）火针治疗妇女痛经 50 例临床观察 ［针灸临床杂志，2001，17（2）：32］

作者采用火针疗法治疗妇女痛经 50 例。本组 50 例病例均为针灸科门诊患者，年龄分布在 14～42 岁之间，平均年龄 25 岁，病程最短为 3 个月，最长 20 年，绝大多数在 5 年以内，共 42 例，占 84.0%，5 年以上 8 例，占 16%。经妇科诊断为原发性痛经者 44 例，继发性痛经者 6 例。中医辨证分型：寒湿凝滞 17 例，气滞血瘀 19 例，气血虚弱 9 例，肝肾亏损 5 例。治疗方法以火针疗法为主，辅以毫针和灸法。结论：经火针治疗 1～3 个周期后，痊愈 21 例，占 42%；好转 26 例，占 52%；，无效 3 例，占 6%。总有效率为 94%。

（56）杵针治疗痛症 98 例临床观察 [中国针灸，2001，21（6）：357]

目的：观察无创伤杵针疗法治疗各种痛症的临床疗效。方法：以八阵穴、河车路为主，配合全身取穴。结果：经 1～2 个疗程治疗后，胃脘痛的愈显率为 89.3%，腰痛的愈显率为 87.1%，头痛的愈显率为 91.3%，痛经的愈显率为 93.8%。98 例痛症经本法治疗后全部有效。结论：杵针疗法在临床治疗痛症方面是有效的、可行的、无创伤性的。

（57）浮针疗法治疗原发性痛经的随机对照观察 [中国针灸，2007，27（1）：18]

目的：观察浮针疗法治疗原发性痛经（PD）的临床疗效。方法：120 例 PD 患者随机分为浮针组和药物组各 60 例，浮针组采用浮针疗法远取三阴交穴治疗，药物组采用口服吲哚美辛肠溶片治疗，观察两组患者的止痛效果。结果：浮针组与药物组总有效率分别为 93.3% 和 75.0%；两组治疗前后疼痛评分比较差异有极显著性（$P < 0.001$），以浮针组更好（$P < 0.001$）；浮针组起效时间最快 3 分钟，明显快于药物组的 30 分钟（$P < 0.05$）。结论：浮针疗法针刺三阴交穴治疗 PD 临床疗效优于口服吲哚美辛肠溶片。

（58）艾灸配合针刺治疗原发性痛经 47 例 [针灸临床杂志，2011，27（9）：16]

目的：观察艾灸配合针刺治疗原发性痛经的临床疗效，

验证艾灸治疗痛经时与针刺是否有协同作用。方法：选择87例痛经病人，分成两组。治疗组47例，采用针刺和艾灸并用的治疗方法，艾灸取穴关元、足三里、归来，同时对痛经伴随的不同兼症随症加减取穴。而对照组40例仅用针刺治疗，亦随症取穴。结果：治疗组总有效率为91.5%，对照组总有效率为75.0%。两组比较差异有显著性（$P < 0.05$），治疗组优于对照组。结论：艾灸、针刺同时用于痛经治疗具有协同作用。

（59）灸法治疗原发性痛经120例［中国民间疗法，1999，8（8）：12］

作者于1992~1997年用灸法治疗原发性痛经，5年间观察治疗患者120例，收到了满意疗效。120例患者中，经妇科检查均属无其他器质性病变者，年龄13~18岁85例，19~23岁18例，24~29岁11例，30岁以上6例；未婚者90例；未孕者98例；痛经发生在经前期者46例，经期者25例，经后者13例，月经前后即整个经期者10例。病史最短者2个月，最长者25年。按中医辨证，属气滞血瘀型42例、寒湿凝滞型62例、肝肾亏损型12例、气血虚弱型10例。取穴：气滞血瘀型取关元、太冲（双）、三阴交（双），气血虚弱型取三阴交（双）、气海、关元、腰阳关。结果：本组经治疗后，3个月经周期疼痛消失为治愈，计40例，占33.3%；疼痛明显减轻或消失，伴随症状明显好转为显效，共56例，占6.7%；疼痛减轻，伴随症状好转为好转，计20例，占16.7%；治疗前后无变化为无效，计4例，占3.3%。

（60）悬灸周期疗法治疗痛经 34 例［江西中医药，2006，9（37）：49］

本文采用悬灸气海、关元、三阴交周期疗法治疗痛经 34 例取得满意疗效。方法：其中气滞血瘀型 14 例，寒湿凝滞型 20 例。治疗方法：气滞血瘀型取气海、三阴交（双侧），寒湿凝滞型取关元、三阴交（双侧）。经治疗 34 例患者中痊愈（疼痛消失，连续 3 个月经周期未见复发）24 例，好转（疼痛减轻，或疼痛消失，但不能维持 3 个月经周期）7 例，无效 3 例，总有效率为 91.12%。

（61）电针、艾灸、埋线对痛经大鼠 T 细胞亚群水平的影响［上海针灸杂志，2007，26（9）：43］

目的：观察电针、艾灸、埋线对实验性痛经大鼠 T 细胞亚群水平的影响。方法：己烯雌酚和催产素模拟制作痛经模型，观察痛经大鼠的扭体反应情况和大鼠胸腺、脾脏的变化，检测大鼠血浆 CD_3、CD_4、CD_8 的水平。结果：电针、艾灸、埋线能明显减少痛经模型 30 分钟内扭体次数，与模型组比较差异有统计学意义（$P < 0.01$）；模型组 CD_3、CD_4 与对照组比较差异有统计学意义（$P < 0.01$），存在明显的免疫功能低下。电针、艾灸、埋线组 CD_3、CD_4 与模型组比较差异有统计学意义（$P < 0.01$）。模型组免疫器官胸腺和脾脏发生了明显的病理变化，电针、艾灸、埋线组的胸腺和脾脏的病理变化较模型组有一定的改善。结论：电针、艾灸、埋线不但有很好的止痛或缓解疼痛的作用，而且对原发性痛经大鼠外周血 T 淋巴细胞亚群和免疫器官都有影响，在一定程度上拮抗了原发性痛经出现的免疫功

能低下。

（62）热敏化灸治疗原发性痛经临床研究［河南中医，2008，28（1）：62］

目的：观察热敏化灸治疗原发性痛经的临床疗效。方法：将65例原发性痛经患者随机分为热敏化灸治疗组（33例）和辨证穴位灸对照组（32例），采用国际公认的评分标准进行观察，对两组病人在治疗前后进行计分以评价疗效。结果：两组治疗后总积分值有极显著差异（$P < 0.01$），热敏化灸组显愈率明显高于辨证穴位灸组（$P < 0.01$）。结论：热敏化灸治疗原发性痛经疗效明显优于辨证穴位灸疗法。

（63）隔药灸治疗痛经35例临床观察［针灸临床杂志，1999，15（1）：31］

作者对35例痛经患者采用附子饼灸法，取得一定的疗效，其中原发性痛经9人、继发性痛经7人、充血性痛经19人。方法：取关元、石门、八髎等穴。将艾绒做成锥体状，置于附子饼上行灸，每组每穴1次，2组穴交替使用，每周3次，1个月为一疗程，月经未潮时止。以治疗3个月为准。结果：原发性痛经患者中显效7例（77.78%），有效2例（22.22%），无效0例；继发性痛经患者中显效0例，有效4例（57.14%），无效3例（42.86%）；充血性痛经患者中显效10例（52.64%），有效7例（36.84%），无效2例（10.52%）。总有效率为85.71%。结论：隔附子饼对原发性痛经、充血性痛经的疗效优于继发性痛经，尤其是对原发性痛经疗效更为显著。

（64）隔附子饼灸治疗痛经［中医文献杂志，2001，3：44］

作者采用隔药灸疗法治疗痛经，并对部分患者在治疗前后的经血前列腺素（$PGF_{2\alpha}$）水平进行了检测。方法：70例患者随机分成隔附子饼灸（下简称隔药灸）组和针刺组，各35例。隔药灸组：年龄17~40岁，病程3个月到10年，其中原发性痛经28例、继发性痛经7例。针刺组：年龄15~38岁，病程4个月到7年，其中原发性痛经30例，继发性痛经5例。比较两组疗效及血前列腺素水平变化。结论：隔药灸组疗效明显优于针刺组。

（65）隔姜灸关元治疗原发性痛经疗效观察［中国全科医学，2006，9（10）：847］

目的：观察隔姜灸关元治疗原发性痛经的效果。方法：将薄片鲜姜置关元穴上，上置艾柱施灸。结果：100例原发性痛经患者显效43例，有效46例，无效11例。结论：隔姜灸关元治疗原发性痛经安全简便，疗效良好。

（66）隔物灸治疗原发性痛经15例［上海针灸杂志，2009，28（4）：229］

本组15例患者，根据临床分型：气滞血瘀型6例、寒凝血瘀型7例、肝肾虚损型2例。主穴取关元、中极、子宫（双）、三阴交（双）。气滞血瘀型配气海，寒凝血瘀型配归来，肝肾虚损型配脾俞、肾俞、十七椎。施灸时取独头蒜或生姜，切成0.3~0.5cm薄片，在其上用针刺数孔，将如蚕豆或枣核大小的艾炷置于蒜或姜片上点燃，放在所选穴位上。每穴灸3~5壮，每次30分钟。于月经来潮前

3~5 天开始施灸，直至月经来潮后 2 天疼痛停止为一疗程。一般治疗 2~3 个疗程。结果：治愈（经前或行经时腹痛止，诸症消失）6 例，显效（经前或行经时腹痛明显减轻，伴随症状基本消失）5 例，有效（腹痛减轻）3 例，无效（腹痛及其他症状无改善）1 例。总有效率达 93.3%。结论：艾灸能温经散寒、活血祛瘀，达到气血通畅、通则不痛的目的。

（67）隔药灸治疗原发性痛经临床观察［中国针灸，2005，25（11）：773］

目的：观察隔药灸疗法治疗原发性痛经的临床疗效及对自身激素水平的影响。方法：将 96 例原发性痛经患者随机分为治疗组 48 例，采用隔药灸疗法；对照组 48 例，服月月舒冲剂。连续治疗 3 个月经周期后进行观察比较。结果：治疗组愈显率、有效率分别为 87.5% 和 100.0%，明显优于对照组的 29.2% 和 83.3%；组间比较差异有非常显著性和显著性差异（$P < 0.01$，$P < 0.05$）。治疗后经血的前列腺素含量和经期血浆催产素含量均显著降低（$P < 0.01$）。结论：隔药灸疗法治疗原发性痛经疗效可靠，其作用机制可能通过调节患者异常的前列腺素及血浆催产素水平而发挥疗效。

（68）隔药灸治疗功能性痛经临床疗效观察［针灸临床杂志，2006，22（12）：56］

目的：研究隔药灸治疗功能性痛经的临床疗效。方法：将 126 例功能性痛经患者随机分为治疗组与对照组。治疗组采用隔药灸治疗，对照组采用针刺治疗。结果：治疗组

76 例患者中，痊愈 39 例、显效 20 例、有效 11 例、无效 6
例，总有效率为 92.11%，与对照组比较有显著性差异
（$P < 0.05$）。结论：隔药灸疗法治疗功能性痛经有较好疗
效，且简便易行、无痛苦，易被患者接受。

（69）隔药灸治疗气滞血瘀型原发性痛经 40 例［四川
中医，2009，27（4）：126］

目的：观察隔药灸治疗原发性痛经的临床疗效。方法：
对 40 例原发性痛经患者，给予隔药灸神阙、三阴交穴治
疗，均观察 3 个月经周期。结果：总有效率为 97.5%。结
论：隔药灸治疗原发性痛经的临床疗效显著。

（70）隔物灸对寒湿凝滞型原发性痛经患者血清 $PGF_{2\alpha}$
含量的影响［河北中医药学报，2007，22（4）：33］

目的：探讨隔物灸治疗寒湿凝滞型原发性痛经的作用
机制。方法：将 206 例寒湿凝滞型原发性痛经患者随机分
为两组（各 103 例）。治疗组用隔物灸神阙、关元穴治疗；
对照组用口服月月舒冲剂治疗。治疗 3 个月经周期后进行
疗效评价，并观察两组部分患者（两组各 40 例）治疗前后
血清前列腺素 $F_{2\alpha}$（$PGF_{2\alpha}$）指标的变化。结果：两组痛经
患者治疗前血清 $PGF_{2\alpha}$ 含量较正常组明显升高（$P < 0.01$），
治疗后两组患者血清 $PGF_{2\alpha}$ 含量均有不同程度降低，治疗前
后比较，差异有显著性（$P < 0.01$，$P < 0.05$）；治疗后治
疗组较对照组血清 $PGF_{2\alpha}$ 含量明显降低（$P < 0.05$），并恢
复到正常组水平（$P > 0.05$）。结论：隔物灸治疗寒湿凝滞
型原发性痛经临床疗效显著。

（71）隔物灸对寒湿凝滞型原发性痛经患者内皮素和一

氧化氮含量的影响〔针刺研究，2008，33（6）：409〕

目的：探讨隔物灸治疗寒湿凝滞型原发性痛经的作用机制。方法：以神阙穴艾炷隔盐姜灸、关元穴艾炷隔姜灸治疗寒湿凝滞型原发性痛经患者 105 例，并设中药月月舒冲剂对照组（104 例）。观察两组疗效，同时随机对部分患者（两组各 40 例）治疗前后及正常人经期血浆内皮素（ET-1）含量（用放射免疫法）、血清一氧化氮（NO）含量（用硝酸还原酶法）进行检测。结果：艾灸组疗效明显优于对照组（$P < 0.05$）。艾灸组和对照组治疗后血浆 ET-1 含量均较治疗前明显下降（$P < 0.01$，$P < 0.05$）；治疗后艾灸组 ET-1 含量明显低于对照组（$P < 0.01$）。治疗后两组血清 NO 含量与治疗前比较均明显升高（$P < 0.01$），并均恢复至正常组水平（$P > 0.05$）。结论：隔物灸治疗原发性痛经具有较好疗效，其作用机制之一可能与调节 ET-1 与 NO 失衡有关。

（72）温针灸治疗原发性痛经 56 例〔中国中医急症，2006，15（9）：1039〕

目的：采用温针灸治疗本病 56 例。方法：随机分为治疗组 56 例与对照组 30 例，治疗组取穴关元、三阴交温针灸，对照组予元胡止痛片口服。两组均从月经前 5~7 日开始治疗至月经来潮第 1 日止，连续治疗 3 个月经周期后评定疗效。结果：治疗组 56 例，治愈 40 例（71.43%）、显效 8 例（14.29%）、有效 6 例（10.71%）、无效 2 例（3.57%）、总有效率为 96.43%；对照组 30 例，治愈 12 例（40%）、显效 7 例（23.34%）、有效 4 例（13.33%）、无效 7 例（23.33%），总有效率为 76.67%。治疗组疗效优于对照组（P < 0.05）。结论：温针灸具有取穴少、方法简单、疗效满意的特点，是治疗原发性痛经的有效方法。

（73）温针灸治疗功能性痛经 41 例临床观察〔河北中医，2007，29（6）：539〕

目的：采用温针灸法治疗功能性痛经 41 例。方法：主穴取三阴交（双）、归来（双）、关元。加减：气滞血瘀型加太冲（双）、血海（双），寒凝胞中型加命门、次髎（双），肝肾亏虚型加肾俞（双）、肝俞（双）。操作方法：三阴交直刺 0.5 寸，归来、关元均直刺 1~1.2 寸，针行提插捻转补法，并重用灸法，针上加灸 30 分钟。结果：本组 41 例，治愈 26 例，占 63.4%；好转 13 例，占 31.7%；未愈 2 例，占 4.9%；总有效率为 95.1%。结论：温针治疗，疗效明显，可提高患者的生活质量。

（74）温针灸治疗寒凝血瘀型痛经 30 例疗效观察〔长春中医药大学学报，2008，24（6）：718〕

作者自 2006 年 11 月至 2008 年 3 月对我院门诊及住院的 60 例寒凝血瘀型痛经患者予温针灸治疗。方法：随机分为两组，治疗组 30 例，采用温针灸治疗，对照组 30 例，采用田七痛经胶囊治疗。结果：治疗组痊愈 21 例，显效 5 例，有效 3 例，无效 1 例，总有效率为 96.7%；对照组痊愈 5 例，显效 12 例，有效 5 例，无效 8 例，总有效率为 73.3%。结论：温针灸治疗寒凝血瘀型痛经疗效明显优于对照组，简便易行有效，且无毒副作用。

（75）辨证使用中药联合赵氏雷火灸治疗原发性痛经

27 例临床分析［四川中医，2011，29（7）：92］

目的：观察辨证使用中药联合赵氏雷火灸治疗原发性痛经的临床疗效。方法：将 52 例原发性痛经患者随机分为治疗组 27 例和对照组 25 例。治疗组采用辨证使用中药联合雷火灸疗法，对照组采用单纯辨证使用中药疗法。治疗 3 个疗程后比较两组疗效。结果：治疗组疗效优于对照组，两组疗效相比有统计学意义（$P < 0.05$）。结论：辨证使用中药联合雷火灸治疗原发性痛经有较好的疗效。

（76）壮医药线点灸治疗原发性痛经 85 例观察［中国民族医药杂志，2008，7：22］

目的：探讨壮医药线点灸疗法治疗原发性痛经的临床疗效。方法：将 120 例原发性痛经患者随机分为两组，治疗组 85 例采用壮医药线点灸治疗，对照组 35 例口服颅痛定、维生素 B_1。结果：治疗组治愈 59 例，有效 25 例，总有效率为 98.82%，对照组总有效率为 74.29%，两组差异非常显著（$P < 0.01$）。结论：壮医药线点灸疗法治疗原发性痛经有较好疗效。

（77）壮医药线点灸疗法对催产素致痛经大鼠血液流变学的影响［中国民间疗法，2009，17（6）：40］

目的：为了探讨壮医药线点灸疗法治疗原发性痛经的作用机理，本研究通过动物实验，观察壮医药线点灸疗法对原发性痛经模型大鼠血液流变学的影响。方法：按重量随机分为 4 组（每组 10 只）：正常对照组、痛经模型组、痛经模型 + 壮医药线点灸组、痛经模型 + 空线点灸组，剩余 10 只大鼠用于补充意外死亡的缺失。观察大鼠扭体反应及血液流变学指标。结果：壮医药线点灸组的扭体反应及血液流变学指标均优于其他组（$P<0.05$）。结论：壮医药线点灸疗法治疗原发性痛经具有简、便、廉、验的特点，值得在临床推广应用。

（78）温经汤配合艾灸神阙穴治疗原发性痛经43例〔浙江中医杂志，2009，44（4）：278〕

目的：运用温经汤配合艾灸治疗原发性痛经43例。方法：治疗组43例采用温经汤配合艾灸神阙穴，对照组采用芬必得（布洛芬缓释胶囊），两组均在月经来潮前约5天开始治疗，连续治疗5天，3个月经周期为一疗程，1个疗程后评定疗效。结果：治疗组总有效率为83.7%，显著优于对照组的61.9%（$P<0.05$）。结论：温经汤温经暖宫止痛，温灸神阙可调理冲任、温通经络、行气止痛。两者配合安全可靠、费用低廉、依从性高，值得推广应用。

（79）温灸配合中药电熨疗法治疗原发性痛经〔Chinese Journal of Rehabilitation，2009，24（3）：198〕

目的：观察温灸配合中药电熨疗法对原发性痛经（PD）患者的作用。方法：PD患者42例，均采用艾灸双侧关元、肾俞及三阴交穴，同时配合中药电熨神阙及关元穴。结果：治疗3个月后，42例患者症状积分、疼痛评分及前列腺素（$PGF_{2\alpha}$）、血浆催产素（OT）含量均较治疗前明显减少（$P<0.01$，$P<0.05$）。结论：温灸法配合中药离子导入治疗PD有效，其机制可能为通过调节患者异常的$PGF_{2\alpha}$及OT含量而发挥作用。

（80）艾灸配合中药治疗原发性痛经 30 例 ［中国中医急症，2009，18（7）：1165］

目的：痛经多指在行经前后或在行经期间出现腹痛、腰酸、下腹坠胀或其他不适，影响生活和工作。其中，生殖器官无器质性病变者称为原发性痛经。作者应用艾灸配合中药治疗原发性痛经 30 例。结果：本组 30 例，痊愈 20 例，有效 8 例，无效 2 例，总有效率为 93.3%。结论：两种治疗方法配合应用，能温通经络、化瘀止痛，治疗原发性痛经疗效显著。

（81）艾灸联合加味生化汤治疗原发性痛经临床观察 ［湖北中医杂志，2011，33（4）：47］

作者采用艾灸及加味生化汤治疗原发性痛经 142 例，随机分为治疗组 78 例、对照组 64 例。方法：治疗组在月经来潮的前 5 天开始服用加味生化汤加减，每日 1 剂，分 2 次温服，月经来潮时停服。并取穴位（主穴：中极、太冲、气海，地机、子宫、三阴交；配穴：中脘、神阙、脾俞、足三里）艾灸 15~30 分钟，隔日 1 次，共灸 3 次，月经来潮即停止。对照组经前不干预，月经来潮疼痛时口服前列腺素合成酶抑制剂布洛芬 400mg，每日 3 次。连续应用 3 个月经周期为一疗程，疗程结束后判断疗效。结果：治疗组总有效率为 84.6%，对照组总有效率为 79.6%，差别有显著性（$P < 0.05$）。

（82）穴位埋线配合艾灸治疗原发性痛经的疗效观察 ［大连医科大学学报，2007，29（2）：168］

目的：观察穴位埋线配合艾灸治疗原发性痛经的治疗

效果。方法：将原发性痛经患者 50 例，随机分为治疗组 25 例（穴位埋线配合艾灸治疗）与对照组 25 例（口服消炎痛），观察治疗 3 个月的疗效并进行对照分析。结果：穴位埋线配合艾灸治疗效果优于口服消炎痛；治疗组总有效率为 88%，对照组总有效率为 24%，有显著性差异（$P <$ 0.05）。结论：穴位埋线配合艾灸是治疗原发性痛经较为有效的方法。

（83）穴位埋线配合灸法治疗原发性痛经 52 例〔甘肃中医，2009，22（6）：39〕

目的：观察穴位埋线疗法配合灸法治疗原发性痛经的临床疗效。方法：将 104 例原发性痛经患者随机分为治疗组和对照组各 52 例，治疗组应用穴位埋线疗法为主，配合灸法，对照组采用西药治疗，治疗 3 个月经周期后观察疗效。结果：治疗组临床治愈 24 例，显效 9 例，好转 14 例，无效 5 例，总有效率为 90.4%；对照组临床治愈 9 例，显效 10 例，好转 15 例，无效 18 例，总有效率为 65.4%。2 组比较差异非常显著（$P < 0.01$）。结论：穴位埋线疗法配合灸法治疗痛经疗效好，且不影响患者日常工作和学习。

（84）刮痧拔罐治疗原发性痛经的疗效观察〔长治医学院学报，2007，21（3）：230〕

目的：观察刮痧拔罐和西药治疗原发性痛经的疗效。方法：将痛经病人 156 例随机分为刮痧拔罐治疗组（Ⅰ组）72 例，用刮痧拔罐的方法对他们进行治疗。西药治疗组（Ⅱ组）84 例，用布洛芬或双氯酚酸、心痛定等药物治疗。结果：Ⅰ组疗效明显优于Ⅱ组（$P < 0.01$）。结论：Ⅰ组属

于中医的外治法，效果明显，简单易行且无毒副作用；Ⅱ组效果差且毒副作用较多。

（85）推拿治疗血瘀型原发性痛经 56 例 ［福建中医学院学报，2005，15（4）：41］

作者对血瘀型原发性痛经患者 56 例进行推拿手法治疗，治疗 3 个月经周期，观察疗效并检测部分患者治疗前后前列腺素水平。结果：推拿对不同程度的痛经均有疗效，治疗组治疗前经血中 $PGF_{2\alpha}$ 显著高于正常对照组（$P <$ 0.01），治疗后使月经血中 $PGF_{2\alpha}$ 的含量显著下降（$P <$ 0.01），使其接近月经正常组的水平。结论：推拿手法治疗痛经有确切疗效。

（86）推拿治疗痛经 56 例观察 ［实用中医药杂志，2008，24（1）：40］

作者在临床运用推拿手法治疗痛经患者 56 例。方法：胸腹部操作：①双手分推法：患者取仰卧位，医者用柔和的分推法从玉堂穴，经膻中、中脘、气海、石门等穴到关元处，分推 5 遍以达疏理气机、调畅气血的作用。②按揉法：用中指或拇指点按期门、膻中、气海、天枢、中脘、关元、中极、合谷等穴，每穴 1 分钟。然后用掌根在小腹部以轻柔缓和的手法按揉 3 分钟。③摩腹法：在小腹部用手掌摩法按顺时针方向按摩 5 分钟，再用双手掌面分抹腹部 5 遍，用擦法擦少腹部两侧，直到腹内有温热感。腰背部操作：患者俯卧位，医者用轻柔的掌按揉法在背部及腰骶部治疗，从上向下操作 3 遍，以放松肌肉、舒调经气。用拇指点按肝俞、脾俞、肾俞、胃俞、八髎穴，每穴点按 1

分钟。最后用擦法施于腰骶部，以有温热透达感为度。下肢部操作：患者仰卧位，医者用擦法和掌揉法对两下肢治疗 3 分钟，然后拿揉下肢两侧的血海、三阴交穴，点按足三里穴，每穴治疗 2 分钟，用拍法结束下肢治疗。每月在月经来潮的前 1 周隔日治疗 1 次，每周治疗 3 次，3 个月治疗 9 次为一疗程。结果：痊愈 32 例，占 57%；显效 19 例，占 34%；无效 5 例，占 9%；总有效率为 91%。

（87）足底反射区推拿治疗痛经的临床观察［中华现代中医学杂志，2009，5（5）：278］

目的：观察足底反射区推拿对痛经的治疗效果。方法：推拿足底反射区和按摩足底治疗痛经。结果：大多数患者经该法治疗，效果良好。结论：推拿足底反射区是治疗痛经的有效方法之一。

（88）按压为主结合药物治疗原发性痛经［青海医学院学报，2011（2）：131］

作者采用指压血海等为主配合少腹逐瘀颗粒治疗原发性痛经 25 例。治疗方法：①按摩取血海、地机、合谷、太冲、三阴交穴，均双侧。患者取仰卧位，医生用双手拇指分别按揉上述穴位，每穴 5～8 分钟。于经前 5 天开始治疗，每日 1 次，7 天为一疗程，连续治疗 3 个疗程。②中药采用少腹逐瘀颗粒，每次 10g，每日口服两次，月经前 5 天开始服用，连用 10 天为一疗程，连续治疗 3 个疗程。结果：痊愈 11 例，好转 12 例，无效 2 例，有效率为 92%。

2. 专业结论

经大量的临床及实验研究证实，针灸特色疗法用于治疗痛经，能有效缓解疼痛等临床症状，减少远期复发率，且不良反应少，具有广阔的应用前景。

二、中医外治法的现代文献

1. 文献摘要

（1）中药灌肠治疗子宫内膜异位症痛经 72 例［中国中医药科技，2004，11（4）：252］

作者采用红藤汤保留灌肠治疗内异症经期疼痛患者 72 例。方法：予红藤汤保留灌肠。处方：红藤 15g，败酱草 15g，三棱 15g，莪术 15g，赤芍 15g，桃仁 15g，丹参 10g，桂枝 10g，延胡索 15g，香附 10g。使用方法：浓煎 100mL，保留灌肠，每日 1 次，10 天为一疗程，经期停用，连续用 3 个疗程后复查。结果：显效 22 例（30.6%），有效 40 例（55.6%），无效 10 例（13.9%），总有效率为 86.1%。全部病例经中药灌肠治疗后无明显不良反应。

（2）中药灌肠治疗痛经 48 例观察［浙江中医学院学报，2005，29（4）：38］

目的：观察中药灌肠治疗痛经的治疗效果。方法：78 例痛经患者随机分为两组，治疗组 48 例中药灌肠，对照组 30 例服用英太青，同时静脉滴注丁胺卡那和灭滴灵。结果：治疗 3 个月后，两组疗效比较无显著差异（$P > 0.05$），停药后 2 个月疗效比较差异显著（$P < 0.05$）。结论：中药灌肠远期疗效优于对照组。

（3）痛经停栓治疗寒凝血瘀型原发性痛经 30 例临床观察［中国中医药科技，2005，12（1）：51］

作者采用痛经停栓治疗寒凝血瘀型原发性痛经 30 例。方法：将 60 例患者随机分为 2 组，每组 30 例，疗程 12 周；另取 30 例正常人为正常对照组，不予药物。痛经停栓组于基础体温上升第 5 天开始直肠给药，每次 1 枚，每日 3 次，直至经血止。消炎痛栓组于基础体温上升 12 天直肠给药，每日 1 次，每次 1 枚，直至经血止。观察指标及方法：①经血前列腺素 $F_{2\alpha}$ 的测定：两治疗组取治疗前末次经潮 10 小时内及治疗 1 疗程停药后下次经潮留取的月经血，正常组也在相应时间取标本，按 $PGF_{2\alpha}$ 测定药盒的说明进行测定，计算每毫升月经血中 $PGF_{2\alpha}$ 的含量。②血液流变学测定：治疗组在治疗前及 1 疗程后取静脉血，正常组也在相应时间留取标本，测血液流变学各项指标。结果：中药组总有效率为 90.00%，西药组总有效率为 86.67%。结论：本研究亦证实原发性痛经患者的月经血中的 $PGF_{2\alpha}$ 的含量高于正常人。两治疗组均能降低痛经患者月经血中的 $PGF_{2\alpha}$ 的含量，而中药能显著降低痛经患者月经血中 $PGF_{2\alpha}$ 的含量。

（4）痛经宁栓剂治疗原发性痛经的临床研究［中国中医药科技，2008，15（1）：52］

目的：观察痛经宁栓剂治疗原发性痛经（PD）患者的临床疗效，并研究其作用机理。方法：将 PD 患者 50 例，随机分为治疗组 30 例和对照组 20 例，治疗组用痛经宁栓剂，对照组用消炎痛栓剂，观察疗效及治疗前后患者经期血浆前列腺素 $F_{2\alpha}$（$PGF_{2\alpha}$）、血浆前列腺素 E_2（PGE_2）、血浆催产素（OT）的含量变化。结果：治疗组总有效率与对照组相比无统计学差异，痊愈率与对照组相比有显著性差异（$P < 0.05$）。治疗组治疗后血浆 $PGF_{2\alpha}$ 值、OT 值均有明显下降，与对照组相比有显著性差异（$P < 0.05$）；治疗后血浆 PGE_2 值显著升高，与对照组作用相当（$P > 0.05$）。结论：痛经宁栓剂有较好治疗效果，并能降低患者经期血浆 $PGF_{2\alpha}$、OT 含量，升高血浆 PGE_2 含量。

（5）痛经散敷脐治疗痛经 265 例［辽宁中医杂志，2005，32（4）：326］

作者采用痛经散敷脐治疗痛经患者 265 例。方法：熟地黄、益母草各 50g，当归、白芍、香附、丹参各 30g，延胡索、川芎、红花、五灵脂各 20g，木香、青皮、炮姜、肉桂各 15g。上药共研细末，过 120 目筛，瓶装备用。先用 95% 的酒精将氮酮稀释成 1.9% 的溶液，再用此溶液调和药末。把患者脐窝清洗干净，将调和好的药物置于脐窝内，外用纱布、胶布固定。每于月经前 2 ~ 3 天开始敷，每日换药 1 次，6 天左右为一疗程，连用 3 个月经周期。病程较长且病情较重者可用 4 ~ 6 个月经周期。结果：总有效率为 92.1%。其中临床治愈 169 例，占 64%；显效 43 例，占 16.1%；有效 32 例，占 12%；无效 21 例，占 7.9%。

（6）中药敷脐法治疗原发性痛经 60 例［陕西中医，2005，26（5）：400］

目的：观察温经、化瘀、止痛类中药配伍敷脐治疗原发性痛经（寒凝血瘀型）的临床疗效。方法：选用 60 例门诊患者，给予中药敷脐方（肉桂、当归、延胡索、红花、盐炒小茴香、细辛）。结果：痊愈 16 例，总有效率为 80%。结论：中药敷脐有温经祛寒、化瘀止痛的功效。

（7）愈痛贴治疗寒湿凝滞型原发性痛经临床研究［山东中医杂志，2006，10（25）：671］

作者用愈痛贴敷脐治疗寒湿凝滞型原发性痛经患者90例（其药物组成：肉桂、乌药、吴茱萸、当归、乳香、没药、香附、五灵脂、血竭）。结果：痊愈19例，显效30例，有效31例，无效10例，愈显率54.44%，总有效率88.99%。疗效明显优于痛经贴对照组。并且在改善中医证候方面，两组有显著性差异（$P < 0.01$）。对治疗组用药前后血液流变学、盆腔血流图的观测表明，愈痛贴能改变患者的微血流，提示愈痛贴是通过神阙穴这一独特的穴位吸收药物、改善患者的盆腔血循环而发挥作用的，是针对本病病因进行处治。

（8）敷脐疗法治疗原发性痛经120例［中医外治杂志，2007，10（5）：9］

目的：观察中药外敷脐部治疗原发性痛经的临床疗效。方法：对120例原发性痛经患者行中药敷脐疗法治疗，连用3个疗程后观察临床疗效。结果：120例中，治愈60例，显效46例，有效14例，总有效率为100%。结论：用自制中药末外敷脐部治疗原发性痛经疗效肯定、方法简便、安全可靠。

（9）敷脐疗法治疗原发性痛经43例［中医外治杂志，2011，20（4）：20］

目的：观察中药敷脐疗法治疗原发性痛经的临床疗效。方法：将2005年10月至2008年10月确诊为原发性痛经的患者随机分为治疗组（43例）和对照组（43例），治疗组予中药敷脐疗法，对照组口服布洛芬片。结果：治疗组43例中，32例痊愈，9例好转，无效2例，总有效率为95.35%；对照组43例中，19例痊愈，18例好转，5例无效，总有效率为88.37%。经统计学处理，有显著性差异（$P < 0.05$），说明治疗组疗效明显优于对照组。结论：中药敷脐疗法治疗原发性痛经疗效确切、安全可靠，患者易于接受，是治疗原发性痛经的一种有效方法。

（10）失笑散外治痛经118例［中医外治杂志，2003，12（3）：14］

作者收集痛经患者201例，随机分为失笑贴治疗组118例、对照组83例。方法：治疗组单用失笑贴外敷治疗。失笑贴由失笑散、血竭、乳香、乌药、延胡索、肉桂、茴香、干姜、樟脑、冰片各等分组成，将各药共为细末，用654-2注射液，取药6g调成糊状，贴敷神阙、关元穴上，用纱布固定，4小时换药一次。对照组用元胡止痛片，氟灭酸200mg，每天3次口服，阿托品0.5mg必要时肌注。两组均以治疗3天为一疗程。结果：两组治疗前后对比差异十分显著（$P < 0.01$）。

（11）复方香附贴剂穴位贴敷治疗原发性痛经［山西中医，2007，23（1）：79］

作者采用复方香附贴剂穴位外敷加按摩治疗原发性痛经52例。方法：复方香附贴剂药用香附、月季花、啤酒花、牛膝、当归各100g，共研细末，加食醋调为糊状备用。用法：于月经前3天，取药糊摊于双层纱布上，分别置于关元穴、曲骨穴、子宫穴，每2～3小时取下贴剂按摩2分钟，贴敷 24 小时换药 1 次，5 天为一疗程，连用 3 个月经周期。结果：治疗结果显效（少腹疼痛消失）39 例（占75%），好转（少腹部疼痛明显减轻，全身症状轻微）11例（占 21%），无效（少腹部疼痛无缓解，全身症状无改善）2 例（占 4%），总有效率为 96%。

（12）穴位贴敷治疗实证痛经的疗效观察及对前列腺素的影响〔中国针灸，2009，29（4）：83〕

目的：观察穴位贴敷治疗实证痛经的临床疗效及对前列腺素的影响。方法：将原发性痛经的实证患者随机分为贴敷组和药物组，贴敷组 31 例使用中药（制南星、三棱、莪术等）在中极、关元、气海穴处进行贴敷治疗；药物组30 例口服田七痛经胶囊治疗。在治疗前后分别观察痛经的疼痛程度及持续时间的积分，测定外周血前列腺素 $F_{2\alpha}$（$PGF_{2\alpha}$）与前列腺素 E_2（PGE_2）含量。结果：贴敷组总有效率为 93.5%，明显优于药物组的 73.3%（$P < 0.05$）；两组患者治疗后症状积分均较治疗前明显降低（均 $P < 0.01$），且贴敷组症状改善程度较药物组显著（$P < 0.01$）；贴敷组可明显升高原发性痛经患者外周血中 PGE_2 含量（$P < 0.01$），明显降低外周血中 $PGF_{2\alpha}$ 含量及 $PGF_{2\alpha}/PGE_2$比值（均 $P < 0.01$）。结论：穴位贴敷治疗实证原发性痛经有较好的疗效，值得临床推广。穴位贴敷对原发性痛经患者前列腺素的合成有良性调节作用。

（13）中药穴位贴敷治疗原发性痛经 32 例〔人民军医，2009，53（7）：421〕

作者采用中药穴位贴敷治疗原发性痛经 32 例。方法：

①取穴：主穴取中极或关元穴，配穴取三阴交和足三里穴。

②治法：取当归、党参、白术、乳香、没药、制附子、肉桂、细辛、炙草乌、香附和白芍各5g，川乌2g，配樟脑1g研成细末，用白酒、姜汁调制成膏糊状备用。月经前7天开始取本品3g外敷上述穴位，4～6小时取下，每天1次，7天为一疗程。结果：治愈30例（93.8%），显效2例（6.2%），总有效率为100.0%。其中伴月经不调者症状亦有显著改善。

（14）中药火通疗治疗原发性痛经136例〔陕西中医，2008，29（3）：268〕

目的：观察分析用中医外治法治疗原发性痛经的效果。方法：治疗组136例，采用中药火通疗方（桂枝、三棱、莪术、红花、生川乌、延胡索、乌药等，煎湿毛巾浸泡，酒精点燃热敷。）治疗；对照组采用西医止痛药治疗。结果：中药治疗组有效率为91.18%；对照组有效率为85.71%。两组的疗效差异无显著性（$P > 0.05$），治愈时间及治愈率比较差异有显著性（$P < 0.01$），治疗组优于对照组。结论：中药火通疗利用中药的直接渗透作用，可以提高原发性痛经的治愈率，并明显缩短治疗时间。

（15）中药足浴治疗原发性痛经82例〔中国中医药信息杂志，2003，10（4）：56〕

作者收集原发性痛经患者180人，随机分为观察组83人、对照组72人。方法：治疗组给予中药足浴。药物组成：当归20g，附子15g，小茴香15g，吴茱萸15g，川椒10g，细辛10g，柴胡15g，香附10g，五灵脂10g，牛膝

15g，延胡索 15g，鸡血藤 15g。用法：将中药煎煮后取汁1000mL，双足浸浴于盆内药中，以药液浸没足背为宜，每次 20 分钟，于月经前 7 天开始，每日 1 剂，连用 10 天。对照组予服少腹逐瘀丸，每日 2 次，每次 l 丸，于月经前 7 天开始服用，连用 10 天。结果：观察组治愈 48 例（58.54%），显效 22 例（26.83%），好转 10 例（12.20%），无效 2 例（2.43%），总有效率为 97.57%；对照组治愈 21 例（30.88%），显效 26 例（38.24%），好转 13 例（19.12%），无效 8 例（11.77%），总有效率为88.24%。两组比较，差异有显著性（$P < 0.05$）。

（16）中药外治原发性痛经 40 例［中医外治杂志，2005，1（3）：38］

作者运用中药敷脐及足疗治疗原发性痛经患者 40 例。方法：①中药敷脐：吴茱萸 20g，小茴香 10g，肉桂 15g，香附 15g，白芍 10g，柴胡 10g，延胡索 15g，红花 15g，桃仁 15g，丹参 15g，将上药混合均匀，研成细末，过 120 目筛，高压灭菌后贮瓶备用。使用时取少许药末，敷于脐部，用敷料固定，每日早晚各用热水袋温熨 30～45 分钟，温度保持在 40℃左右。贴药每日更换 1 次，月经前 3～5 天开始敷用，直到本次月经干净，连用 3 个月经周期为一疗程。②中药足疗：益母草、乳香、没药、桂枝各 15g，水煎2000mL，浸泡双足，每次 15～20 分钟，水温 40℃～50℃，月经第 3～5 天开始，直到本次月经干净，连用 3 个月经周期为一疗程。结果：40 例患者经 1 个疗程治疗后，痊愈 12例，占 30.00%；好转 24 例，占 60.00%；无效 4 例，占

10.00%。总有效率为90.00%。

(17) 中药熏蒸治疗原发性痛经的护理体会〔中国民康医学杂志，2011，23（7）：890〕

作者采用中药熏蒸治疗原发性痛经51例。基本药物组成：益母草30g，姜黄10g，桑枝20g，桔枝20g，干姜10g，川牛膝10g。方法：采用全自动熏蒸药浴仪器，熏蒸时间为20~30分钟，每天1次，连续至少7日为一疗程，配合相应的护理方法进行护理。结果：总有效率为94%。

(18) 穴位埋线为主治疗原发性痛经45例〔辽宁中医杂志，2006，33（9）：1180〕

作者采用穴位埋线法为主治疗原发性痛经45例，另设40例为对照组。方法：治疗组予穴位埋线法。选穴：肝俞、脾俞、肾俞、关元、足三里、三阴交，可双侧同时取穴，亦可左右交替轮流取穴。气滞血瘀加合谷、太冲，寒湿凝滞加水道，肝肾亏虚加太溪。操作：穴位局部常规消毒后，用$6^{1/2}$号注射针针头做套管，28号2寸长的毫针剪去针尖做针芯，将0000号羊肠线1cm放入针头内，右手持针，刺入所需深度。当出现针感后左手推针芯，同时右手退针管，将羊肠线埋植在穴位的皮下组织或肌层内，棉球按压针孔片刻后结束。穴位埋线治疗后再温和灸关元穴30分钟。一般在月经前3~7天治疗，每月治疗1次，3个月经周期为一疗程。对照组给予口服去痛片0.5g，每日3次。经期开始疼痛时口服，疼痛消失则停止，连续服用3个月经周期。结果：治疗组总有效率为91.1%，对照组总有效率为67.5%，两组差异有显著性（$P < 0.01$）。

（19）运用穴位埋线法治疗痛经［中外医疗，2010，4：136］

作者以地机穴为主穴，运用穴位埋线的方法治疗痛经患者10例。方法：以双侧地机为主穴，穴位皮肤常规消毒后，直刺穴位，得气后推针埋线。湿邪阻络者可以配足三里、阴陵泉；气血不足者可以配气海、关元、归来等；肝肾不足者可配肝俞、肾俞；寒湿凝滞者配阿是穴；湿热凝滞者可配太冲、丰隆。结果：显效7例，有效2例，无效1例，有效率为90%。

（20）中药配合仪器治疗痛经5例临床观察［医学理论与实践，2005，18（1）：59］

作者采用中药配合近红外热磁振乳腺检查治疗仪治疗痛经患者5例。方法：采用河北省泊头市医用光电仪器厂制造的 JLT－C 型近红外热磁振乳腺检查治疗仪。将中药浸泡于75%的酒精中半个月，制成酊剂。治疗时，将浸泡有适量酊剂的纱布敷于下腹部，与治疗探头固定在一起，每次治疗30分钟，10次为一疗程。一般治疗1个疗程，重症可治疗2个疗程。中药组成：当归、川芎、白芍、红花、莪术、延胡索、丹皮、香附、桃仁等（具体配方由厂家提供）。结果：5例患者中4例治愈，1例有效，0例无效。其中，1例治疗2个疗程。

（21）针刺配合中药导入治疗痛经100例［针灸临床杂志，2001，17（3）：7］

作者采用针刺配合中药导入治疗痛经100例。方法：①取穴：主穴为中极、地机、三阴交。配穴：寒湿凝滞型配水道、阴陵泉、丰隆；肝郁气滞型配太冲、气海、阳陵泉；肝肾亏损型配肝俞、肾俞、太溪；气血虚弱型配足三里、关元；湿热下注型配阴陵泉、合谷。②中药导入液：用中药当归、川芎、红花、桃仁、乳香、没药、透骨草、穿山甲、山楂、肉桂、桂枝、制附子、木香、厚朴、柴胡、车前子、泽泻煎汁取液备用。患者每次针刺治疗结束后，用中药离子导入机，以关元穴为中心垫正级（自制中药棉垫 15cm×20cm 大小吸满中药液后，敷在小腹部），以腰部命门穴为中心垫负极，开机后，刺激强度及温度调节均以患者能忍受为度，连续导入 30 分钟，结束治疗。每次于月经前 5 天开始治疗，连续 10 天为一疗程。结果：本组 100 例，痊愈 72 例，占 72%；显效 22 例，占 22%；无效 6 例，占 6%。总有效率为 94%。

（22）砭石疗法治疗原发性痛经 21 例疗效观察［中国针灸，2004，24（6）：439］

目的：观察砭石疗法治疗原发性痛经的效果。方法：运用泗滨浮石制成的砭锥，按砭术 16 法手法，将 21 例原发性痛经患者分为气滞血瘀、寒湿凝滞、气血虚弱 3 型进行治疗。结果：显效 3 例，有效 15 例，无效 3 例。结论：砭石疗法治疗原发性痛经安全简便、效果良好。

（23）中药纳鼻疗法治疗痛经 166 例［中医外治杂志，1995，4（2）：5］

作者运用中药纳鼻疗法治疗经行腹痛患者 166 例。方法：生川乌 10g，细辛 5g，川芎 15g，冰片 1g，将上药前 3 味拣净曝干，粉碎过细筛，弃渣，兑入冰片同研均匀，装瓶密封备用。临用时将药粉 1~2g 以纱布（两层或一层）裹成圆柱状或球形，纳入一侧鼻孔中（纱布袋或纱布团系一细线，长约10cm，留于鼻孔外，以免孔大团小，纳入过深，不易取出），一般用药 15~30 分钟疼痛减轻或停止。若药在鼻中持续 20 分钟其疼痛仍不减者，可取出药团，用同样方法再置一药团于另侧鼻孔中 10~20 分钟，其疼痛大多可止。结果：治愈113 例，占68.07%，其中 1 次治愈者 43 例，2 次治愈者 39 例，3 次治愈者 31 例。好转 41 例，占 24.69%；无效 12 例，占 7.23%。总有效率为 92.76%。

（24）痛经膏外耳道给药治疗原发性痛经 26 例疗效 ［新中医，2002，34（7）：19］

目的：探讨痛经膏经外耳道给药治疗原发性痛经的临床疗效。方法：选择原发性痛经患者 26 例，用痛经膏在外耳道四壁均匀涂抹，根据症状积分，观察治疗 30 分钟和 1 小时后情况，评定疗效。结果：治疗后 30 分钟内痊愈 10 例，有效 11 例，无效 5 例，总有效率为 80.77%；30 分钟至 1 小时内，痊愈 15 例，有效 7 例，无效 4 例，总有效率为 84.62%。治疗后见效时间快慢结果经 Ridit 分析，差异无统计学意义（$P>0.05$）；治疗后 30 分钟内痛经症状评分明显比治疗前降低（$t=8.754$，$P<0.001$），但治疗后 30 分钟至 1 小时内与治疗后 30 分钟内痛经症状评分差异无显著性（$t=3.731$，$P>0.05$）；痛经程度各组间总有效率差异无显著性（$\chi^2=0.854$，$P>0.05$）。结论：痛经膏治疗原发性痛经 30 分钟后即达到明显止痛效果，见效快，病人易于接受。

（25）止痛带治疗原发性痛经90例疗效观察［新中医，2006，38（9）：35］

目的：观察止痛带治疗原发性痛经（气滞血瘀型）的临床疗效。方法：将150例患者随机分为3组。治疗组90例，给予止痛带加热治疗；中药对照组30例，给予口服田七痛经胶囊治疗；实验对照组30例，给予空白腹带加热治疗。疗程均为3个月。结果：治疗组、中药对照组即时止痛疗效、近期疗效均明显优于实验对照组，差异均有统计学意义（$P < 0.05$）。结论：止痛带治疗原发性痛经有较好的临床疗效。

（26）当归片配合刮痧治疗大学生痛经28例［中国民间疗法，2006，14（9）：61］

作者收集符合条件的女大学生痛经患者56例，随机分为治疗组28例、对照1组14例、对照2组14例。治疗组采用口服当归片配合刮痧疗法，对照1组只采用口服当归片治疗，对照2组只采用刮痧疗法。月经前7天开始服当归片，4片/次，3次/日，连服10～14天为一疗程，下次月经前7天开始服下一疗程，期间停服其他治疗痛经的药物。刮痧：刮拭气海、关元、中极、气穴、血海、三阴交、肾俞、次髎、胞肓、膀胱俞、三焦俞等。用平补平泻法，每3日1次，3周为一疗程，嘱患者刮拭后饮温开水1杯。结果：治疗组总有效率100%，对照1组总有效率92.9%，对照2组总有效率82.7%。由此可见，治疗组的疗效优于其他两组，说明口服当归片配合刮痧疗法疗效明显优于单用口服当归片或刮痧治疗。

（27）中药内服配合蒸汽浴治疗痛经46例［陕西中医，2008，29（11）：1456］

目的：观察中药内服配合蒸汽浴治疗原发性痛经的临床疗效。方法：治疗组46例以中药汤剂内服（小茴香、桂枝、乌药、当归、红花、鸡血藤、制香附、延胡索等），并配合同方外用中药蒸汽浴；对照组57例仅用原方内服汤剂。结果：治疗组愈显率为76%，对照组愈显率为47.4%。两组经统计学处理，差异有显著性（$P < 0.01$）。结论：中药内服配合蒸汽浴治疗痛经有行气活血、散寒祛湿的功效，更可明显提高疗效。

2. 专业结论

经大量临床及实验研究证实，中医外治法对痛经症状有明显的改善作用，且无明显毒副作用。

三、运动及其他疗法的现代文献

1. 文献摘要

（1）关于太极拳对大学女生痛经影响的研究［中医临床研究，2010，2（17）：106］

作者对福建中医药大学、福建医科大学及福建农林大学320名太极拳练习者进行问卷调查研究，并经统计学处理分析。结果：通过调查研究及分析发现，练拳前，78%的女生经期较长，在7天左右，19%的女生经期在5天左右，而3%的女生经期则较短，在3天左右；经过系统有恒的练拳后，19%的女生经期在5天左右，属于较理想的月经经期，而经期在7天左右的比例显著降低。在经量方面，

320 名女生在练拳前后也出现明显的变化，85% 的女生经量在 40mL 左右，更符合女性的生理需要。痛经程度亦明显减轻，甚至有的女生不再出现痛经。

(2) 瑜伽运动处方治疗痛经的疗效评定［中国临床康复，9 (4)：164］

目的：研究瑜伽运动对女性痛经的治疗作用，探讨其作为运动处方的效果。方法：将 69 名患痛经的女大学生分成 3 组，分别进行 18 个月的健美操、健身走、瑜伽训练治疗，将训练后各组治疗结果进行对照评定。结果：健美操训练组治疗有效率为 57% (13/23)，健身走组为 65% (15/23)，瑜伽训练组的疗效有效率为 78% (18/23)。瑜伽训练组与其他两组比较，差异具有显著性（$\chi^2 = 6.468$，$P < 0.05$）。结论：瑜伽运动因其特有的项目特征，较其他运动方式而言，对痛经患者具有较好的疗效，可以作为运动处方治疗痛经的首选方案。

(3) 针刺拔罐配合音乐疗法用于痛经患者的治疗及护理［中国民间特色疗法，2010，18 (7)：26］

作者运用针刺拔罐配合音乐疗法治疗原发性痛经患者 168 例。方法：①针刺拔罐：取穴为关元、足三里、三阴交。操作：患者仰卧位，双下肢屈曲。常规消毒穴位。关元穴取 30 号 2 寸不锈钢毫针直刺 1.5 寸，得气后用提插捻转补法（重插轻提，指捻针时拇指向前，食指向后转）；足三里穴（双），取 30 号 3 寸不锈钢毫针直刺 2 寸，得气后用平补平泻手法；三阴交穴（双）取 30 号 2 寸不锈钢毫针向上斜刺 1.5 寸，得气后使针感上传，用提插捻转泻法。

留针 30 分钟，每隔 10 分钟行针 1 次。针刺后关元穴处拔罐，针留罐中，每次留罐 10 分钟。月经前 1 周开始针刺，7 次为一疗程，共治疗 3 个月经周期（3 个疗程）。②音乐疗法：每次针灸前病人选自己喜欢的音乐（以轻音乐为主），无特殊要求的病人均选择黄河音像出版社 1997 年出版发行的经典名曲 CD 唱片，双耳戴耳机开始欣赏音乐，直到拔罐起针后 5 分钟结束。结果：168 例病人经过 3 个疗程治疗后，治愈 126 例，占 75.0%；好转 42 例，占 25.0%；无效 0 例；总有效率为 100%。其中 126 例治愈者经半年随访，疗效巩固 120 例，占 95.2%；复发 6 例，占 4.8%。

（4）妇女痛经的药膳食疗［中药材，2003，26（12）：921］

作者根据多年临床用药实践和民间群众的食疗经验，从经前期、经间期和经后期 3 个方面介绍了治疗痛经的食疗方法。

2. 专业结论

相关临床研究证实，运动及音乐疗法、食疗等措施能有效缓解痛经患者的临床症状。

第六节　名医经验及名医医案文献汇编

（1）国医大师颜德馨教授辨治痛经验案赏析［中国中医药现代远程教育，2011.9（4）：8］

作者从病机阐微、治则探幽、方药摘粹三个方面介绍了国医大师颜德馨教授辨治痛经的经验。

（2）班秀文治疗痛经经验［中医杂志，1993，34（5）：271］

作者着重从以下方面介绍了班秀文教授治疗痛经的经验：①重在理气活血，常伍莪术、益母草，用药偏于温化；②善用《金匮要略》温经汤；③治分经前、经后，巧用活、和、补三法。

（3）朱南荪治疗痛经用药经验［四川中医，1998，16（4）：3］

作者从以下方面介绍了朱南荪教授治疗痛经的用药经验：病机主要是"内外相因，冲任瘀阻"。根据痛经的病因，将痛经分为寒凝血瘀、气滞血瘀、气血虚弱、肝肾虚损四型。用药特点：常配对用药，如赤芍、白芍，柴胡、延胡索，刘寄奴、石见穿，三棱、莪术，蒲黄、五灵脂，蒲黄、赤芍，乳香、没药，延胡索、川楝子，制香附、广郁金，血竭、三七等。

（4）刘敏如教授治疗月经病举要［陕西中医学院学报，1993，16（3）：9］

作者分享了刘敏如教授治疗崩漏、痛经、月经前后诸证3则验案，并介绍了刘教授治疗月经病的体会。刘教授提出了"月经周期节律"的推断模式，认为月经周期变化是阴阳消长、气血更替规律的外在表现。这种生理变化，其本在肾，物质基础是天癸，冲任是通道。这种气血盈亏节律性变化的连续与再现，形成了月经的周期性变化，而当这种节律性变化被打破时，就会发生相应的月经疾病。

若能把握时机，针对病机，调和阴阳，理顺气血，使冲任胞宫功能恢复正常，则其病必愈。

(5) 许润三教授运用补法治疗痛经经验［中国中医急症，2009，18（11）：1830］

作者从以下方面介绍了许润三教授运用补法治疗痛经的经验：补肾健脾、养血生精是治疗青春期原发性痛经的重要方法，子宫内膜异位症、子宫腺肌症引起的痛经需加用补肾养血药物，温补脾肾是治疗膜样痛经的重要方法。并提出"经水出诸肾"，妇女以血为用、以血为本，因为合理运用补法治疗痛经，肾及气血得到培固，"正气存内"使得抗病力增强，病不易复发。

(6) 金季玲教授治疗原发性痛经经验［陕西中医学院学报，2008，31（5）：12］

金教授认为，原发性痛经的病机主要为"不通则痛"，其中"瘀"是本病病机的关键。根据原发性痛经"瘀"而作痛的病因病机，提出治疗本病首重"活血化瘀"，又根据患者的临床表现，辨证与辨病相结合，提出兼以"温经散寒，行气止痛"的治疗大法。药用五灵脂 10g，生蒲黄（包煎）10g，延胡索 10g，川楝子 10g，细辛 3g，白芷 6g，没药 6g，乌药 10g，小茴香 6g，土鳖虫 10g，吴茱萸 3g，香附 10g，益母草 15g，白芍 12g，当归 10g。服法：经前 3~7 天服药，服至经后 5 天，3 个月经周期为一疗程。

(7) 欧阳惠卿教授辨治月经病杂证验案 3 则［光明中医，2011，26（6）：1107］

作者具体介绍了欧阳惠卿教授灵活辨治多种病症同时

出现的月经病验案。主要是月经先期、月经过多、月经先后不定期、痛经，并见月经前后诸证、癥瘕等，分析领会其除却纷杂、把握本质、统领方药而诸证能除的遣方用药的思想。

（8）欧阳惠卿教授治疗月经病经验举隅［广州中医药大学学报，2002，19（3）：226］

本文介绍了欧阳惠卿教授治疗月经不调、不孕、崩漏等妇科病的诊疗经验。认为月经病重在调理，循时用药是关键，治疗分经前、经时、经后及平时4个时期，用药各有侧重。崩漏病机关键在肾虚血瘀，治以补肾活血，每获良效。

（9）司徒仪主任诊治子宫内膜异位症经验［天津中医，2002，19（3）：71］

司徒仪教授是广东省名中医，在子宫内膜异位症治疗方面积累了丰富经验，作者总结如下：①病因病机方面，司徒教授认为，子宫内膜异位症的病因主要归究于血瘀，诸种因素使离经之血当行不行，当泻不泻，蓄积而有瘀，阻碍气机，瘀阻冲任导致一系列病症。同时，肾主生殖，为先天之本，肾虚封藏失司，致使血离经，或肾虚运血无力亦致血瘀。故出现"痛经""瘕""不孕"等病症，与子宫内膜异位症的一系列临床表现相吻合。②早期诊断，子宫内膜异位症的发病率日渐增高，因其临床表现多种多样，患者常常以痛经、不孕、月经失调等症状之一就诊，易致漏诊、误诊。故早期诊断意义重大。③辨证治疗方面，由于子宫内膜异位症的病因主要是血瘀，它不仅是致病因素，同时也是病理产物，故老师在临证中常用活血化瘀、消散癥结之三棱、莪术、当归、丹参、牡丹皮、赤芍、浙贝母、鳖甲、鸡内金，同时注重气血调理，加用行气之郁金、香附，使气顺血和，瘀血能消。自拟"莪棱合剂"治疗，其组成为三棱、莪术、当归、丹参、郁金等，相关文献研究证实，经过治疗前后对照，认为能改善患者微循环、血液流变学指标，促进增生病变的吸收。④综合治疗方面，老师除了运用内服治疗外，还自拟莪棱灌肠方保留灌肠治疗，1 次/天，能很好地改善患者肛门坠痛、性交痛等症状。并充分发挥中医特色，采用耳针、体针等疗法，改善痛经症状。

（10）司徒仪教授治疗子宫内膜异位症经验举要 ［中医药学刊，2001，19（3）：430］

司徒仪教授针对子宫内膜异位症的发病机理，结合中医气血虚实辨证及现代药理研究用药，独具理论及治疗特色，总结如下：①理气活血，散结消癥；②循气血盈亏，分时期调经止痛；③补肾活血，调周助孕。

（11）胥受天治疗痛经经验 ［山西中医，2009，25（10）：8］

胥教授对痛经的诊治有丰富的经验，简述其经验于下：①胥教授据胞宫生理和临床实践认为，痛经无论虚实，不离滞和瘀，而滞和瘀的根源在于肾。②论治经验：阳虚内寒型用自拟温宫活血汤（经验方），组成：党参、熟地、香附各 15g，黄芪 20g，茯苓、当归各 10g，川芎 6g，白芍、白术、制附片各 9g，干姜、甘草各 3g。肝肾亏虚型用自拟乙癸滋血汤（经验方），组成：当归、白芍、山茱萸、巴戟天、枸杞、香附、熟地、肉苁蓉各 10g，山药 15g，甘草 3g。气血虚弱型用自拟八珍归脾汤（经验方），组成：黄芪 20g，党参、白芍、何首乌各 15g，当归、白术、熟地、茯苓、香附、女贞子各 10g，炙甘草 5g。气滞血瘀型偏于气滞者用自拟行气通经汤（经验方），组成：当归、香附、郁金、延胡索、桃仁、红花各 10g，白芍、丹参各 15g，柴胡 6g，川芎 9g，甘草 2g；偏于血瘀者自拟活血通经汤（经验方），组成：当归、赤芍、白芍、川芎、桃仁、红花、蒲黄、五灵脂、香附、延胡索、牛膝各 10g，甘草 2g。寒湿凝滞型用自拟温经止痛汤加减（经验方），组成：当归、白芍、香附、桃仁、红花各 10g，艾叶、吴茱萸、小茴香各 5g，炮姜、桂心、甘草各 3g。血热瘀结型用自拟清热调血汤（经验方），组成：当归、赤芍、白芍、桃仁、红花、丹皮各 10g，薏苡仁、蒲公英、败酱草、红藤各 15g，甘草各 3g。③胥教授治疗痛经多采用防治结合的"三步疗法"，即经前防，经期治，经后固。

（12）王子瑜教授治疗子宫内膜异位症痛经经验［河北中医学院学报，1996，11（1）：32］

作者总结了王子瑜教授治疗子宫内膜异位症痛经的如下经验：病因病机方面，王老认为，情志不畅，肝气不舒，冲任气血运行不畅，瘀血阻滞胞宫、胞脉，以致"不通则痛"是发病的主要机理。临证多采用丹参、桃仁、延胡索、莪术、水蛭、乌药、乳香、没药、肉桂等 10 余味药随证加减。治疗上以活血祛瘀为主，善于审证求因，并注意固护月经周期的生理特点。

（13）补益活血法运用举隅［黑龙江中医药，1986，（5）：5］

作者在临证中发现，补益活血法对某些慢性顽疾疗效显著，并分享了益气活血治胸痹、温阳活血治不孕、养血活血治紫癜、滋阴活血治膏淋四则验案。

（14）王绵之教授治疗妇科疾病经验［北京中医药大学学报，1994，17（5）：37］

作者从以下四个方面介绍了王绵之教授治疗妇科疾病的经验：①辨证审因，首重阴血；②调经止痛，尤重疏肝；③诊治不孕，重在调经；④调经活血，重视经期。

（15）刘奉五妇科经验临证心得［北京中医杂志，1992（5）：41］

刘奉五老中医在妇科理论及临床实践中有独特见解，创立了很多行之有效的验方，常获桴鼓之效。作者介绍了刘奉五老中医诊治痛经、倒经、崩漏、更年期综合征等四则验案。

（16）金东明教授伍用乌附蒌治疗顽固性痛经验案［吉林中医药，2011：31（7）：673］

金东明教授在临床实践中发现，只要辨证准确，方药合理，乌头、附子与瓜蒌配伍不但没有相反作用，反而在某些疾病治疗中常能取得很好疗效。本文介绍了乌头、附子、瓜蒌伍用治疗顽固性痛经的几则验案，以期对十八反研究的不断丰富与完善有所助益。

（黄旭春　吴凡　王小云　区惠妍）

附　篇

痛经文献研究策略与过程

附录一　古代文献检索策略与过程

一、检索内容

检索内容主要以第三版中华医典为检索工具，共检索了包括中医、中药、方剂、针灸、养生等在内的 800 余部书籍。

二、检索方法

（一）检索词

痛经、妇人腹痛、经来腹痛、经行腹痛、经期腹痛、经前腹痛、经前疼痛、经后腹痛、少腹疼痛、月经不调、肠蕈、癥瘕、不孕、血瘕、月水来腹痛、月事、月水。

（二）筛选标准

1. 纳入标准

具有痛经相关症状检索词的条目均予以纳入。

2. 排除标准

（1）无病名、病因病机、诊断、治则治法、方药、预后转归、预防调护等相关内容的描述。

（2）重复条目：根据古代文献名称、所出章节、具体条文内容判断是否重复。

（3）临床方药过于生僻，临床使用价值不大。

三、检索结果

共检索包括痛经、妇人腹痛在内的 17 个检索词，初步筛选出约 284

本书籍 5143 篇相关文章及条文，具体分布如下：

1. 检索词

附表 1 - 1　古代文献检索的检索词

检索词	检出文章	相关文章	比例
痛经	337	151	44. 81/%
妇人腹痛	64	28	43. 75%
经来腹痛	40	14	45. 00%
少腹疼痛	102	38	37. 25%
经前腹痛	21	19	90. 47%
经前疼痛	17	13	76. 47%
经期腹痛	29	9	31. 03%
经后腹痛	22	22	100%
月水来腹痛	6	6	100%
经行腹痛	84	72	85. 71%
月经不调	936	136	14. 53%
肠覃	157	62	39. 49%
癥瘕	1179	298	25. 28%
不孕	367	81	22. 07%
血瘕	666	187	28. 07%
月事	1212	420	34. 65%
月水	1968	549	27. 89%

2. 检索书目

（1）佚名 . 华佗神方 . 北京：中医古籍出版社，1992.

（2）爱虚老人 . 古方汇精 . 海口：海南出版社，2000.

（3）鲍相敖 . 验方新编 . 北京：人民卫生出版社，2007.

（4）黄元御 . 长沙药解 . 北京：学苑出版社，2011.

（5）巢元方 . 诸病源候论 . 北京：华夏出版社，2008.

（6）陈梦雷．古今图书集成医部全录．北京：人民卫生出版社，2000.

（7）陈士铎．辨证奇闻．北京：中国中医药出版社，1995.

（8）陈士铎．辨证录．北京：人民卫生出版社，1965.

（9）陈士铎，郑炳纯等点校．辨证奇闻．山西：山西科学技术出版社，1993.

（10）陈素庵，陈文昭补解．陈素庵妇科补解．上海：上海科学技术出版社，1983.

（11）陈修园．女科要旨．北京：人民卫生出版社，1982.

（12）陈言．三因极一病证方论．北京：人民卫生出版社，2007.

（13）陈自明．妇人大全良方．北京：人民卫生出版社，2006.

（14）陈自明．校注妇人良方．北京：人民卫生出版社，2007.

（15）程国彭．医学心悟．北京：人民卫生出版社，2006.

（16）戴思恭．证治要诀．北京：人民卫生出版社，2006.

（17）董宿，方贤编定．奇效良方．天津：天津科学技术出版社，2003.

（18）方昌翰．竹林女科证治．北京：中国中医药出版社，1996.

（19）傅青主．傅青主女科．北京：人民卫生出版社，2006.

（20）龚信．古今医鉴．北京：中国中医药出版社，2007.

（21）胡濙．卫生简易方．北京：人民卫生出版社，1984.

（22）华佗，古求知整理．中藏经．北京：中国医药科技出版社，2011.

（23）佚名．华佗神方．北京：人民卫生出版社，2002.

（24）皇甫谧．针灸甲乙经．北京：人民卫生出版社，1990.

（25）黄元御．四圣心源．北京：人民军医出版社，2010.

（26）郑玉坛．彤园医书（妇人科）．天津：天津科学技术出版社，2010.

（27）咎殷．经效产宝．北京：中国医药科技出版社，2011.

（28）李梴．医学入门．北京：人民卫生出版社，1995.

（29）李东垣．脾胃论．北京：人民卫生出版社，2005.

（30）李时珍．本草纲目．北京：华夏出版社，2002.

（31）李中梓．医宗必读．北京：人民卫生出版社，2006.

（32）林佩琴，李德新整理．类证治裁．北京：人民卫生出版社，2005.

（33）林佩琴．类证治裁．北京：人民卫生出版社，2006.

（34）刘完素．素问病机气宜保命集．北京：人民卫生出版社，2005.

（35）刘完素．刘完素医学全书．北京：中国中医药出版社，2006.

（36）楼英．医学纲目．北京：中国中医药出版社，1998.

（37）罗国纲．罗氏会约医镜．北京：人民卫生出版社，1965.

（38）齐仲甫．女科百问．天津：天津科学技术出版社，2012.

（39）庆云阁，彭静山点校．医学摘粹．上海：上海科学技术出版社，1983.

（40）丹波康赖．医心方．上海：上海科学技术出版社，1985.

（41）沈金鳌，红慧芳等点校．妇科玉尺．北京：中医古籍出版社，1996.

（42）沈括．梦溪笔谈．北京：燕山出版社，2009.

（43）沈又彭．沈氏女科辑要．北京：中国医药科技出版社，2011.

（44）唐容川．医学见能．上海：上海科学技术出版社，1982.

（45）孙采邻．竹亭医案女科．上海：上海科学技术出版社，2004.

（46）孙思邈．备急千金要方．沈阳：辽宁科学技术出版社，1997.

（47）孙思邈．千金翼方．太原：山西科学技术出版社，2008.

（48）太医局．太平惠民和剂局方．北京：人民卫生出版社，2007.

（49）唐宗海．医学见解．上海：上海人民出版社，1982.

（50）通意子．贯唯集．上海：上海科学技术出版社，2004.

（51）汪昂，苏礼等整理．医方集解．北京：人民卫生出版社，2006.

（52）王怀隐．太平圣惠方．北京：人民卫生出版社，1958.

（53）王金杰，孙劲松点校．沈菊人医案．上海：上海科学技术出版社，2004.

（54）王九峰．王九峰医案．北京：中国中医药出版社，1994.

（55）王肯堂．女科证治准绳．北京：人民卫生出版社，2001.

（56）王清任．医林改错．北京：人民卫生出版社，1991.

（57）王士雄．归砚录．北京：中医古籍出版社，1987.

（58）王士雄．王孟英医案．北京：学苑出版社，2009.

（59）王执中，杜思敬辑．针灸资生经．北京：人民卫生出版社，2007.

（60）危亦林，田代华等整理．世医得效方．北京：人民卫生出版社，2006.

（61）吴道源．女科切要．北京：中医古籍出版社，1999.

（62）吴崑．医方考．北京：人民卫生出版社，2007.

（63）吴谦．妇科心法要诀．北京：中国医药科技出版社，2012.

（64）吴谦．删补名医方论．北京：人民卫生出版社，1973.

（65）吴谦．医宗金鉴．北京：人民卫生出版社，2005.

（66）吴谦．医宗金鉴．北京：人民卫生出版社，1973.

（67）吴正伦．养生类要．上海：上海古籍出版社，1990.

（68）武之望．济阴纲目．北京：人民军医出版社，2009.

（69）武之望．济阴纲目．北京：人民卫生出版社，2007.

（70）萧埙．女科经纶．北京：中医古籍出版社，1999.

（71）徐大椿．女科指要．太原：山西科技出版社，2012.

（72）徐凤．针灸大全．北京：人民卫生出版社，1987.

（73）徐灵胎．兰台轨范．北京：人民卫生出版社，2007.

（74）薛己．校注妇人良方．上海：上海卫生出版社，1956.

（75）朱橚．普济方．北京：人民卫生出版社，1982.

（76）姚春鹏译注．黄帝内经．北京：人民卫生出版社，2005.

（77）叶天士．临证指南医案．北京：人民卫生出版社，2006.

（78）尤在泾．金匮翼．北京：中国中医药出版社，2005.

（79）俞震．古今医案按．北京：人民卫生出版社，2007.

（80）俞根初．三订通俗伤寒论．北京：中医古籍出版社，2002.

（81）俞根初．重订通俗伤寒论．北京：中国中医药出版社，2011.

（82）虞抟，郭瑞华等点校．医学正传．北京：中医古籍出版社，2002.

（83）喻昌．医门法律．北京：人民卫生出版社，2006.

（84）张介宾．妇人规．广州：广东科技出版社，2012.

（85）张介宾．景岳全书．北京：人民卫生出版社，1997.

（86）张璐．张氏医通．太原：山西科学技术出版社，2010.

（87）张锡纯．医学衷中参西录．石家庄：河北人民出版社，1977.

（88）张曜孙．胎产指南．北京：人民卫生出版社，1955.

（89）张仲景．金匮要略．北京：人民卫生出版社，2005.

（90）张子和．儒门事亲．北京：人民卫生出版社，2006.

（91）赵佶．圣济总录．北京：人民卫生出版社，2004.

（92）郑寿全．医法圆通．北京：中国中医药出版社，2009.

（93）周慎斋．慎斋遗书．上海：大东书局，2008.

（94）周学海．脉义简摩．北京：人民卫生出版社，1955.

（95）朱丹溪．丹溪心法．北京：人民卫生出版社，2005.

（96）佚名．孤鹤医案．上海：上海科学技术出版社，2004.

（97）王焘．外台秘要．北京：人民卫生出版社，1955.

（98）王硕．易简方．北京：人民卫生出版社，1995.

（99）严用和．济生方．北京：人民卫生出版社，1956.

附录二　现代文献检索策略与过程

一、检索范围

1989 年至 2011 年重庆维普全文数据库、中国生物医学文献数据库、中国期刊网数据库所收录的有关痛经研究的文献。

二、检索策略

1. 重庆维普全文数据库的检索策略

检索条件：（关键词＝痛经 子宫内膜异位症 子宫腺肌症）＊（任意字段＝中医）＊全部期刊＊年＝1989－2011。

检索结果：检中文献4957篇。

2. 中国生物医学文献数据库的检索策略

检索条件：（关键词＝痛经 子宫内膜异位症）＊（任意字段＝中

医）＊全部期刊＊年＝1989－2011。

检索结果：检中文献1567篇。

中文主题词检索"痛经"，命中文献数5692篇，加副主题词为"治则"（ZZ）、"中西医结合疗法"（ZJ）、"中医疗法"（ZY）。命中文献数64篇。

3. 万方数据库的检索策略

检索条件：（关键词＝痛经 子宫内膜异位症）＊（关键词＝中医）＊（关键词＝预防）全部期刊＊年＝未限制年份。

检索结果：检中文献798条。

4. 中国期刊网数据库的检索策略

检索条件：（关键词＝痛经 子宫腺肌症）＊（关键词＝中医）＊全部期刊＊年＝未限制年份。

根据刺灸法的分类及新兴针灸法、中医外治方法、自身调护方法、时间疗法等确定其为任意字段及关键词字段。

刺灸法方面检索字段：针灸、针刺、体针、灸（艾条灸、温针灸、隔物灸、雷火灸等）、拔罐、三棱针、皮肤针、皮内针、电针、穴位注射、耳针、头针等。

新兴针灸法：平衡针、腹针等。

常见中医外治法检索字段：灌肠、贴敷、推拿刮痧、肛门/阴道纳药、足浴、熏蒸等。

自身调护检索字段：运动、食疗、音乐疗法。

时间疗法检索字段：子午流注法、龟灵八法。

检索结果：检中文献649篇。

三、文献纳入及排除标准

1. 文献纳入标准

（1）文献类型为综述、医案、随机对照试验或meta分析。

（2）文献年限要求中文文献为 1989 ~ 2011 年。

（3）临床研究对象为痛经患者。

（4）文献研究对象、观察指标、治疗方法等项目齐全。

2. 文献排除标准

（1）重复的文献，未对数据进行统计处理的文献，个案报道或仅有摘要发表的文献。

（2）试验设计有明显错误或缺陷的研究。

四、检索结果

4 个数据库分别以规定的关键词或主题词及副主题词检索后共 7971 篇文献，将个案报道、重复发表文献、其他非中医药疗法治疗的文献排除后，剩余 1905 篇文献。在此基础上，经过阅读所有文献的摘要，必要时阅读全文，阅读过程中，按照"病因病机""辨证治疗""方药类""针灸类""其他治法类""预防调护类"进行一次分类。后在方药类再次分类为汤剂、中成药注射液、口服中成药；针灸类再次分类为针刺法、灸法、拔罐法、耳针法、穴位注射法、皮肤针法、皮内针法、头针法、三棱针法、腹针法、平衡针法，及其他治疗法等。分类完成后，详细阅读入选文献并进行总结。

附表 2 − 1　现代文献检索分类

文献类别	二级分类	三级分类	文章篇数
病因病机类			231 篇
辨证治疗类			118 篇
方药类	汤剂		360 篇
	口服中成药		121 篇
	注射液		9 篇
针灸类	针刺法		206 篇
	灸法	艾灸	56 篇
		隔物灸	12 篇

（续表）

文献类别	二级分类	三级分类	文章篇数
		温针灸	31 篇
		雷火灸	1 篇
		其他灸法	2 篇
	拔罐法		20 篇
	耳针法		33 篇
	穴位注射法		42 篇
	皮肤针法		3 篇
	皮内针法		5 篇
	头针法		2 篇
	三棱针法		0 篇
	腹针法		11 篇
	平衡针法		5 篇
	其他针法		3 篇
其他治法类	中医外治法	直肠给药	16 篇
		贴敷疗法	45 篇
		推拿按摩法	72 篇
		足浴法	11 篇
		熏蒸法	3 篇
		穴位埋线法	9 篇
		离子导入法	3 篇
		纳鼻法	1 篇
		滴耳法	1 篇
		砭石法	1 篇
	运动疗法		6 篇
	食疗		33 篇
	时间相关疗法	子午流注法	5 篇
		龟灵八法	1 篇
	音乐疗法		2 篇
预防调护类			412 篇
名医经验及医案			13 篇

附表 2 - 2　　现代文献检索汤剂

主要汤剂	文献类型	文献篇数	结论
少腹逐瘀汤	多个观察性研究、随机对照试验（题名或关键词 = 痛经 * 年 = 1989 - 2011）* ［（题名或关键词 = 少腹逐瘀汤、方）* 年 = 1989 - 2010］	78	少腹逐瘀汤对原发性或继发性痛经（寒凝血瘀型）有良好的临床疗效，同系列的膈下逐瘀汤对气滞血瘀型痛经患者疗效较好
四物汤及桃红四物汤	多个观察性研究、随机对照试验（题名或关键词 = 痛经 * 年 = 1989 - 2011）* ［（题名或关键词 = 四物汤）* 年 = 1989 - 2010］	56	四物汤及桃红四物汤治疗痛经夹瘀血患者有较好效果，相关实验研究尝试解释四物汤类的镇痛机制
温经汤	多个观察性研究、随机对照试验（题名或关键词 = 痛经 * 年 = 1989 - 2011）* ［（题名或关键词 = 温经汤）* 年 = 1989 - 2010］	42	温经汤对原发性及继发性痛经虚寒型及寒凝血瘀型有较好疗效

（续表）

主要汤剂	文献类型	文献篇数	结论
当归四逆汤	多个观察性研究、随机对照试验（题名或关键词＝痛经＊年＝1989－2011）＊〔（题名或关键词＝当归四逆汤）＊年＝1989－2010〕	22	对原发性及继发性痛经寒凝血瘀型有较好疗效，尤其对子宫内膜异位症痛经症状改善明显
当归芍药散	多个观察性研究、随机对照试验（题名或关键词＝痛经＊年＝1989－2011）＊〔（题名或关键词＝当归芍药散、汤）＊年＝1989－2010〕	26	主要对肝脾不和痛经患者有良好疗效，对临床患者症状及异常血液流变学指标、血浆及经血 $PGF_{2\alpha}$ 等实验室指标均有较好改善作用
自拟方剂	多个观察性研究、随机对照试验（题名或关键词＝痛经＊年＝1989－2011）＊〔（题名或关键词＝汤、方）＊年＝1989－2010〕	136	自拟经验方或以温经散寒化瘀止痛，或以疏肝理气通经止痛，或以益气养血、活血止痛等为法，临床治疗痛经亦取得较为满意的疗效

附表 2 - 3　现代文献检索注射液

序号	注射液	文章数目
1	当归注射液	4
2	复方丹参注射液	3
3	红花注射液	2

附表 2 - 4　现代文献检索口服中成药

中成药名称	文献类型	文献数目
散结镇痛胶囊	临床观察、随机对照试验	15
丹莪妇康煎膏	随机对照试验	12
桂枝茯苓丸（胶囊）	随机对照试验	24
田七痛经胶囊	随机对照试验	1
莪棱胶囊	随机对照试验	4
独一味胶囊	随机对照试验	8
山香胶囊	随机对照试验、实验研究	2
钩丹胶囊	随机对照试验	1
消结安胶囊	随机对照试验	1
八味止痛胶囊	随机对照试验	1
云南红药胶囊	随机对照试验	1
血府逐瘀胶囊（口服液、丸）	随机对照试验	8
灵通胶囊	随机对照试验	1
芎归温经止痛胶囊	随机对照试验	1
复方益母草膏（口服液）	随机对照试验、实验研究	4
调经止痛胶囊	随机对照试验	2

（续表）

中成药名称	文献类型	文献数目
复方益母胶囊	临床观察、随机对照试验	2
经痛消胶囊	随机对照试验	1
温经拈痛胶囊	随机对照试验	1
蒲田胶囊	随机对照试验、实验研究	2
艾附暖宫丸（颗粒）	随机对照试验、实验研究	8
坤灵丸	随机对照试验	1
益坤内异丸	随机对照试验	1
腺肌丸	随机对照试验	1
元胡痛经滴丸	随机对照试验	1
痛经宁丸	随机对照试验	1
鹿胎膏胶丸	随机对照试验	1
舒痛膏	随机对照试验	1
经痛安颗粒	随机对照试验	1
经痛舒颗粒	临床观察	1
鹿胎颗粒	临床观察、随机对照试验	2
缓宫止痛颗粒	随机对照试验	1
经前平颗粒	临床观察	2
归芍调经片	随机对照试验	2
加味没竭片	临床观察、随机对照试验	4

（具春花、王彦彦、孙巧璋、孙红燕、许明桃、刘敏、张波、林晓兰、郭雯雯、梁齐桁、梁凯雯、樊茵萍）